甲状腺
手术技术图谱

编 著

〔美〕亚历山大·希弗林（Alexander Shifrin）

主 译

陈义波　王朝晖　唐　涛

北京科学技术出版社

First published in English under the title
Atlas of Thyroid Surgery
edited by Alexander L. Shifrin
Copyright © Alexander L. Shifrin, 2022
This edition has been translated and published under licence from Springer Nature Switzerland AG.

著作权合同登记号　图字：01-2024-5767

图书在版编目（CIP）数据

甲状腺手术技术图谱 / （美）亚历山大·希夫林
(Alexander Shifrin) 编著；陈义波，王朝晖，唐涛
主译 . -- 北京 : 北京科学技术出版社，2025. -- ISBN
978-7-5714-4281-1

Ⅰ . R653-64

中国国家版本馆 CIP 数据核字第 2024V1Q341 号

责任编辑：杨　帆		网　　址：www.bkydw.cn	
责任校对：贾　荣		印　　刷：北京顶佳世纪印刷有限公司	
图文制作：北京永诚天地艺术设计有限公司		开　　本：889 mm × 1194 mm　1/16	
责任印制：吕　越		字　　数：300千字	
出 版 人：曾庆宇		印　　张：15.5	
出版发行：北京科学技术出版社		版　　次：2025年3月第1版	
社　　址：北京西直门南大街16号		印　　次：2025年3月第1次印刷	
邮政编码：100035		ISBN 978-7-5714-4281-1	
电　　话：0086-10-66135495（总编室）			
0086-10-66113227（发行部）			

定　　价：198.00元

译者名单

主　译

陈义波　电子科技大学附属肿瘤医院 / 四川省肿瘤医院
王朝晖　电子科技大学附属肿瘤医院 / 四川省肿瘤医院
唐　涛　阆中市人民医院

副 主 译

陈　锦　电子科技大学附属肿瘤医院 / 四川省肿瘤医院
李春华　电子科技大学附属肿瘤医院 / 四川省肿瘤医院

主　审

苏新良　重庆医科大学附属第一医院

译者名单（以姓氏笔画为序）

万全鑫　电子科技大学附属肿瘤医院 / 四川省肿瘤医院
马志跃　电子科技大学附属医院 / 四川省人民医院
王小飞　四川大学华西医院
王佳惠　电子科技大学医学院
王　珏　电子科技大学附属肿瘤医院 / 四川省肿瘤医院
王朝晖　电子科技大学附属肿瘤医院 / 四川省肿瘤医院
邓　显　西南医科大学附属医院
冯　超　电子科技大学附属医院 / 四川省人民医院
伏桂明　电子科技大学附属肿瘤医院 / 四川省肿瘤医院
李春华　电子科技大学附属肿瘤医院 / 四川省肿瘤医院
杨金民　电子科技大学附属肿瘤医院 / 四川省肿瘤医院
张维静　电子科技大学医学院
陈义波　电子科技大学附属肿瘤医院 / 四川省肿瘤医院
陈　锦　电子科技大学附属肿瘤医院 / 四川省肿瘤医院
唐　涛　阆中市人民医院

中文版序

医学，特别是外科学，是一门要求精准、细致且不断创新的科学。近年来，甲状腺肿瘤的发病率快速上升，而外科手术是治疗甲状腺肿瘤的主要手段，在甲状腺外科领域，手术技术的每一次进步都极大地推动了学科的发展，带给患者更多的治愈希望。作为一名甲状腺外科医生，就要学会在科学理论的指导下进行规范的手术操作。

《甲状腺手术技术图谱》通过详尽的手术步骤及清晰的手术图解阐明了各种不同的甲状腺手术技术，不仅详细描述了甲状腺手术的基础理论、手术步骤和技巧，还深入探讨了手术中的难点和应对策略，为读者提供了宝贵的实践经验，是甲状腺外科领域的经典之作。

在翻译这本书的过程中，译者团队力求保持原作的精髓，同时结合国内患者的实际情况和医生的手术习惯，对部分内容进行了适当的调整和优化。一本好的医学书，不仅要阐明科学理论，更要有实用价值和指导意义。这本书在翻译过程中还得到了国内甲状腺外科领域知名专家的指导，以确保书中的每一个手术步骤和技巧都能在国内得到有效的应用和推广。

该书详细而精确地描述了各种甲状腺手术的操作步骤，包括术前准备、手术操作、术后处理等方面。通过阅读这本书，医生们可以学习到最新的手术技术和方法，提高自己的手术水平。同时，书中丰富的手术图解和案例分析，也为医生们提供了直观的学习材料，能帮助他们更好地理解和掌握手术技巧。

对甲状腺外科的初学者和准备开展新术式的资深甲状腺外科医生来说，这本书无疑是非常实用的手术参考书，值得仔细阅读。希望甲状腺外科的各级医生通过阅读这本书，汲取宝贵的手术经验，掌握手术技能，在实践中有效提高手术的彻底性和安全性，共同为甲状腺外科事业的发展贡献力量。

中国人民解放军总医院普通外科医学部甲状腺（疝）外科主任
中国医师协会外科医师分会甲状腺外科医师委员会主任委员
中国研究型医院学会甲状腺疾病专业委员会主任委员

田文

中文版前言

在医学的浩渺星空中，每一本专业著作都如同一颗璀璨的星星，照亮着前行的道路。当我们的团队完成《甲状腺手术技术图谱》的翻译工作时，心中充满了感慨与喜悦，期望这本书能为我国的甲状腺外科领域打开一扇窗，让更多的国内医学同仁了解甲状腺外科手术技术的进展。

亚历山大·希夫林（Alexander Shifrin）教授组织多个国家的内分泌外科专家，共同编写了这本《甲状腺手术技术图谱》（*Atlas of Thyroid Surgery*）。专家们以手术刀为笔，以鲜活的病例为墨，描绘出一幅幅甲状腺手术的艺术画卷，书中每个章节的内容都体现了作者们对手术技术的深刻理解与极致探索。

本书除了关注常规的甲状腺峡部切除术、甲状腺全切除术、胸骨后甲状腺肿手术、颈部淋巴结清扫术等，也详细介绍了视频辅助甲状腺切除术、经双侧腋-乳（BABA）入路机器人甲状腺全切除术，以及经口腔前庭入路内镜下甲状腺全切除术（TOETVA）等微创技术。甲状腺外科新的术式在治疗疾病的基础上，注重提升手术的美容效果，以满足患者对生活质量的更高追求。另外，书中还特别设置了一个章节，聚焦中低收入水平国家的甲状腺手术，让读者了解到不同国家和地区在甲状腺手术技术方面的差异和挑战。

在翻译这本书的过程中，我们团队深感责任重大。我们力求准确地传达原著的专业知识和技术要点，同时努力使译文符合中文的表达习惯，方便国内读者阅读和理解。我们查阅了大量的专业文献，请教了诸多专家学者，对译稿反复斟酌和推敲。尽管我们已竭尽全力，但仍难免存在疏漏与不足，恳请广大读者批评指正。

感谢亚历山大·希夫林（Alexander Shifrin）教授及所有作者为我们提供了这本内容丰富、可操作性极强的手术技术图谱。感谢中国医师协会外科医师分会甲状腺外科医师委员会和中国研究型医院学会甲状腺疾病专业委员会主任委员、中国人民解放军总医院普通外科医学部甲状腺（疝）外科田文教授为本书中文版作序。

陈义波　王朝晖　唐　涛　苏新良

前　言

　　"在阅读有关甲状腺治疗的书籍时，我们都应对西奥多·科克（Theodor Kocher）心怀敬意。作为外科医生，他具有高超的手术技术；作为医学科学家，他在各种甲状腺肿的性质、诊断和治疗上做出了合理且透彻的分析。因此，在医学史上，西奥多·科克在对甲状腺疾病的研究方面做出了独一无二的贡献。

　　成功的手术（甲状腺切除术），显然不是由外科医生单独完成的，而是由外科医生带领一个团队来完成的。"

——乔治·克莱尔（George Crile）

　　编写本书的目的是阐明甲状腺手术的不同技术。书中的每章均由甲状腺外科领域的专家完成，他们在文中描述了各自的手术方法和技巧。本书内容包括甲状腺腺叶切除术、甲状腺全切除术、治疗胸骨后甲状腺肿的甲状腺全切除术、视频辅助甲状腺切除术、双侧腋–乳入路甲状腺全切除术、经口腔前庭入路内镜下甲状腺全切除术等，此外还有一章对在中低收入国家安全实施甲状腺切除术进行了描述。每章均有典型病例，借此对手术方式进行了详细的说明。书中的所有术中照片均配了对应的绘制示意图，以便读者更好地理解手术步骤和解剖结构。此外，大多数作者提供了与病例对应的视频，视频里包括了手术的注释，读者可以扫码观看。书中还列举了常见的术中问题，希望读者学习后可以减少术后并发症的发生并改善手术效果。我希望本书能够成为年轻的外科医生、正在学习和练习甲状腺切除术新技术的资深外科医生的重要知识来源。

亚历山大·希弗林（Alexander Shifrin）
美国新泽西州弗里霍尔德

目　录

甲状腺右叶切除术

亚历山大·希弗林（Alexander Shifrin）

引言

甲状腺右叶切除术是切除甲状腺右叶（包括峡叶和锥状叶），完整保留甲状腺左叶的手术方式。切除峡叶和锥状叶是为了以后行甲状腺全切除术时，避免手术损伤喉返神经（recurrent laryngeal nerve，RLN）。如果留下峡叶和锥状叶，则有可能出现峡叶和锥状叶向先前手术侧和 RLN 上方部分生长（复发），这可能导致甲状腺全切除术时损伤神经。精细的手术操作和对手术细节的重视是成功实施甲状腺切除术的必要条件。甲状腺手术的主要目的不仅是切除病变的甲状腺或甲状腺腺叶，而且还要避免并发症的发生，如 RLN 损伤和甲状旁腺误切除。甲状腺切除术的并发症可能比手术治疗的疾病更具破坏性。因此，甲状腺切除术或甲状腺腺叶切除术的步骤包括：首先识别、充分暴露和安全解剖 RLN，然后识别和保留所有甲状旁腺，随后进行甲状腺腺叶切除[1,2]。几乎所有的甲状腺切除术我们都是在门诊进行的，腺叶切除术观察时间为 5 小时，甲状腺全切除术观察时间为 6 小时[3-6]。有严重并发症的患者，如那些从外州或从远方来的患者，以及那些需要改良根治性颈清扫术或胸骨切开术的患者需要住院过夜观察（胸骨切开术的患者可能需住院更长时间，直到拔除胸部引流管）。

术前和术后均应通过纤维喉镜检查对所有患者的声带功能进行评估。术中 RLN 监测（intraoperative RLN monitoring，IONM）作为识别和显露神经的金标准的辅助手段，已被广泛接受[7-10]。在实践中，我们为所有甲状腺切除术和甲状旁腺切除术配备了 IONM。此外，对所有需要特别注意声音的患者，如歌手、教师、演说家等，还需进行喉上神经外支（external branch of the superior laryngeal nerve，EBSLN）的监测。甲状腺切除术被认为是一种清洁的外科手术，术前不需要使用抗生素。为了进一步预防感染，我们只对植入金属装置的患者、免疫抑制患者和需要行胸骨切开术或手术时间较长（超过 4 小时）的患者（如甲状腺全切除术加改良根治性颈清扫术）在术前使用抗生素。

解剖要点

喉返（下）神经（RLN）

了解 RLN 的位置及其解剖学变化是很重要的。右侧 RLN 在右锁骨下动脉的水平从右迷走神经主干上分出，勾绕动脉，向上延伸至颈部进入环甲肌。与左侧 RLN 相比，右侧 RLN 通常位于气管食管沟的更加斜行和靠外侧的方向[10,11]（图 1.1）。外科医生应注意，右侧喉不返神经（nonrecurrent laryngeal nerve，NRLN）的发生率约为 1%（图 1.2）。在这种情况下，NRLN 将直接来自环甲肌水平的迷走神经，并直接横向从外侧而不是下方进入环甲肌。如果 NRLN 未被识别，就很容易受到损伤。在大多数病例中，NRLN 的存在与右侧锁骨下动脉变异有关[1,12]。

RLN 最多可以有 6 个分支[11]。据报道，26%~33% 的病例为右侧 RLN 分支，19%~23% 的病例为左侧 RLN 分支，约 8.9% 的病例为双侧 RLN 分支。在这些存在 RLN 分支的病例中，约 70% 的右侧病例、67% 的左侧病例有 2 个分支，并且约 30% 的右侧病例、33% 的左侧病例有超过 2 个分支。在甲状腺切除术中解剖 RLN 颈段全长是非常重要的，因为在 33% 的右侧病例、58% 的左侧病例中，RLN 可以在喉下方超过 2 cm 处出现分支。最重要的解剖学考量是 RLN 的功能。声带的内收和外展完全由 RLN 前侧（更内侧）分支的运动神经纤维控制，而 RLN 后侧（或外侧）分支中没有运动纤维。这就是为什么需要在外科解剖时显露整段 RLN，以便探测神经所有分支的原因。术中监测 RLN 有助于神经识别、定位和功能评估，IONM 对分支喉返神经的解剖特别有帮助。在手术过程中，一侧 RLN 的 IONM 信号丢失会影响外科医生是否行对侧腺叶切除术以实现甲状腺全切除术的决定[12,13]。

甲状腺下动脉

甲状腺下动脉（inferior thyroid artery，ITA）与 RLN 之间的解剖关系和位置变化对于安全解剖 RLN 非常重要。约 76% 的患者两侧的 RLN 位于 ITA 后方，这是最常见的情况；其次约 19% 的右侧病例、约 24% 的左侧病例 RLN 位于 ITA 前方；约 3.3% 的右侧病例 RLN 位于 ITA 的分支之间，左侧病例这种情况更少[1,14]。如果 RLN 在 ITA 的分支之间走行，向上和向内牵拉甲状腺腺叶可能会引起 ITA 分支血管压迫神经，导致 RLN 的"勒伤"，并可能导致短暂的神经麻痹。为了防止这种并发症出现，在 RLN 解剖过程中早期识别和离断 ITA 分支可能是有必要的。

Zuckerkandl 结节

Zuckerkandl 结节是甲状腺外侧叶向后延伸的部分，右侧（约 83%）比左侧（约 69%）更常见，并且在报道的病例中约 31% 的右侧 Zuckerkandl 结节、约 23% 的左侧 Zuckerkandl 结节大于 1 cm[15-17]。

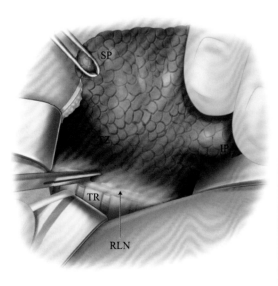 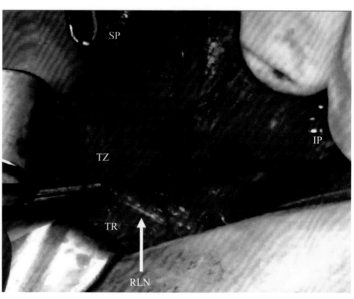

图 1.1 右侧喉返神经（RLN）的正常解剖。与左侧 RLN 相比，右侧 RLN 通常位于气管食管沟的更加斜行和靠外侧的方向。图片左侧为头侧，右侧为尾侧；箭头指向 RLN；TR 为气管，SP 为甲状腺右叶上极，IP 为甲状腺右叶下极，TZ 为 Zuckerkandl 结节

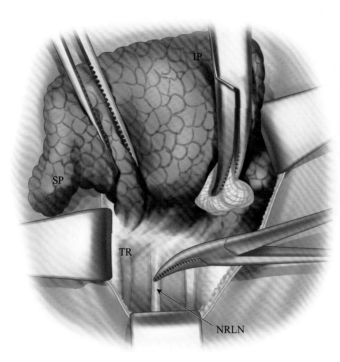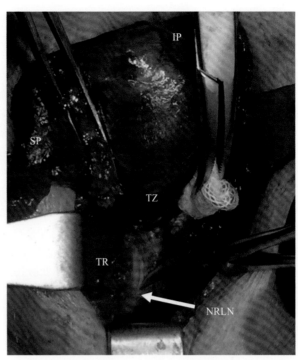

图 1.2　右侧喉不返神经（NRLN）。NRLN（箭头）起自迷走神经，从颈动脉鞘外侧延伸至环甲肌，而不是如图 1.1 所示的从下方。图片左侧为头侧，右侧为尾侧；箭头和蚊式血管钳指向喉不返神经（NRLN）；TR 为气管，SP 为甲状腺右叶上极，IP 为甲状腺右叶下极，TZ 为 Zuckerkandl 结节

甲状旁腺

　　典型的上甲状旁腺的位置位于 RLN 和 ITA 交叉的头侧 1 cm 处，并在环甲软骨周围 1 cm 内（占80%）。在约 50% 的病例中，下甲状旁腺位于甲状腺右叶下极外侧、下方或后方 1 cm 处；还有可能位于甲状腺腺内或包膜下[1,10]。

手术器械包（图 1.3）

（1）直角分离钳（8″）。

（2）直角分离钳（5-1/8″）。

（3）微型蚊式止血钳（5″）。

（4）Adson 精细扁桃体钳（7-1/4″）。

（5）Allis 组织钳（6″）。

（6）Adson 精细扁桃体钳（带"花生"形纱布）（7-1/4″）。

（7）神经解剖剪刀（6″）。

（8）Miller Senn 双端钝头牵开器（6-1/4″）。

（9）甲状腺拉钩。

（10）自固定乳突牵开器；锐性和钝性，不同尺寸。

（11）Adson 有齿组织钳。

（12）Gerald 镊子。

（13）Debakey 镊子。

（14）能量血管闭合设备，如超声刀或血管闭合装置。

（15）手术放大镜（有助于鉴别 RLN 和甲状腺旁腺，对手术至关重要）。

病案报告

　　一名 29 岁女性偶然被查出一个 3 cm 大小的甲状腺右叶结节，无明显症状，无放射线暴露

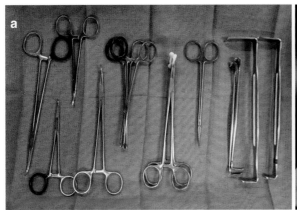 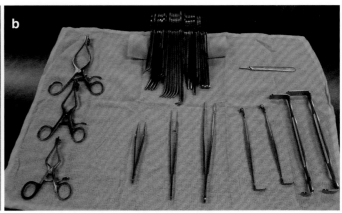

图 1.3　a. 基本器械（从左至右）：①直角分离钳（8″）；②直角分离钳（5-1/8″）；③微型蚊式止血钳（5″）；④ Adson 精细扁桃体钳（7-1/4″）；⑤ Allis 组织钳（6″）；⑥ Adson 精细扁桃体钳（带"花生"形纱布）（7-1/4″）；⑦神经解剖剪刀（6″）；⑧ Miller Senn 双端钝头牵开器（6-1/4″）；⑨甲状腺拉钩；b. 补充器械：①自固定乳突牵开器；锐性和钝性，不同尺寸（左）；② Adson 有齿组织钳（中左）；③ Gerald 镊子（中）；④ Debakey 镊子（中右）；⑤能量血管闭合设备，如超声刀或血管闭合装置；⑥手术刀（15 号）

史，无明显家族史。超声引导下细针穿刺活检提示可疑滤泡性肿瘤（Bethesda Ⅳ级）。她同意行甲状腺右叶切除术。术前告知了并发症的可能性，如 1% 的 RLN 损伤风险、感染或血肿。如果在手术中通过术中冰冻切片评估发现癌症，并有侵袭性特征［如甲状腺外侵犯和（或）淋巴结转移］，则需要商讨行甲状腺全切除术（包括颈部中央区淋巴结清扫）。

患者的准备、插管和体位

　　患者进入手术室后取仰卧位。双侧下肢放置顺序加压装置，以预防深静脉血栓形成。进行全身麻醉，并使用带有 IONM 电极的 7.0 气管内导管（ET 管）对患者进行插管。患者的双臂紧贴在身体两侧，注意关注受压点的填充保护，以减轻臂神经和尺神经损伤。在肩部下方放置一个肩辊，使颈部过度伸展，以提高手术部位的能见度，同时应避免头部悬空，在头部放置泡沫头部支架。值得注意的是，如果患者有颈椎损伤史或术前有颈部疼痛及过度伸展的症状，可在插管前及患者清醒时摆好体位，重点关注颈部过伸不宜过度。由为甲状腺切除术执行 IONM 的技术人员进行术中上肢运动的神

经监测。然后进行软性喉镜检查，将 ET 管 IONM 电极定位在声带上，ET 球囊膨胀，ET 管固定在位。用氯己定为患者手术部位皮肤消毒，并用蓝色无菌纸巾和抗菌胶布条覆盖包裹手术区域，确保其密封性。这样做是为了防止麻醉通气中的意外气体泄漏（以避免在氧气存在的情况下使用高频电刀造成起火），并确保手术区域无菌。在手术前通常不使用抗生素，除非患者免疫抑制或有金属植入装置（关节置换、心脏瓣膜、除颤仪等），或有其他感染风险因素（如脾切除手术史），抑或存在巨大的胸骨后甲状腺肿。

手术步骤

　　（1）皮肤、肌肉切开和甲状腺（叶）显露。

　　（2）分离甲状腺腺叶侧向间隙，并结扎甲状腺中静脉。

　　（3）分离和结扎上极血管，并识别和保护喉上神经外支（EBSLN）。

　　（4）下甲状旁腺的识别和保护。

　　（5）右喉返神经的识别、解剖和保护。

　　（6）右上甲状旁腺的识别、解剖和保护。

（7）离断 Berry 韧带。

（8）从气管上分离甲状腺腺叶、峡部和锥状叶。

（9）肌肉和皮肤缝合。

皮肤标记、肌肉切开和甲状腺（叶）显露

皮肤标记和皮肤切口位于皮肤自然褶皱处，最好位于甲状腺峡部水平（图1.4）。使用高频电刀在中线分离颈阔肌（图1.5）。用 Adson 精细扁桃体钳和 Debakey 镊子夹住颈阔肌，使用电刀在切口下方（图1.6）和上方（图1.7）建立颈阔肌皮瓣。上方皮瓣应小于下方皮瓣，以避免损伤皮瓣神经，导致术后颏下水平皮肤麻木。用自固定乳突牵开器扩张皮肤和颈阔肌边缘，暴露中线处的带状肌（图1.8）。使用 Adson 钳，在带状肌深面创造间隙。然后使用高频电刀，在中线处沿颈白线分离带状肌（图1.9）（视频1.1）。

视频 1.1

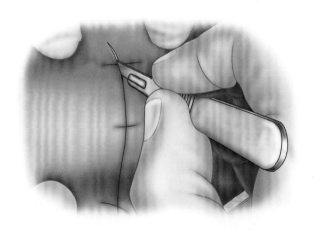

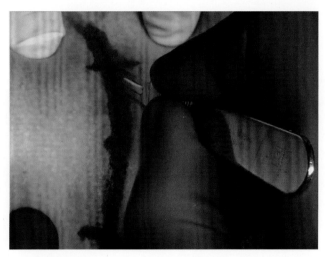

图 1.4 皮肤标记和皮肤切口位于皮肤自然褶皱处，最好位于甲状腺峡部水平

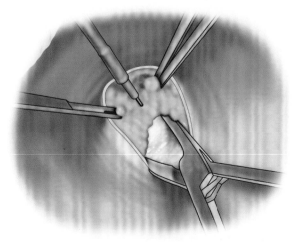

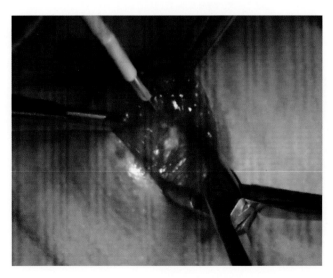

图 1.5 使用高频电刀在中线分离颈阔肌

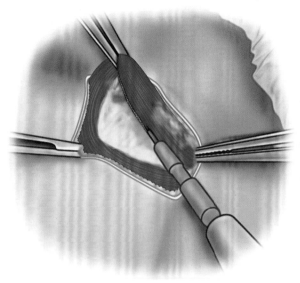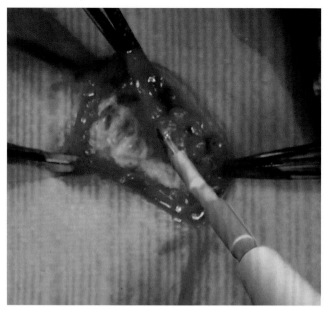

图 1.6 用 Adson 精细扁桃体钳和 Debakey 镊子夹住颈阔肌，使用电刀在切口下方建立颈阔肌皮瓣

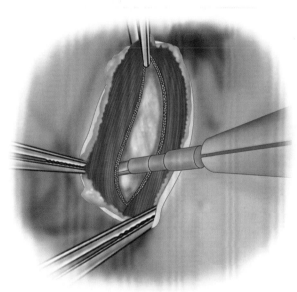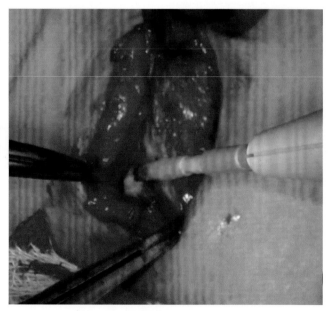

图 1.7 用 Adson 精细扁桃体钳和 Debakey 镊子夹住颈阔肌，使用电刀在切口上方建立颈阔肌皮瓣

分离甲状腺腺叶侧向间隙，并结扎甲状腺中静脉

下一步是从带状肌上将甲状腺腺叶侧面分离。放置两个甲状腺拉钩，从侧面和下方牵开皮肤、颈阔肌和带状肌。在进行横向牵拉时，要非常小心，不要对老年患者或有颈动脉疾病（钙化和闭塞）病史患者的颈动脉造成显著压力，以避免颈动脉栓子

意外脱落，否则可能导致栓子释放到血液循环中，进而导致卒中。

通过使用带有"花生"形纱布的 Adson 钳，将甲状腺腺叶向中间牵拉。甲状腺拉钩用于横向拉动带状肌和皮肤以产生反张力，而 Debakey 镊子用于将部分肌纤维从甲状腺腺叶侧面分离至甲状腺拉钩下方（图 1.10）。使用 Adson 钳来回游离甲状

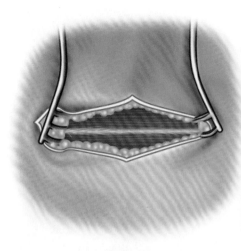 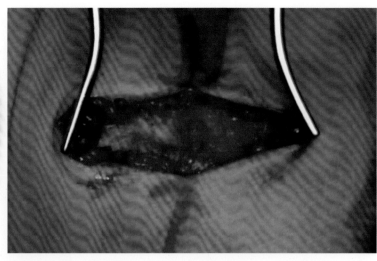

图 1.8　用自固定乳突牵开器扩张皮肤和颈阔肌边缘，暴露中线处的带状肌

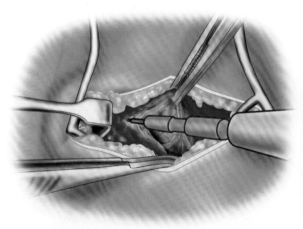 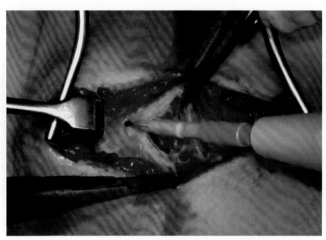

图 1.9　在中线处沿颈白线分离带状肌

腺中静脉，重点是要从颈动脉和颈静脉下方解剖离断中静脉，以防止对其造成伤害。当游离静脉时，用小号直角分离钳插入甲状腺中静脉下方，使其从颈动脉表面脱离。然后使用超声刀在小号直角分离钳的钳口之间离断甲状腺中静脉（图 1.11）。在此操作中，使用小号直角分离钳使静脉始终保持抬高并远离颈动脉表面是很重要的。

分离和结扎上极血管，并识别和保护喉上神经外支（EBSLN）

离断甲状腺中静脉后，向上移动两个甲状腺拉

钩。第一个甲状腺拉钩位于上极外侧，使用拉钩的长头。第二个拉钩位于上极内侧，使用拉钩的短头。用 Debakey 镊子夹住上极，并用 Allis 组织钳抓住腺体向下牵拉（图 1.12）。使用 Adson 钳进入并解剖 Reeve 无血管间隙，将上极血管与环甲肌分离（图 1.13）。

保持该间隙术野清晰对于安全解剖和防止喉上神经外支（EBSLN）损伤至关重要。EBSLN通常位于环甲肌纤维的内侧或中间。使用小直角分离钳，将几束上极血管解剖并抬高（图 1.14）。重点注意要尽量靠近甲状腺腺叶，以避免损伤EBSLN。重复这些步骤，直到离断所有上极血管

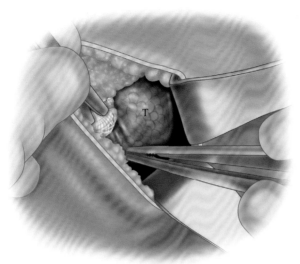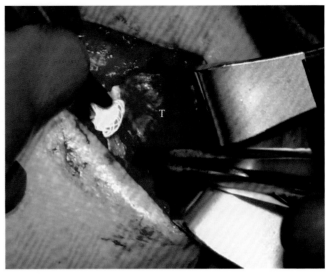

图 1.10 使用带有"花生"形纱布的 Adson 钳，将甲状腺腺叶向中间牵拉。甲状腺拉钩用于横向拉动带状肌和皮肤以产生反张力，而 Debakey 镊子用于将部分肌纤维从甲状腺腺叶侧面分离至甲状腺拉钩下方。T 为甲状腺右叶

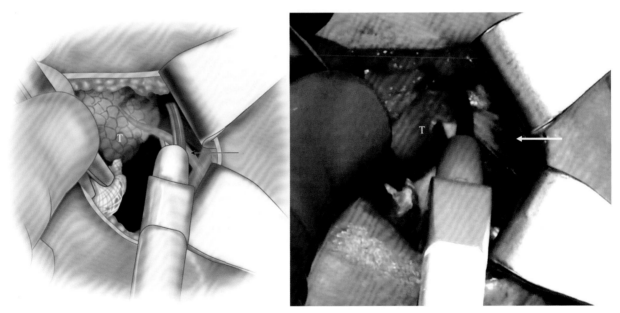

图 1.11 使用超声刀离断甲状腺中静脉。箭头指向甲状腺中静脉（在这个病例中，静脉的几个分支被同时离断）。T 为甲状腺右叶

（图 1.12~1.17）。神经监测也可用于确定 EBSLN 的位置和完整性（图 1.16）。然后使用超声刀在小直角分离钳的钳口之间处理上极血管（图 1.15、1.17）。为了避免对 RLN 造成意外损伤，在环甲肌 RLN 入口部位附近不应解剖得太深。上极的过度牵拉可能导致 RLN 受到牵拉及暂时性麻痹。

下甲状旁腺的识别和保护

在完全处理好上极血管后，将甲状腺拉钩移动到侧面和下方。用上方的 Allis 钳抓持甲状腺

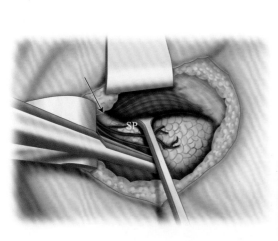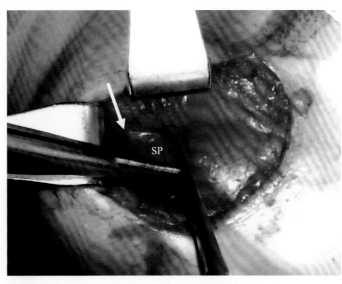

图 1.12　用 Debakey 镊子夹住上极，并用 Allis 组织钳抓住腺体向下牵拉。箭头指向上极血管。SP 为甲状腺右叶上极

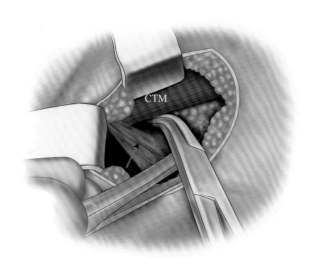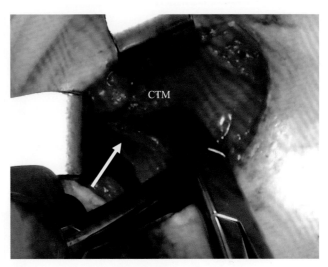

图 1.13　用 Adson 钳进入并解剖 Reeve 无血管间隙，将上极血管与环甲肌分离。CTM 为环甲肌

腺叶上极（SP），第二个 Allis 钳位置在甲状腺腺叶下极（IP）。在 Allis 钳抓持下极位置的时候要小心谨慎，避免意外夹住下甲状旁腺。接下来，用 Allis 钳（图 1.18），同时将手指放在纱布上（图 1.19）或使用带有"花生"形纱布的扁桃体钳，将甲状腺腺叶向内侧和前方牵引。在识别出下甲状旁腺后，用蚊式血管钳将其从甲状腺上解剖下来。超声刀用于离断右下甲状旁腺与甲状

腺右叶下极之间的附着组织（图 1.19）。为了防止因血供中断导致甲状旁腺损伤，牵拉动作应非常轻柔。

右喉返神经的识别、解剖和保护

将甲状腺腺叶向内侧牵拉。在本病例中，我们可以观察到沿气管右侧走行的右侧 RLN（呈现为

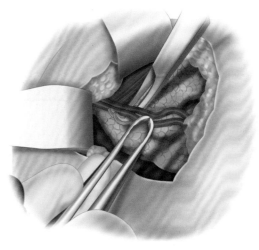
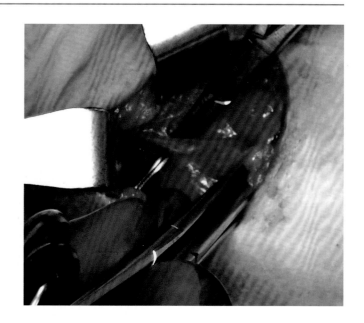

图 1.14　用直角分离钳解剖和提拉上极血管

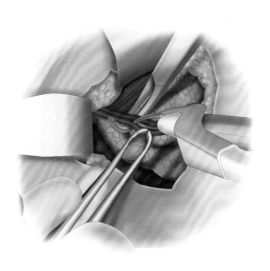
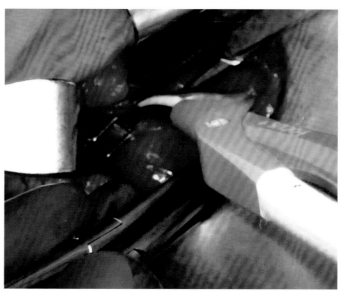

图 1.15　使用超声刀离断上极血管

一条白色条索状组织）。神经刺激器用于确认 RLN 的完整性（图 1.20）。如果未能立即发现神经（在大多数情况下），则应使用 Debakey 镊子从侧面分离覆盖在甲状腺下动脉（ITA）上的纤维组织。沿着 ITA 的走行，在 ITA 下方和 Berry 韧带下方用蚊式钳解剖这些组织来确定 RLN。由于在 19% 的病

例中，RLN 位于 ITA 前方，使用手术放大镜放大并进行仔细的解剖，可以更容易地识别 RLN 及其分支与 ITA 的位置关系。用力牵拉抓持甲状腺腺叶的 Allis 钳，可能会导致 RLN 被牵拉，出现神经拉伸和神经的暂时性麻痹。

在识别出 RLN 后，用蚊式钳将其向上解

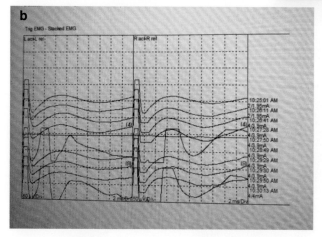

图 1.16　a. 确定喉上神经的位置和完整性。b. EBSLN 的肌电图（EMG）监测显示在刺激 EBSLN 期间来自气管导管（ET）电极的正常波形响应

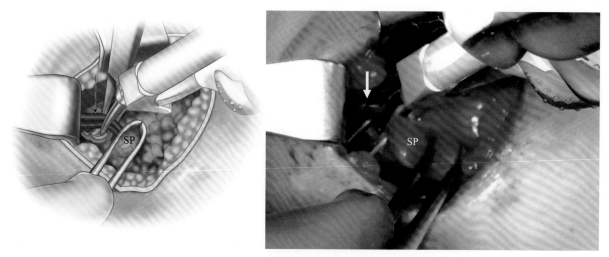

图 1.17　使用超声刀离断上极血管。箭头指向上极血管，SP 为甲状腺右叶上极

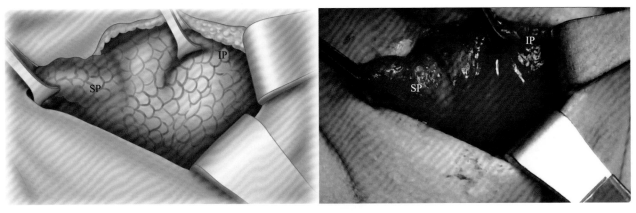

图 1.18 用上方的 Allis 钳抓持甲状腺右叶上极（SP），第二个 Allis 钳位置在甲状腺右叶下极（IP），向内侧牵引甲状腺右叶

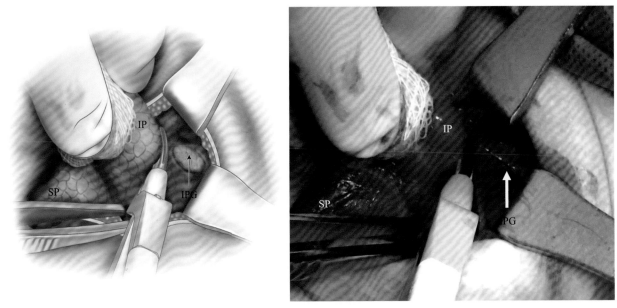

图 1.19 识别下甲状旁腺（箭头）后，使用超声刀离断右下甲状旁腺和甲状腺右叶下极（IP）之间的附着物。IP 为甲状腺右叶下极，SP 为甲状腺右叶上极，IPG 为下甲状旁腺

剖至环甲肌入喉处，然后沿其路径向下解剖（图 1.21）。这样做是为了确定 RLN 的分支。最内侧和最前面的分支是运动分支。神经刺激器证实了 RLN 的完整性（图 1.22）。当 RLN 的位置得到确认后，可以用蚊式钳解剖附着在气管上的甲状腺下极，并使用超声刀安全地将其离断（图 1.23）。在本例中，Zuckerkandl 结节位于右侧 RLN 上方。通过使用 Debakey 镊子，将覆盖在 RLN 和 Zuckerkandl 结节上的纤维组织向外侧分离。用蚊式钳在 RLN 上建立隧道空间。在夹住纤维组织时，无须更换 Debakey 镊子，将超声刀的非工作面插入隧道空间中，向上和横向轻微分离。在确保能观察到 RLN 全貌的情况下，离断这些纤维组织的浅层，打开隧道空间（图 1.24）。用超声刀将 ITA 或其分支同时离断。为了避免对 RLN 造成意外伤害，了解超声刀刀头的准确位置是至关重要的。

当从 RLN 侧面分离 Zuckerkandl 结节后，将 Allis 钳放置在 Zuckerkandl 结节的前部，并轻轻地向前方和内侧牵拉。用 Debakey 镊子夹住 RLN 外

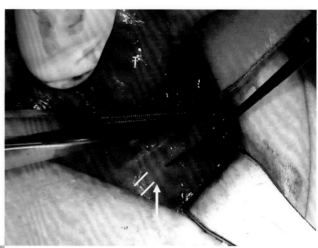

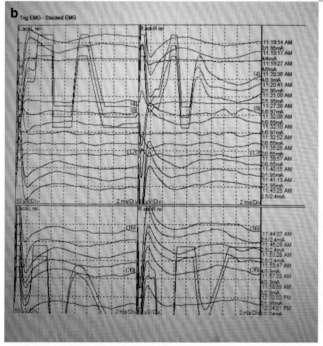

图1.20　a.沿气管右侧走行可见右侧RLN。神经刺激器和箭头指向右侧RLN；它也由两条白线勾勒。b.右侧RLN的肌电图监测显示在刺激RLN期间来自气管导管（ET）电极的正常波形响应。观察比较其与EBSLN波形之间的差异（图1.16b）。T为甲状腺

侧的纤维组织，并施加轻微的张力，用蚊式钳建立一个隧道空间。蚊式钳的头朝上，弯曲的背部正好跨在RLN上方。在RLN上轻轻地向上滑动并张开蚊式钳的前端，就可形成隧道空间（图1.25）。在夹住纤维组织不更换Debakey镊子的情况下，将超声刀的非工作面插入隧道空间，向上和横向轻微分离。始终保持RLN视野的完整性，离断这些纤维组织的浅层，打开隧道空间（图1.26）。重复这

些步骤，直到术者可以清楚地看到RLN进入环甲肌的位置。在任何情况下，都不得使用器械牵拉或者钳夹RLN。在手术的每一步，外科医生都应知道RLN的确切位置。

右上甲状旁腺的识别、解剖和保护

右上甲状旁腺位于甲状腺腺叶上极的下面，

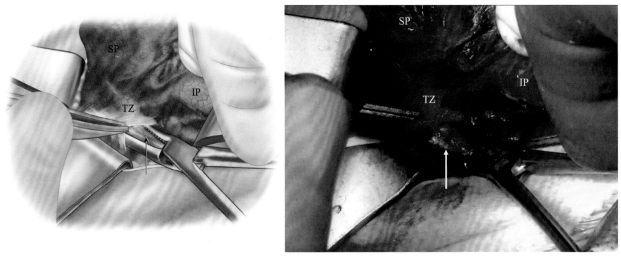

图 1.21　在识别出 RLN 后，用蚊式钳将其向上解剖至环甲肌入喉处。箭头指向右侧 RLN。SP 为甲状腺右叶上极，IP 为甲状腺右叶下极，TZ 为 Zuckerkandl 结节

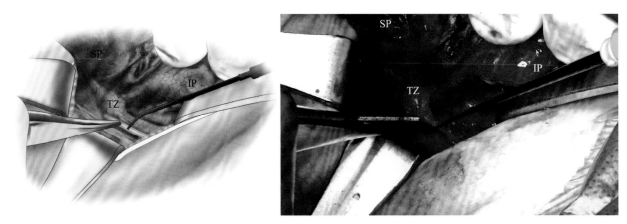

图 1.22　通过神经探针刺激证实 RLN 的完整性。SP 为甲状腺右叶上极，IP 为甲状腺右叶下极，TZ 为 Zuckerkandl 结节

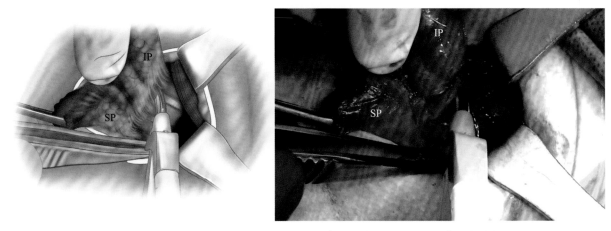

图 1.23　用超声刀离断甲状腺右叶下极与气管之间的附着组织。SP 为甲状腺右叶上极，IP 为甲状腺右叶下极

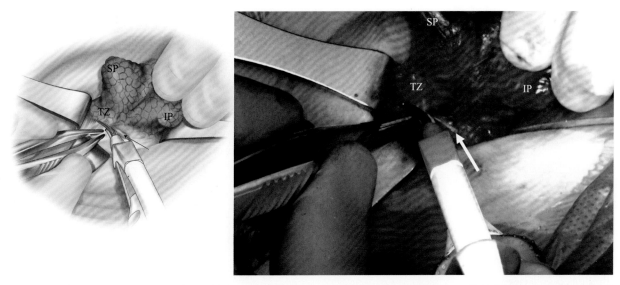

图 1.24　用超声刀解剖 Zuckerkandl 结节。箭头指向右侧 RLN。TZ 为 Zuckerkandl 结节，SP 为甲状腺右叶上极，IP 为甲状腺右叶下极

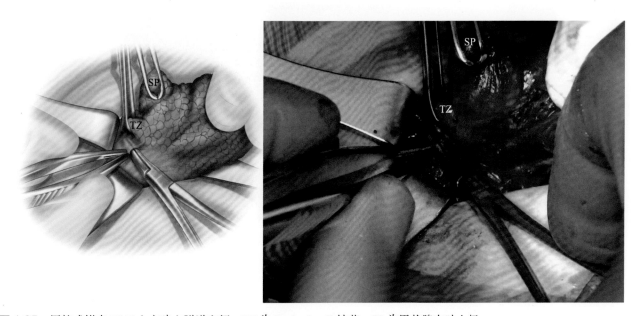

图 1.25　用蚊式钳在 RLN 上方建立隧道空间。TZ 为 Zuckerkandl 结节，SP 为甲状腺右叶上极

前侧方与 Zuckerkandl 结节相连。用 Debakey 镊子将右上甲状旁腺与 Zuckerkandl 结节相连的纤维组织横向分离。类似于前面的步骤，使用蚊式钳在这些附着的组织下创建隧道空间。在不需要更换 Debakey 镊子的情况下，通过夹住纤维组织，将超声刀的非工作面插入隧道空间，离断这些纤维组织的浅层，将甲状旁腺与 Zuckerkandl 结节分离（图

1.27）。确保 RLN 始终在视野范围内。不要让甲状旁腺张力过大，以防止其分离或缺血。

离断 Berry 韧带

使用 Debakey 镊子，将 Berry 韧带与气管连接的纤维组织向侧面牵拉。通过使用蚊式钳在这些附

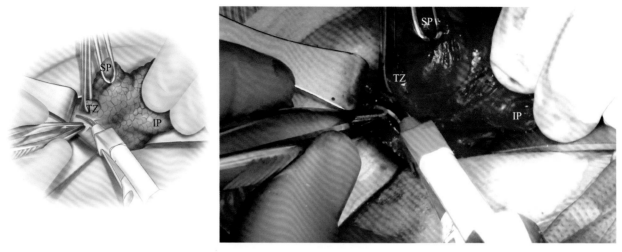

图 1.26　使用超声刀打开隧道空间，离断覆盖在 RLN 表面的纤维组织。TZ 为 Zuckerkandl 结节，SP 为甲状腺右叶上极，IP 为甲状腺右叶下极

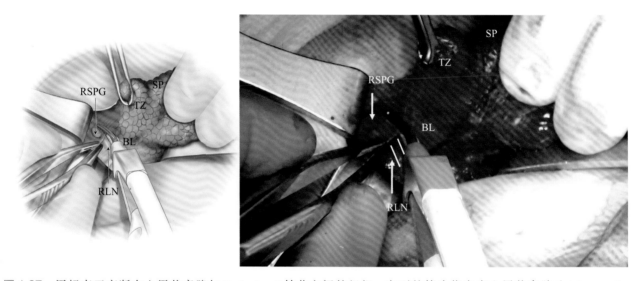

图 1.27　用超声刀离断右上甲状旁腺与 Zuckerkandl 结节之间的组织。向下的箭头指向右上甲状旁腺（right superior parathyroid gland，RSPG），向上的箭头指向 RLN，并用两条白线勾勒出其轮廓。SP 为甲状腺右叶上极，TZ 为 Zuckerkandl 结节，BL 为 Berry 韧带，RSPG 为右上甲状旁腺，RLN 为喉返神经

着组织下方建立一个隧道空间（图 1.28）。在不需要更换 Debakey 镊子的情况下，通过夹住纤维组织，轻柔地向上和横向牵拉，将超声刀的非工作面插入隧道空间内。确保 RLN 始终在视野范围内。这些纤维组织的浅层被离断，打开隧道空间（图 1.29）。可以重复这些步骤，直到 Berry 韧带与气管完全分离。Berry 韧带可以在气管软骨与膜部之间或环状软骨下缘与第一气管环之间包裹气管表面。此区域是气管最脆弱的部分，气管可能会在此区域受到损伤。

从气管上分离甲状腺腺叶、峡部和锥状叶

使用蚊式钳在甲状腺腺叶与气管之间建立一个空间。将超声刀的非工作面插入该空间，并将附着在甲状腺腺叶与气管之间的组织分离开（图 1.30、1.31）。解剖至峡部上方时，如果存在锥状叶，也应一并切除。在这个病例中，患者没有锥

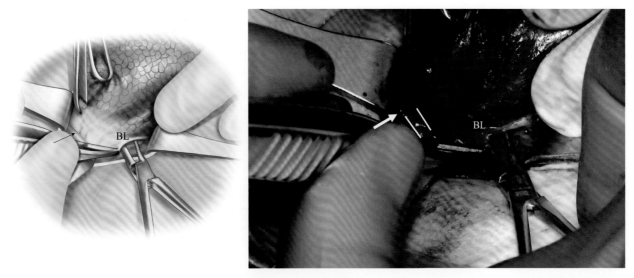

图 1.28 用蚊式钳在 Berry 韧带与气管之间建立隧道空间。箭头指向同时用两条白线勾勒出的 RLN；BL 为 Berry 韧带

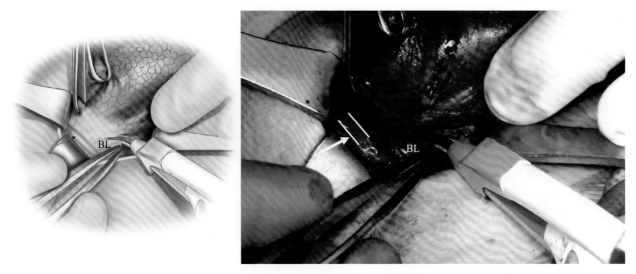

图 1.29 超声刀离断 Berry 韧带与气管之间的连接。箭头指向同时用两条白线勾勒出的 RLN；BL 为 Berry 韧带

状叶。然后使用超声刀，在甲状腺左叶与峡部之间离断甲状腺，切除整个峡部及甲状腺右叶（图1.32）。

肌肉和皮肤缝合

切除甲状腺腺叶后，进行标本的病理观察时在上极处缝合一针用于定位。用无菌生理盐水或灭菌注射用水冲洗切口。用 Valsalva 手法增加胸腔压力，以便发现血管出血，并确认没有气管损伤导致的漏气。术腔内放置可吸收止血材料。我们不使用引流管。然后用 3-0 可吸收缝线间断缝合带状肌层，保持带状肌的下半部分开放（图1.33）。进行间断水平褥式缝合，而不是连续缝合，并让肌肉下半部开放，有助于在不打开整个切口的情况下处理潜在的血肿或积液。这可以在病房完成，不必去手术室。用 4-0 可吸收缝线间断缝合颈阔肌层（图1.34），然后用 5-0 可吸收缝线单线针连续缝合

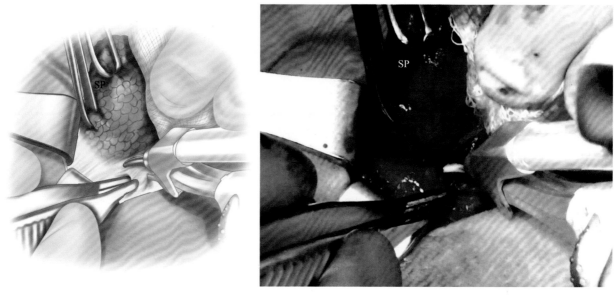

图 1.30　用蚊式钳在甲状腺腺叶与气管之间建立一个空间，然后用超声刀离断甲状腺与气管之间的上部附着物。SP 为甲状腺右叶上极

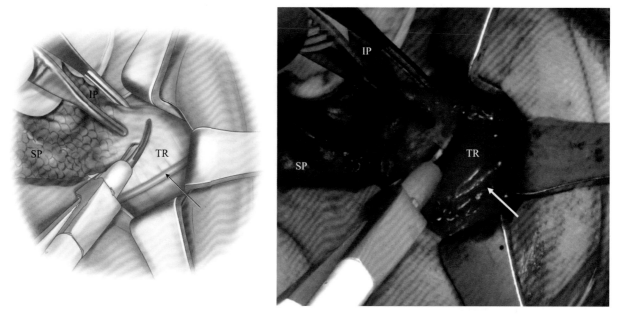

图 1.31　用蚊式钳在甲状腺腺叶与气管之间建立一个空间，然后用超声刀离断甲状腺与气管之间的下部附着物。箭头指向 RLN。SP 为甲状腺右叶上极，IP 为甲状腺右叶下极，TR 为气管

皮肤（图 1.35a）。在切口上涂抹组织胶，沿皮肤水平剪断单线针的末端，确保不留下任何线结（图 1.35b、1.36）。

待患者拔管后，进行软性喉镜检查以确认声带功能是否正常。在恢复室里，将放有一个冰袋的毛巾敷在患者的脖子上。患者在门诊恢复室观察 5~6 小时，并监测以确保没有血肿发生。大约 2 周后，患者到门诊进行行术后伤口检查并查阅病理结果。

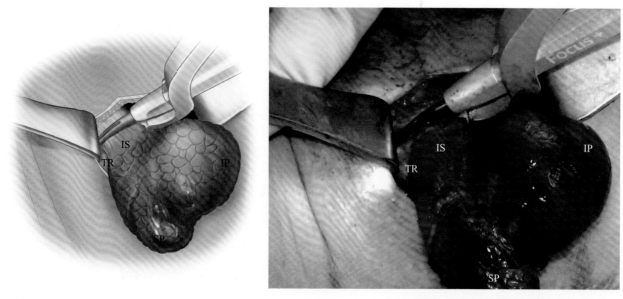

图 1.32　用超声刀在甲状腺左叶与峡部之间离断甲状腺，切除整个峡部及甲状腺右叶。IS 为峡部，SP 为甲状腺右叶上极，IP 为甲状腺右叶下极，TR 为气管

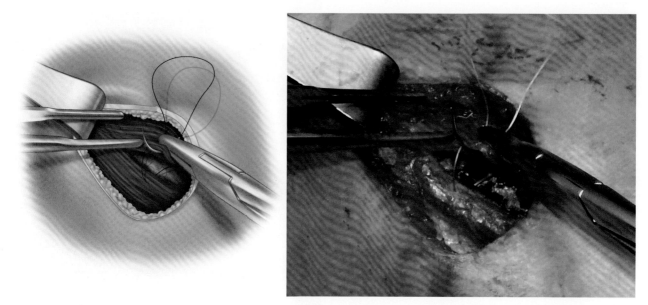

图 1.33　在冲洗切口和进行 Valsalva 手法后，腔内放置可吸收止血材料，然后用 3-0 可吸收缝线间断缝合带状肌层，保持带状肌的下半部分开放

手术要点

（1）术前一定要评估影像学检查。如果超声显示甲状腺 / 腺叶明显增大，应行无对比剂 CT 扫描，以评估患者胸骨后纵隔或胸腔内甲状腺 / 腺叶延伸情况。如果存在这种情况，应做出适当的术前安排，包括胸骨切开术［胸外科手术器械托盘、胸骨锯和（或）胸外科医生会诊］。

（2）术前声带功能的评估是有必要的，特别是术前诊断甲状腺癌或怀疑甲状腺癌，以及怀疑

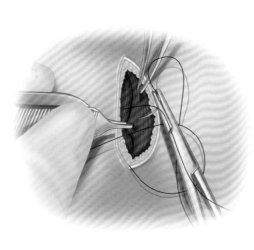
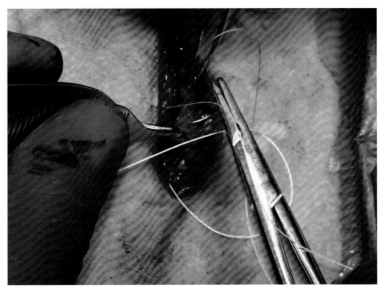

图 1.34 用 4-0 可吸收缝线间断缝合颈阔肌层

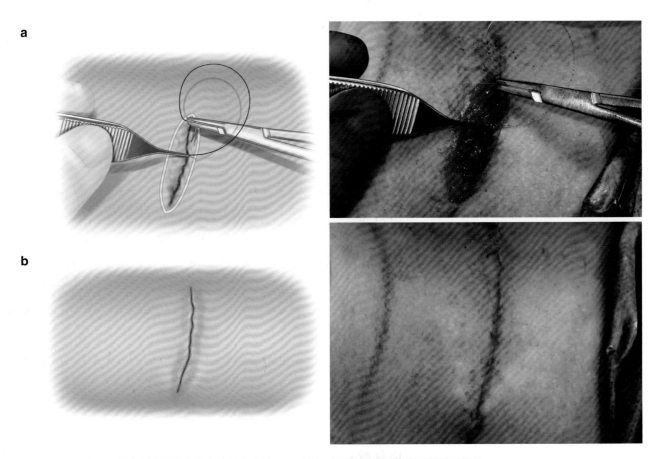

图 1.35 a. 用 5-0 可吸收缝线单线针连续缝合皮肤。b. 在切口两端的缝线末端不要留下线结

RLN 受侵（声音嘶哑）者。术前声带评估对于既
往有颈部手术史（甲状腺、甲状旁腺或颈椎手术）

的患者也很重要。

（3）术前通常不需要使用抗生素。但在下列情

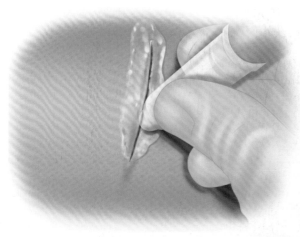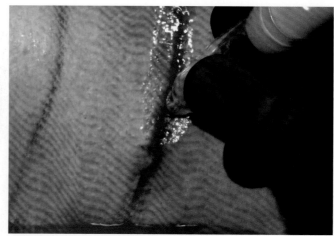

图 1.36　在切口上涂抹组织胶，沿皮肤水平剪断单线针的末端，从而不留下任何线结

况下应予以考虑：植入金属装置的患者；免疫抑制患者；有全身感染风险、巨大的胸内甲状腺肿或纵隔内甲状腺患者；需要胸骨切开术，或者手术时间较长（超过 4 小时）的患者，如甲状腺全切除术加改良根治性颈清扫术。

（4）确保手术区域干净。任何血迹都会降低鉴别 RLN 和甲状腺旁腺的能力。通过干纱布轻轻按压可控制所有小范围的渗血。如果出血更严重，可以进行以下操作。先用干纱布压住出血部位，再缓慢地将纱布从出血区域移开。当出血的血管清晰可见时，用 Debakey 镊子夹住血管，松开纱布，用 5 mm 的夹子夹住血管。或者可以使用血管凝闭设备，如超声刀或血管闭合系统来凝闭血管。也可以用蚊式钳夹住出血的血管，用缝线结扎。避免在 RLN 或甲状旁腺附近使用电刀烧灼导致 RLN 或甲状旁腺损伤。

（5）应始终对 RLN 进行识别和解剖，直至其进入环状肌。应评估其可能的分支。最前方和最内侧分支是运动分支。

（6）在解剖过程中避免对甲状腺腺叶过度牵拉。对甲状腺的过度牵拉也可能导致对 RLN 的牵拉，并伴有神经拉伸和暂时性麻痹。

（7）不要让甲状旁腺张力过大，以防其分离缺血。

（8）在缝合切口前使用 Valsalva 手法，有助于发现任何血管的出血，并确认没有发生气管损伤导致的漏气。

并发症的处理

血肿

在手术结束时出现急性术后血肿，需要在手术室进行紧急探查。如果出现严重的呼吸困难，应在床旁切开切口，排出血肿，然后立即在手术室再次探查以控制出血。

术后迟发性血肿或积液（术后数天）可在门诊治疗。用 20G 或 18G 针头、20 ml 注射器，在超声引导下进行穿刺引流，操作应在无菌技术下进行。另一种方法是打开切口的边缘，排出血肿，然后通过打开的切口将碘仿纱布松散地塞进创面。

术后低钙血症

甲状腺腺叶切除术后极少发生急性低钙血症，因为对侧甲状旁腺功能正常，除非患者对侧做过手术。然而，年轻患者可能会出现短暂性低钙血症，每 6~8 小时口服碳酸钙和维生素 D1000 mg，持续 1~2 周即可控制。

RLN 损伤

RLN 损伤是甲状腺腺叶切除术的严重并发症。RLN 损伤的并发症在老年患者中尤其常见，他们除了出现严重的声音沙哑外，还可能出现吞咽困难和误吸，特别是在进食液体时。

RLN 暂时性损伤。RLN 暂时性损伤可能是由于牵拉甲状腺，导致神经拉伸和暂时性麻痹。这种症状通常在手术后几天到几周就会消失。

RLN 完全离断。在另一专著中具体介绍了这一技术[18]。简单而言，如果术中发现了 RLN 完全离断，有几种方法可以立即修复。如果 RLN 的两端都是可见的，并且可以彼此接近，则应该直接将RLN 邻近的两个断端进行修复。如果有一段 RLN 缺失，可将颈袢末端翻转至 RLN 近端吻合，或进行迷走神经 -RLN 吻合，也可采用游离神经移植。

参考文献

［ 1 ］ Randolph GW. Surgery of the thyroid and parathyroid glands. 2nd ed. Philadelphia, PA, USA: Elsevier; 2012.

［ 2 ］ Terris DJ, Duke W, editors. Thyroid and parathyroid diseases: medical and surgical management. 2nd ed. New York, NY, USA: Thieme; 2016.

［ 3 ］ Inabnet WB, Shifrin AL, Ahmed L, Sinha P. Safety of same day dis-charge in patients undergoing sutureless thyroidectomy: a compari-son of local and general anesthesia. Thyroid. 2008; 18(1): 57–61.

［ 4 ］ Terris DJ, Snyder S, Carneiro-Pla D, et al. American thyroid association statement on outpatient thyroidectomy. Thyroid. 2013; 23: 1193–202.

［ 5 ］ Snyder SK, Hamid KS, Roberson CR, et al. Outpatient thyroid-ectomy is safe and reasonable: experience with more than 1, 000 planned outpatient procedures. J Am Coll Surg. 2010; 210: 575–82, 582–4.

［ 6 ］ Terris DJ, Moister B, Seybt MW, et al. Outpatient thyroid sur-gery is safe and desirable. Otolaryngol Head Neck Surg. 2007; 136: 556–9.

［ 7 ］ Randolph GW, Dralle H, International Intraoperative Monitoring Study Group, Abdullah H, Barczynski M, Bellantone R, Brauckhoff M, Carnaille B, Cherenko S, Chiang FY, Dionigi G, Finck C, Hartl D, Kamani D, Lorenz K, Miccolli P, Mihai R, Miyauchi A, Orloff L, Perrier N, Poveda MD, Romanchishen A, Serpell J, Sitges-Serra A, Sloan T, Van Slycke S, Snyder S, Takami H, Volpi E, Woodson G. Electrophysiologic recurrent laryngeal nerve monitoring during thyroid and parathyroid surgery: international standards guideline statement. Laryngoscope. 2011; 121 Suppl 1: S1–16.

［ 8 ］ Barczyński M, Randolph GW, Cernea CR, Dralle H, Dionigi G, Alesina PF, Mihai R, Finck C, Lombardi D, Hartl DM, Miyauchi A, Serpell J, Snyder S, Volpi E, Woodson G, Kraimps JL, Hisham AN, International Neural Monitoring Study Group. External branch of the superior laryngeal nerve monitoring during thyroid and parathyroid surgery: International Neural Monitoring Study Group standards guideline statement. Laryngoscope. 2013; 123 Suppl 4: S1–14.

［ 9 ］ Phelan E, Potenza A, Slough C, Zurakowski D, Kamani D, Randolph G. Recurrent laryngeal nerve monitoring during thyroid surgery: normative vagal and recurrent laryngeal nerve electrophys-iological data. Otolaryngol Head Neck Surg. 2012; 147(4): 640–6.

［ 10 ］ Randolph GW. The recurrent and superior laryngeal nerves. 1st ed. Springer. Switzerland: Springer International Publishing; 2016.

［ 11 ］ Rustad WH. The recurrent laryngeal nerves in thyroid surgery. Hardcover. Springfield, MO, USA: Thomas; 1956.

［ 12 ］ Donatini G, Carnaille B, Dionigi G. Increased detection of non-recurrent inferior laryngeal nerve(NRLN)during thyroid surgery using systematic intraoperative nerve monitoring(IONM). World J Surg. 2013; 37(1): 91–3.

［ 13 ］ Randolph GW, Kamani D. Intraoperative electrophysiologic moni-toring of the recurrent laryngeal nerve during thyroid and parathy-roid surgery: experience with 1, 381 nerves at risk. Laryngoscope. 2017; 127(1): 280–6.

［ 14 ］ Wojtczak B, Kaliszewski K, Sutkowski K, Bolanowski M, Barczyński M. A functional assessment of anatomical variants of the recurrent laryngeal nerve during thyroidectomies using neuromonitoring. Endocrine. 2018; 59(1): 82–9.

［ 15 ］ Wojtczak B, Sutkowski K, Kaliszewski K, Forkasiewicz Z, Knychalski B, Aporowicz M, Bolanowski M, Barczyński M. Voice quality preservation in thyroid surgery with neuromonitoring. Endocrine. 2018; 61(2): 232–9.

［ 16 ］ Serpell JW, Yeung MJ, Grodski S. The motor fibers of the recurrent laryngeal nerve are located in the anterior extralaryngeal branch. Ann Surg. 2009; 249(4): 648–52.

［ 17 ］ Randolph GW, Kobler JB, Wilkins J. Recurrent laryngeal nerve identification and assessment during thyroid surgery: laryngeal pal-pation. World J Surg. 2004; 28(8): 755–60.

［ 18 ］ Ito Y, Miyauchi A. Recurrent laryngeal nerve paralysis-manage-ment of recurrent laryngeal nerve injuries. In: Shifrin A, editor. Endocrine emergencies. 1st ed. Philadelphia, PA, USA: Elsevier; 2021. ISBN 0323760988(ISBN13: 9780323760980).

开放式甲状腺右叶切除术

2

日纳·金姆，桑扎纳·A. 罗曼，朱莉·安·索萨（Jina Kim, Sanziana A. Roman, and Julie Ann Sosa）

引言

甲状腺手术可以追溯到中世纪，已知的首例甲状腺切除术是由著名的外科医生阿卜杜勒－卡西姆（Abual-Qasim）于公元 952 年完成的。在 19 世纪中叶，甲状腺手术被认为是非常危险的，因此被法国医学科学院禁止。在接下来的一个世纪，许多杰出的外科医生对甲状腺切除术的技术进行了改进。例如，William Stewart Halsted 强烈倡导结扎远端血管，以保存甲状旁腺的血液供应；Frank Lahey 描述了喉返神经的识别和保存[1]。近年来，双极能量装置和术中神经监测等先进技术已成为甲状腺手术的重要辅助手段。现在，甲状腺手术被认为是由大量外科医生应用的最有效和最安全的手术之一。

对于毒性腺瘤、不确定的甲状腺结节、甲状腺微小乳头状癌和低风险分化型甲状腺癌，甲状腺腺叶切除术被认为是一种合适的手术治疗选择。与甲状腺全切除术相比，甲状腺腺叶切除术由于消除了对侧甲状旁腺的分离暴露，从而避免了术后的低钙血症；同时，甲状腺腺叶切除术也可避免双侧喉返神经损伤，并与降低并发症的总体发病率相关。因此，对大多数患者而言，甲状腺腺叶切除术可以作为门诊手术。

手术步骤

一名 35 岁的女性，甲状腺功能正常，在体检时首次发现甲状腺右叶结节并就诊于外科诊所。超声证实甲状腺右叶腺体内有一个 2.2 cm 的结节，不伴有颈部淋巴结肿大。细针穿刺显示细胞学分级为 Bethesda Ⅲ 级，随后的分子检测显示恶性肿瘤的风险为 50%。术前，与患者充分沟通甲状腺腺叶切除术的风险和获益，风险包括声音嘶哑、声音改变、疼痛、出血、感染、瘢痕、需要再次手术、需要甲状腺激素替代治疗，以及与麻醉相关的风险。患者选择接受诊断性的甲状腺右叶切除术并签署手术同意书。

在术前等待区，患者的颈部被进行了标记以表示正确的甲状腺侧别。随后，她被转移到手术室进行全身麻醉，插入神经完整性监测（NIM）肌电图气管内插管。我们推荐给女性和男性的气管插管分别为 7.0 mm 和 8.0 mm。通常首选比常规气管内插管稍大的 NIM 管，以提高声带与肌电图电极的接触面积。食管内应放置胃管，以便在手术过程中更容易触摸到食管，从而更容易地定位气管食管沟的界限和喉返神经可能的走行路径。这些都可使手术更快、更简便。虽然抗生素不适用于甲状腺手术，但术前应当使用类固醇激素，术前单次给 8 mg

地塞米松已被证明可以减轻患者术后的恶心和疼痛[2]。手术开始前需先确认患者的姓名、手术方式和侧别。

为获得最佳体位，患者需仰卧在手术台上，双臂收起，肩垫横向置于肩部下方以伸展颈部，但应避免过度伸展，一个 1 L 压力的输液袋可以用作可调节的充气肩垫。一个甜甜圈样的凝胶头枕放置在枕骨下以在手术期间稳定头部。将患者置于半卧位以帮助进一步伸展颈部，并使头部高于心脏水平，从而降低头颈部的静脉压力。用于术中神经监测的导线放置在手臂或胸部的皮下组织中。

使用无菌清洁溶液擦拭患者的颈部进行术前准备时，应该保持视觉上的对称进行擦拭。理想情况下的横弧形切口开在自然皮纹处，最好在环状软骨下方接近 Berry 韧带的水平。在 Berry 韧带处甲状腺与气管紧密相连，喉返神经进入喉部。为了准确地使切口居中，可以将从下巴延伸到胸骨切迹的中线用丝线标记。切口的长度取决于要切除的甲状腺的大小，一般而言，4～6 cm 的切口就足以完成大多数甲状腺手术（图 2.1）。从较小的切口开始并根据需要进行扩大是使切口最小化的一个很好的方法，但外科医生应该注意安全性及充分暴露。

切口标记好后，可用 15 号刀片锐性切开并利用电凝向皮下组织深入。然后分别向上和向下翻起颈阔肌皮瓣（图 2.2）。采用双臂皮肤拉钩提起颈阔肌皮瓣，并尽可能地保护覆盖在胸骨舌骨肌上的颈前静脉以避免出血。胸骨舌骨肌的筋膜应与肌肉保持在一起，以在皮瓣制作过程中保留自然的组织层面。用电刀切开中线，分离胸骨舌骨肌，露出下方的甲状腺（图 2.3）。

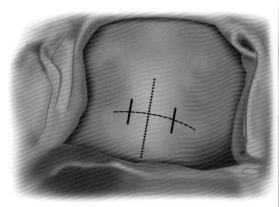

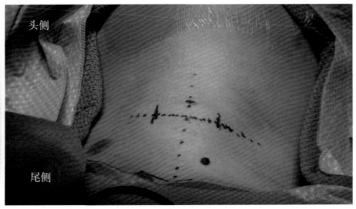

图 2.1　颈部切口距胸骨切迹上方约两指宽，理想位置为皮肤自然皱褶处

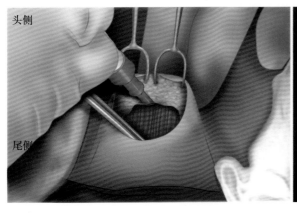

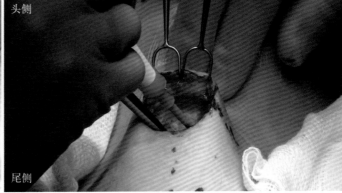

图 2.2　切开皮肤及皮下组织后，翻起颈阔肌皮瓣

然后把注意力转向甲状腺右叶，用电凝将胸骨舌骨肌和胸骨甲状肌从甲状腺右叶前方剥离并拉向外侧。胸骨舌骨肌的筋膜应与肌肉保持在一起，在皮瓣制备过程中保留自然的组织层面。胸骨甲状肌可以在环状软骨的水平分开以便于对上极充分暴露。然后甲状腺与颈总动脉之间的结缔组织可以使用钝性解剖和电凝进行分离（图 2.4）。颈内静脉紧邻颈总动脉，迷走神经位于颈内静脉与颈总动脉之间。可以用神经监测仪识别迷走神经。

技术要点 小心使用神经监测探头，避免穿刺或损伤颈动脉鞘。笔者通常会将探针的尖端弯曲，使其变钝。触摸颈部低位颈动脉鞘内迷走神经并获得良好的 NIM 信号可提示喉返神经解剖正常。如果不能在颈动脉鞘的低位获得信号，而是在上极水平的高位发现信号，则有可能存在喉不返神经。喉不返神经多位于右侧。这些操作可以帮助辨识神经，并可提醒外科医生潜在的解剖变异。

甲状腺中静脉见于 70% 的患者中，是甲状腺的主要回流静脉。它走行于颈动脉前方，可以很容易地识别它并用 2-0 丝线进行结扎[3]。然后可将甲状腺腺叶向前内侧牵拉。在小切口中用一个"花

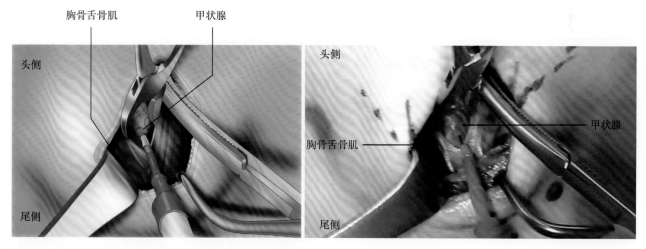

图 2.3 切开中线并分离胸骨舌骨肌，暴露下方的甲状腺

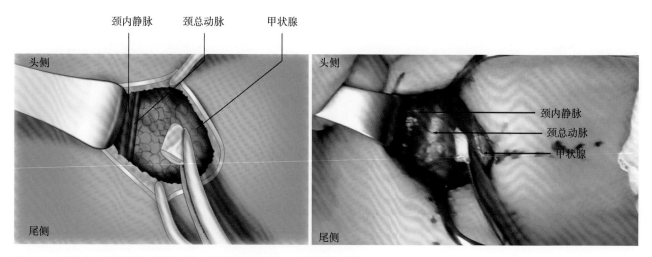

图 2.4 钝性分离甲状腺与颈总动脉之间的结缔组织，显露颈总动脉

生"形海绵可以避免手的遮挡从而进行有效的牵拉和暴露。

技术要点　应轻轻地将食管推向右侧颈部,以便更好地暴露气管食管沟。可以轻轻地将甲状腺右叶向内侧推,并将甲状软骨从左侧颈部向外推。食管内有胃管,很容易触及。

现在我们将注意力放在甲状腺右叶的上极。轻柔地暴露上极并向外侧牵引,由内到外打开甲状腺上极与环甲肌之间无血管的 Reeve 间隙,注意避免损伤喉上神经的外支,因为它通常走行在上极血管的内侧,支配环甲肌。术中神经监测仪也可以识别喉上神经的外支。用止血钳分离上极血管并分别用 2-0 丝线进行结扎(图 2.5)。右上甲状旁腺也应予以鉴别,甲状旁腺组织常呈橙黄色。右上甲状旁腺的保存方法是切开甲状腺被膜,保留包绕在甲状旁腺周围的囊性组织。

技术要点　在甲状腺手术中,用水冲洗有助于溶解红细胞并快速清理术区,从而利用组织原本的颜色差别来识别结构。

在游离甲状腺上极后,我们再将注意力转向喉返神经。从甲状腺悬韧带开始,在神经前方平行分离就能看到神经,可见喉返神经穿过甲状腺下动脉的分支。与左侧喉返神经相比,右侧喉返神经的走行更多的是一个斜行轨迹(图 2.6)。术

中神经监测可以帮助识别神经解剖的变异,如喉不返神经(见上面的技术提示)。一旦发现了喉返神经,就可以将甲状腺周围动静脉的三级分支离断。

技术要点　使用最低能量的电凝设置是非常必要的。当靠近神经或甲状旁腺解剖分离时,可采用双极电凝或不使用电凝。

通过紧贴甲状腺表面的方式可以更好地保护甲状旁腺的血液供应。识别和保护右侧上、下位甲状旁腺,将其与甲状腺分离(图 2.7)。当对甲状腺腺叶与喉返神经进行分离时,Berry 韧带在第一、二气管环处连接着甲状腺和气管,而喉返神经位于 Berry 韧带的后方,故此处是喉返神经最容易受损伤的位置[4]。对甲状腺向内侧过度牵拉也会损伤喉返神经,因此应注意避免长时间用力牵拉。在 Berry 韧带处用 2-0 丝线结扎甲状腺组织并用双极电凝进行凝闭,可以避免喉返神经损伤(图 2.8)。

技术要点　如果甲状旁腺在甲状腺手术中被切除,也可以对它进行自体移植。首先,需经冰冻切片证实是甲状旁腺组织。然后用 15 号刀片将其切碎成 1 mm 厚的切片并自体移植到邻近的胸锁乳突肌的囊袋中。这个囊袋用不可吸收缝线缝合。

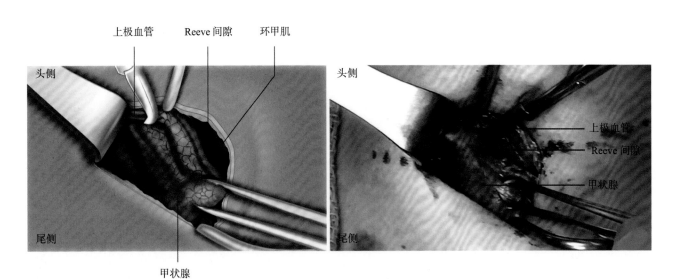

图 2.5　分离上极血管,用 2-0 丝线结扎

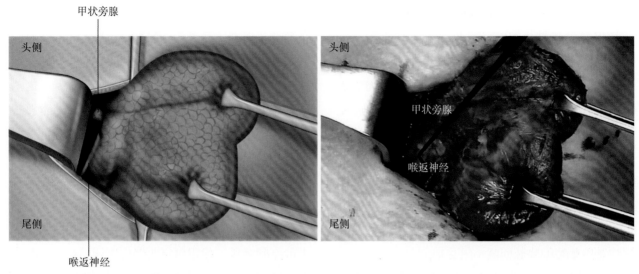

图 2.6　向内侧牵拉甲状腺后，可使用术中神经监测识别喉返神经，右侧喉返神经的走行通常更为偏斜

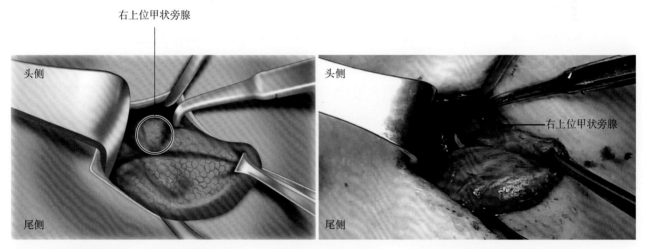

图 2.7　应显露并保留上、下位甲状旁腺。上位甲状旁腺在喉返神经的后方，而下位甲状旁腺在喉返神经的前方

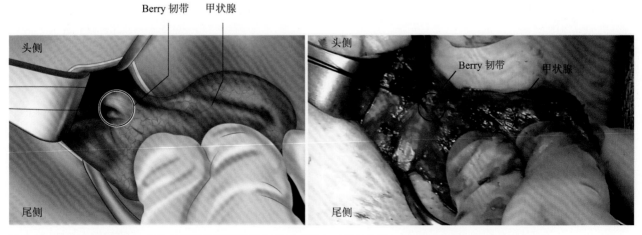

图 2.8　在 Berry 韧带处，应以丝线结扎甲状腺组织并用双极电刀进行烧灼。此时要注意避免损伤喉返神经

待甲状腺腺叶与喉返神经分离后，就可向内侧牵拉以暴露气管（图 2.9），并用电凝将峡部与气管分离，锥状叶此时应该一并切除。笔者一贯建议在初次手术（腺叶切除术）时切除锥状叶，因为如果未来需要再次手术时，切除锥状叶很困难，瘢痕可能导致甲状腺组织在颈部残留。

在甲状腺对侧腺叶的内侧放置一个 Kelly 钳，这样我们就可以在初次手术中连同甲状腺腺叶和峡部一起切除。用血管凝闭装置切开甲状腺。然后可用 2-0 丝线水平褥式缝合甲状腺残端，压迫腺体并控制甲状腺的静脉回流（图 2.10）[5]。

用清水冲洗切除创面，然后检查有无出血。任何出血点都需用电凝止血。应再次测试 RLN 信号以确保 NIM 信号一直持续。可在切除后的创面上放置止血剂。胸骨舌骨肌在中线处需重新缝合，我们建议使用不可吸收的缝线（如 3-0 丝线），这将有助于在以后需要进行完整的甲状腺切除术时对中线进行识别（图 2.11）。如果颈前静脉非常接近中线，笔者建议在关闭静脉下方的肌肉时使静脉从中线切口向外翻。如果未来需要再次手术，这将避免静脉损伤和不必要的出血。若胸骨甲状肌已被切开，则不需要再次缝合。胸骨舌骨肌的下份不用缝合。如果出现术后出血，那么血液可以通过这个开放的空间减压。使用可吸收缝线连续锁边缝合颈阔肌，并用皮内缝线缝合皮肤，最后用皮肤胶或绷带进行包扎。

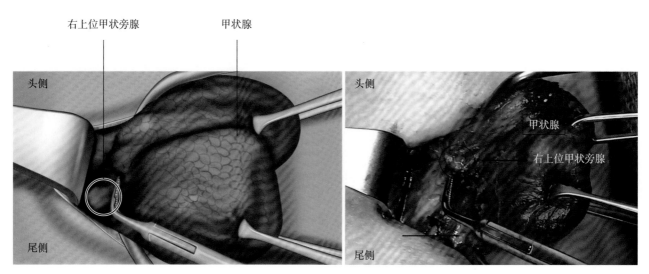

图 2.9　剥离甲状旁腺和喉返神经与甲状腺后，就可以向内侧牵拉甲状腺以显露气管

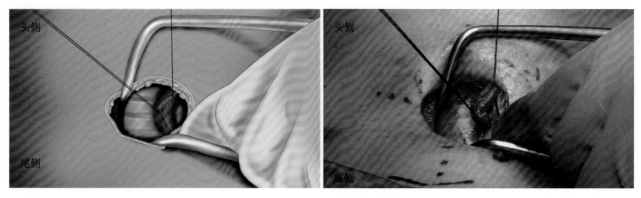

图 2.10　将甲状腺腺叶从气管上剥离后，需用丝线缝合切开的甲状腺边缘止血

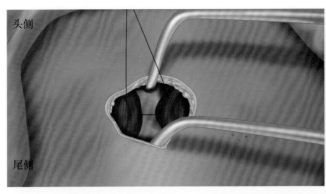
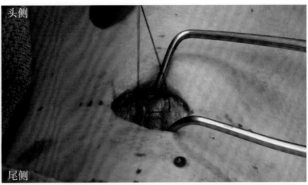

图 2.11 在确定甲状腺床止血彻底后，需用丝线重新缝合胸骨舌骨肌。如果将来需要进行甲状腺全切除术，这些不可吸收的缝线将有助于再次识别中线

技术要点 在颈阔肌内采用连续锁边缝合可以避免切口出现荷包和错位，具有更好的美容效果。

甲状腺右叶切除术后患者在麻醉后监护病房恢复并观察足够时间后，可以出院回家。如今，虽然甲状腺手术在许多机构通常为日间手术，但出血风险仍可延长至甲状腺手术后 72 小时[6]。因此，在出院时应为患者提供全面的术后指导和适当的联系方式，以便在紧急情况下取得联系。

最终的手术病理显示甲状腺结节为良性。在术后约 2 周的随访中告知了患者这一信息。应在术后 6～8 周进行甲状腺功能检查，以确定是否需要补充甲状腺激素（视频 2.1）。

视频 2.1

参考文献

［1］ Hannan SA. The magnificent seven: a history of modern thyroid surgery. Int J Surg. 2006; 4: 187–91.

［2］ Worni M, Schudel HH, Seifert E, Inglin R, Hagemann M, Vorburger SA, et al. Randomized controlled trial on single dose steroid before thyroidectomy for benign disease to improve postoperative nausea, pain, and vocal function. Ann Surg. 2008; 248: 1060–6.

［3］ McHenry CR. Thyroidectomy for nodules or small cancers. In: Duh Q-Y, Clark OH, Kebebew E, editors. Atlas of endocrine surgical techniques. Saunders: Philadelphia, PA. 2010. p. 3–24.

［4］ Henry J-F. Surgical anatomy and embryology of the thyroid and parathyroid glands. In: Clark OH, Duh Q-Y, Kebebew E, Gosnell JE, Shen WT, editors. Textbook of endocrine surgery, 3rd ed. Jaypee Brothers Medical Publishers: New Delhi, India. 2016. p. 11–21.

［5］ Roman S. Right thyroid lobectomy. USA: GIBLIB; 2020.

［6］ Farooq MS, Nouraei R, Kaddour H, Saharay M. Patterns, timing and consequences of post-thyroidectomy haemorrhage. Ann R Coll Surg Engl. 2017; 99: 60–2.

补充信息 朱莉·安·索萨是由葛兰素史克、诺和诺德、阿斯利康和礼来公司支持的甲状腺髓样癌联盟注册数据监测委员会的成员。她接受了 Exelixis 和礼来公司的机构研究经费资助。

甲状腺腺叶切除术

特伦顿·福斯特，塔拉维斯·麦肯齐（Trenton Foster and Travis McKenzie）

3

根据 2015 年美国甲状腺协会指南[1]的建议，甲状腺腺叶切除术可用于良性甲状腺结节、未定性甲状腺结节或直径小于 4 cm 的低风险恶性甲状腺结节。在适当的情况下保留甲状腺是可取的，以减少喉返神经损伤和术后甲状旁腺功能减退的手术风险，并可使许多患者避免终身使用甲状腺激素替代治疗。

手术步骤

一名 52 岁男性，因左侧甲状腺腺叶内、长径 2 cm 的未定性甲状腺结节（Hürthle 细胞肿瘤），拟行手术治疗。患者术前甲状腺功能正常，对侧腺叶无结节。行诊断性甲状腺左叶腺叶切除术。

使用气管插管对患者进行全身麻醉。在所有甲状腺手术中，笔者倾向于常规使用气管内导管进行术中神经监测，以帮助解剖喉返神经。患者取仰卧位，肩胛骨下放置充气垫。充气垫可在保持枕部适当支撑的同时，最大限度地伸展颈部。豆袋横向放置在头部的左右两侧，以确保稳定性，避免头部转动。患者采用半坐卧位（图 3.1）。一般使用洗必泰进行外科消毒，范围从下唇到胸骨中部、肩部外侧，并使其自然晾干。然后从下巴到锁骨上进行无菌铺巾（图 3.2）。如果计划行侧颈清扫术，则需要覆盖更宽的区域。若为胸骨后甲状腺肿，则前胸也需要覆盖到术野内。随后打开所有必要的手术器械（图 3.3）。除非患者免疫力低下，否则一般术

前不预防性使用抗生素。

切口位于甲状峡部上方，更准确的位置是环状软骨下方 1~2 cm。大多数患者的这一位置距胸骨切迹上方约两指，但对于颈部特别短或特别长的患者，这一距离可能有所不同。如果在此附近

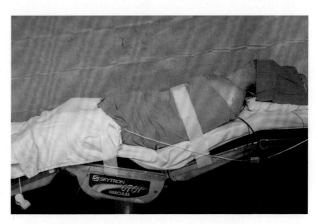

图 3.1　患者保持颈部伸展及头部支撑的体位

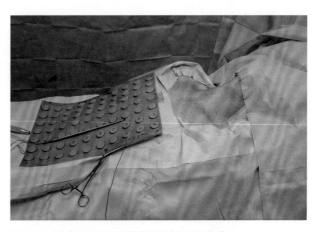

图 3.2　铺巾需充分显露锁骨到颏下的皮肤

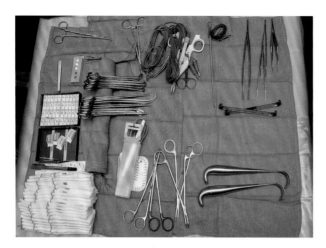

图 3.3　用于牵拉和精细解剖的手术器械；准备好丝线、血管夹和止血能量装置

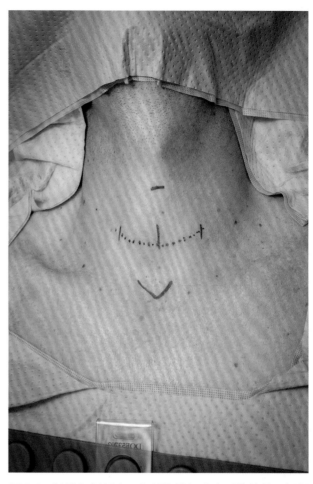

图 3.4　标识解剖标志，包括胸骨切迹和环状软骨。根据皮肤皱褶画出沿中线对称的切口标记

存在皮肤皱褶，则利用皮肤皱褶作为切口部位以增强美容效果。切口长度由潜在病理情况决定，一般保持在 6 cm 或更短。标记并测量切口以确保对称性（图 3.4）。用一把 15 号的手术刀切开表皮和真皮。应避免对真皮层进行电灼以防止增生性瘢痕形成。使用电刀把颈阔肌切开。用 Allis 钳夹住颈阔肌上切缘，并向上颈部反向牵拉。使用电刀在颈阔肌深面间隙分离皮瓣，将皮下脂肪和颈阔肌向上翻起，而颈前带状肌的筋膜和相关的颈前静脉在下方。如果颈前静脉发生损伤，则用 3-0 可吸收缝线结扎该静脉。皮瓣向上分离至甲状软骨下切迹水平，外侧稍超出胸锁乳突肌前缘（图 3.5）。用同样的办法将切口下方皮瓣分离至锁骨及胸骨切迹水平（图 3.6）。使用绝缘带牵拉皮瓣，在左右胸骨舌骨肌之间的中线打开颈白线。颈白线通常无血管，但也可能存在颈前静脉的交通支，特别是在胸骨切迹附近。可以使用电刀或血管闭合器打开颈白线（图 3.7）。游离胸骨甲状肌，显露峡部。解剖喉前和气管前组织，在峡部上方和下方分别暴露喉和气管（图 3.8）。如果遇到锥状叶，则将其与甲状腺一起游离。在怀疑或确认为恶性肿瘤的情况下，对喉前淋巴结进行评估，选择是否进行切除。在喉前和气管前可能见到甲状腺上静脉和甲状腺下静脉，用血管钳或血

管闭合器分离。喉部和气管暴露后，在甲状腺峡部深面分离形成隧道（图 3.9）。用血管闭合器沿甲状腺峡部与对侧（右侧）甲状腺腺叶交界处切开（图 3.10）。用 Allis 钳夹住峡部并向右牵拉。用电刀和钝性剥离相结合的方法将胸骨舌骨肌和胸骨甲状肌从左侧甲状腺腺叶上剥离。将甲状腺向右牵拉后，可以暴露可能存在的甲状腺中静脉（图 3.11）。夹住甲状腺中静脉，然后在标本侧颈动脉浅面用血管闭合器离断。在颈总动脉浅面继续剥离直到完全暴露颈总动脉外膜。暴露颈总动脉可以使颈动脉与甲状腺腺叶之间的所有组织下降到深面，将术野推进到椎体水平。需要注意的是，应保持在颈动脉浅面进行解剖，因为在这个区域唯一穿过颈动脉浅面的结构是可以切除的甲

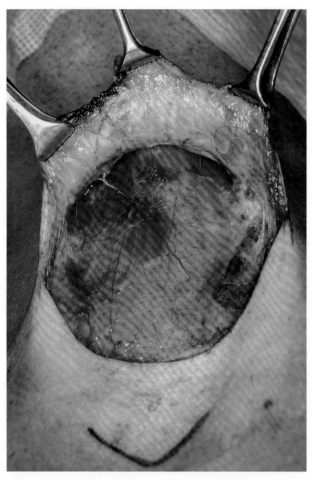 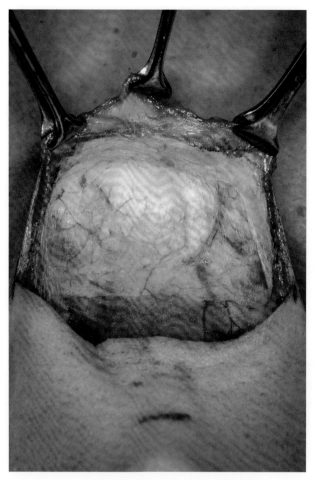

图 3.5　切口上方的颈阔肌皮瓣分离至甲状软骨水平　　图 3.6　下方的颈阔肌皮瓣分离至胸骨切迹及锁骨

状腺中静脉。喉返神经不会超过颈动脉浅面。在颈总动脉外后方刺激迷走神经，以确认神经回路完好无损、神经监测装置功能正常。

　　在甲状腺上极用 Allis 钳向外侧牵拉（图 3.12）。为使甲状腺上极血管远离环甲肌，术者可以用弯钳打开甲状腺上极内侧的无血管间隙（图 3.13）。甲状腺血管从环甲肌分离后，术者应检查上极是否存在喉上神经外支，这个分支有时候可以低至甲状腺上极。如果发现，将神经从甲状腺上极剥离。术者确信喉上神经外支得到保护后，就可以使用血管闭合器沿甲状腺包膜的最上部凝闭切割上极血管（图3.14）。

　　轻柔地牵拉甲状腺向内侧和右侧充分旋转（图 3.15）。获得视野后，术者可以识别颈动脉、

颈静脉和甲状腺下动脉，并开始探查左侧喉返神经和上、下甲状旁腺的位置。左侧的喉返神经位于气管食管沟内、紧邻甲状腺下动脉穿过甲状腺床并进入甲状腺被膜的尾侧。将神经完全暴露在这个区域。术中神经监测可根据需要辅助这一阶段的手术过程。一旦确定喉返神经，从尾侧到头侧，仔细解剖神经的浅面，同时分离神经浅面的组织。沿着喉返神经的走行继续分离组织并使其充分暴露。需要注意的是，喉返神经的血液供应是通过沿神经走行的血管实现的，并没有由外向内走行的血管。因此，神经的浅面可以解剖，神经腹侧的所有组织也可以用双极钳分离。甲状腺下动脉与喉返神经的位置关系可能变异，但通常情况下神经是位于动脉深方。将动脉从神经上剥离下来并保护，如果在动

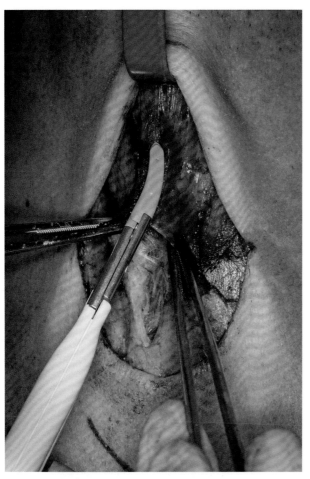

图 3.7　使用电刀或血管闭合器打开颈白线

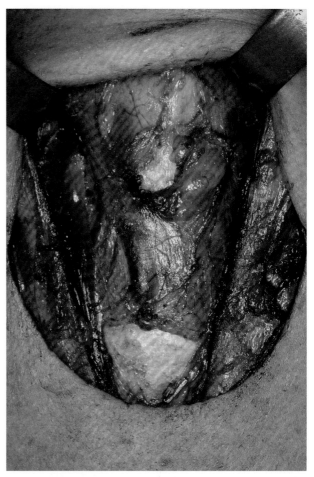

图 3.8　喉前间隙位于甲状腺峡部的上方，气管前间隙位于甲状腺峡部的下方

近心端切断，则甲状旁腺血供有断流的危险。至此术者可以确定上下甲状旁腺，并计划解剖最后部分。直视下看到喉返神经和甲状旁腺，用血管闭合器沿甲状腺被膜离断甲状腺下动脉（图 3.16）。随后进行被膜剥离，用夹子和双极电凝镊将上下甲状旁腺从甲状腺被膜上剥离，同时保留其原有的血供（图 3.17）。然后小心地切除 Berry 韧带处的甲状腺，使用血管夹和双极电凝镊平行于喉返神经分离，同时需保持神经在视野内（图 3.18）。如有必要，可通过在甲状腺实质上放置血管夹并使用双极电凝镊或血管闭合器切割甲状腺组织来进行近甲状

腺全切除术。切除的标本送病理检查。然后检查手术区域（图 3.19），鼓肺确认充分止血后，用无菌水冲洗术野。可根据需要在术腔放置局部止血剂。带状肌用 3-0 可吸收缝线间断缝合。注意缝合带状肌的下份留下一个约 1 cm 的开口作为"通气孔"，以便在发生颈部出血时使血液进入带状肌浅面减压（图 3.20）。用 3-0 可吸收缝线间断缝合关闭颈阔肌。真皮内注入 10 ml 0.25% 布比卡因。皮肤用 4-0 可吸收缝线在皮内连续缝合。在切口上水平放置免缝胶带（图 3.21）。患者在留观一段时间后可拔管并出院回家。

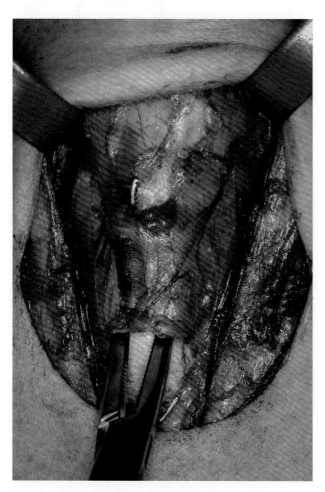

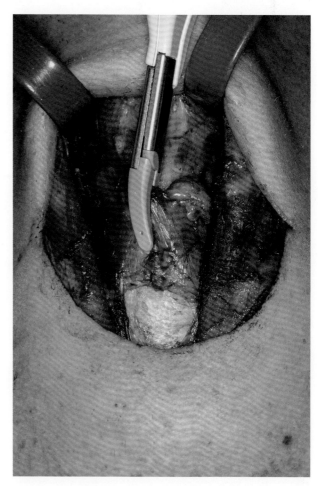

图 3.9　将甲状腺峡部与气管前壁钝性分离

图 3.10　用血管闭合器沿甲状腺峡部与对侧（右侧）甲状腺腺叶交界处切开

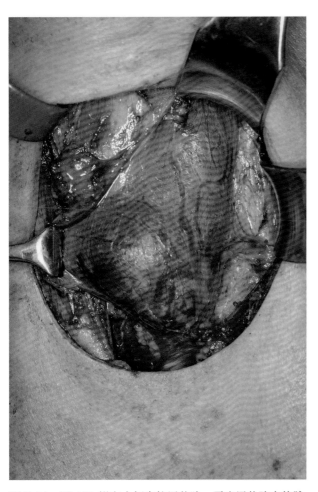

图 3.11　用 Allis 钳向内侧牵拉甲状腺，露出甲状腺中静脉

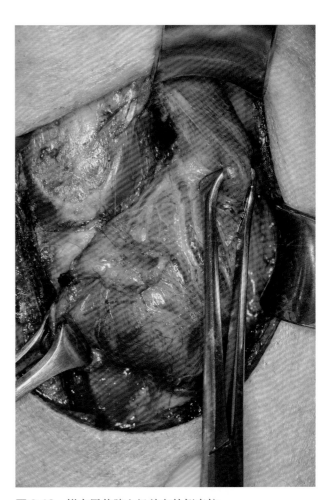

图 3.12　钳夹甲状腺上极并向外侧牵拉

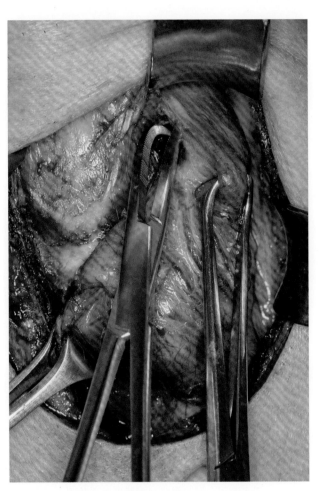

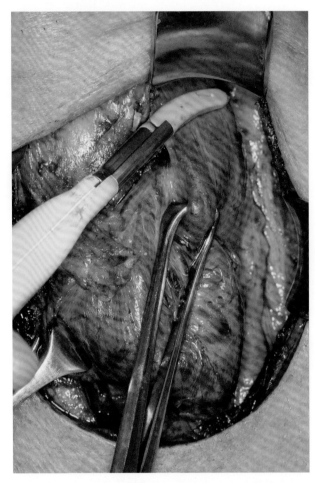

图 3.13 分离无血管间隙，注意保护喉上神经外支

图 3.14 用血管闭合器在甲状腺被膜的最上部凝闭切割上极血管

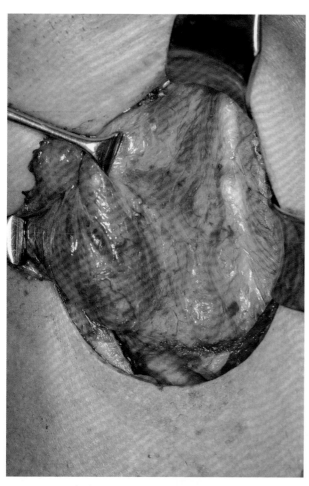

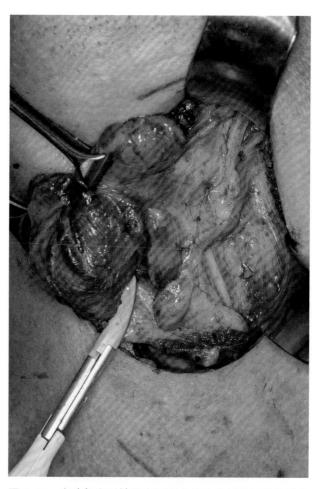

图 3.15　将甲状腺向内侧牵拉，显露颈动脉、颈内静脉、可能存在的甲状腺下动脉、上下甲状旁腺、喉返神经等区域

图 3.16　在确保喉返神经在视野内并注意保护甲状旁腺的基础上，用血管闭合器沿甲状腺被膜离断甲状腺下动脉

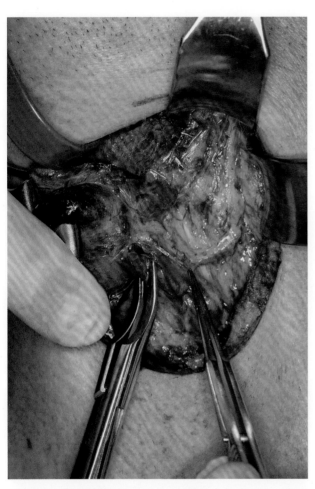

图 3.17　从甲状腺腺体上将上下甲状旁腺分离下来，同时注意保护其血供

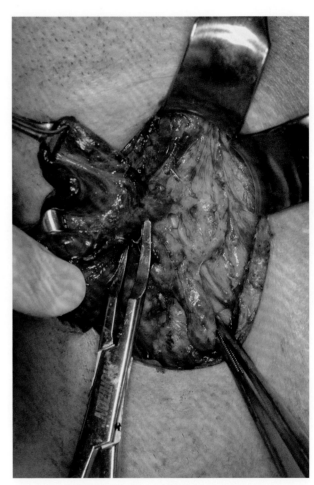

图 3.18　用血管夹和双极电凝镊平行于喉返神经操作，将甲状腺从气管上切下

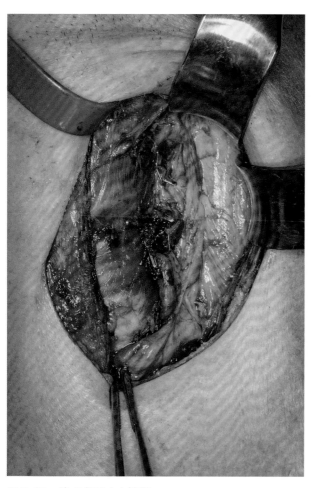

图 3.19　检查术区止血情况

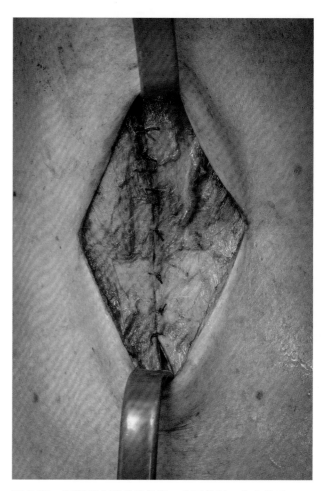

图 3.20　间断缝合颈前带状肌，在下份留一个小的开口

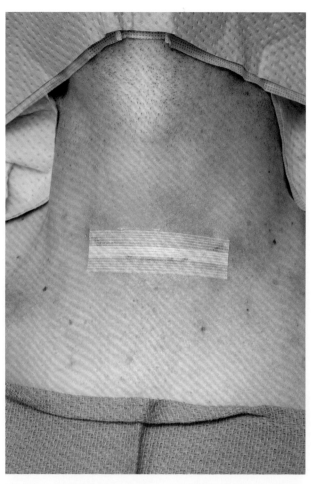

图 3.21 缝合颈阔肌和皮肤后，用免缝胶带覆盖手术部位

参考文献

［1］ Haugen BR, Alexander EK, Bible KC, Doherty GM, Mandel SJ, Nikiforov YE, et al. 2015 American Thyroid Association Management Guidelines for adult patients with thyroid nodules and differentiated thyroid cancer: the American Thyroid Association Guidelines Task Force on Thyroid Nodules and Differentiated Thyroid Cancer. Thyroid. 2016; 26(1): 1–133.

甲状腺左叶切除术

凯特琳·T. 约，艾德里安·哈维，贾尼斯·L. 帕西卡（Caitlin T. Yeo, Adrian Harvey, and Janice L. Pasieka）

4

病例概述

患者女，40岁，其甲状腺左叶可扪及一枚直径约3.6 cm的结节。该患者临床表现为正常甲状腺功能，促甲状腺激素（TSH）为1.6 mIU/L（正常范围：0.2~4.0 mIU/L）。超声检查可见一枚低回声结节。细针抽吸活检表现为以微滤泡状排列的轻度增大、非典型、重叠的滤泡细胞，这种情况被定义为可疑滤泡性肿瘤（Bethesda Ⅳ级）。经过与外科医生进行一番细致的沟通，患者同意行甲状腺左叶切除术，因为该情况有10%~40%的恶性肿瘤风险。

引言

甲状腺是对发育影响最大的内分泌器官，对胎儿大脑的发育尤为关键，它能够产生并释放甲状腺素（T4）和三碘甲状腺原氨酸（T3），从而调节全身的代谢过程[1,2]。甲状腺位于下颈部正中、气管前方，由左叶、右叶、峡部和锥状叶（系胚胎发育过程中的残余部分）共同组成（图4.1）[3]，邻近有甲状旁腺、喉返神经（RLN）和喉上神经外支（EBSLN）等结构，在解剖过程中务必小心保护这些结构。甲状腺腺叶切除术可用于诊断或治疗。对于反复行细针抽吸活检、镜下表现为意义不明确的滤泡性病变/细胞非典型病变（Bethesda Ⅲ级）和滤泡性肿瘤（Bethesda Ⅳ级）

的病例，由于其分别存在5%~18%和10%~40%的恶性风险[4]，可行甲状腺腺叶切除术进行诊断性治疗。而对于低危单灶可疑乳头状癌（Bethesda Ⅴ级）、已病理证实的乳头状癌（Bethesda Ⅵ级）、孤立性毒性结节、单侧胸骨后甲状腺结节或甲状腺肿，以及伴有临床压迫症状的病例，可行甲状腺腺叶切除术进行治疗。

手术步骤

甲状腺左叶切除术包括的几个关键步骤，将在下文概述。在行甲状腺腺叶切除术的同时，考虑到将来有可能行甲状腺全切除术也是很重要的，为了保证甲状腺全切除术更加安全，有几个步骤必须完成（表4.1，视频4.1）。

视频 4.1

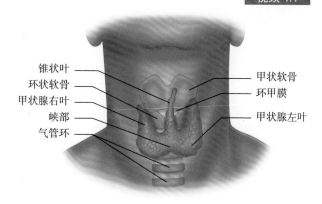

图 4.1　甲状腺解剖

表4.1　将甲状腺全切除术风险最小化的步骤

1. 保持手术入路一致，并在手术记录中记录甲状旁腺、喉上神经外支和喉返神经的状况

2. 在初次手术中即切除锥状叶和气管前淋巴组织，因为在二次手术中这个平面会瘢痕化而更难分离

3. 将甲状腺腺叶和峡部切除至跨过对侧带状肌边缘的位置，保证气管中线无甲状腺组织附着

4. 评估／确认甲状旁腺存活能力，移植血供欠佳的甲状旁腺腺体组织

5. 切勿探查对侧甲状腺腺叶，确保胸骨甲状肌覆盖于对侧甲状腺腺叶的表面

6. 在中线位置重新缝合两侧的胸骨甲状肌和胸骨舌骨肌

体位

手术时患者处于全身麻醉状态，双臂紧靠身体两侧以保护尺神经。在肩胛冈水平放置肩垫使颈部充分伸展，弯曲膝关节实现轻度的反向特伦德伦伯卧位（头高脚底仰卧位）可以降低静脉压。

暴露术区

颈部皮肤切口应设计在颈部正中、约锁骨上方两横指处，从一侧胸锁乳突肌（SCM）前缘延伸至对侧胸锁乳突肌前缘，出于美观考虑，最好沿皮肤自然皱褶处做切口（图4.2）。用手术刀锐性切开皮肤、皮下组织及颈阔肌，在颈阔肌皮瓣深面的无血管平面进行游离，向上达甲状软骨，向下达胸骨上切迹，两侧达胸锁乳突肌前缘（图4.3），切口内放置拉钩之类的器械以暴露术区。

在两侧带状肌之间的中线处切开，上达甲状软骨，下达胸骨上切迹，深达甲状腺腺体层面（图4.4）。将胸骨舌骨肌从胸骨甲状肌表面掀起至颈内静脉旁（图4.5）。甲状腺表面的胸骨甲状肌可以用来评估是否有癌侵犯，如有必要可行该肌肉的整块切除；如果胸骨甲状肌未被肿瘤侵犯，可以采用烧灼的方式将该肌肉从甲状腺腺体表面掀起。如果甲状腺腺体或结节非常大，可以将胸骨甲状肌切断以改善视野。随后即可发现甲状腺中静脉从颈动脉表面跨过（图4.6），将该静脉离断后予以结扎。

识别喉返神经

将甲状腺中静脉离断后，就应该辨认喉返神经。甲状腺下动脉走行进入甲状腺，它和气管侧壁共同形成一个夹角，喉返神经正好将该夹角均分，辨识这些解剖标志有利于寻找喉返神经（图4.7）。如果喉返神经未被找到，其受损的风险更大，因此，有必要寻找并识别喉返神经[5]。

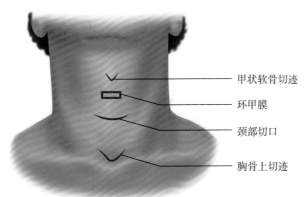

甲状软骨切迹
环甲膜
颈部切口
胸骨上切迹

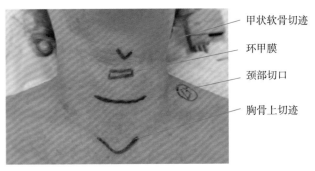

甲状软骨切迹
环甲膜
颈部切口
胸骨上切迹

图4.2　颈部切口及解剖标志

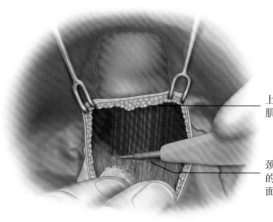
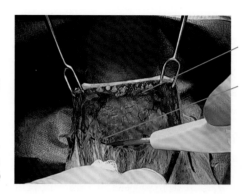

上方的颈阔
肌皮瓣

颈阔肌下方
的无血管平
面(虚线处)

上方的颈阔
肌皮瓣

颈阔肌下方
的无血管平
面(虚线处)

图 4.3　切口上方颈阔肌皮瓣的制备

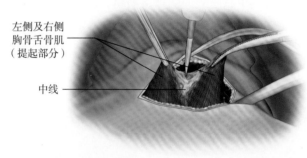
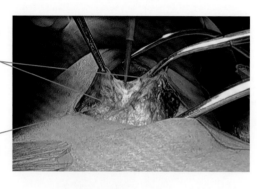

左侧及右侧
胸骨舌骨肌
(提起部分)

中线

左侧及右侧
胸骨舌骨肌
(提起部分)

中线(疏松的
白色组织)

图 4.4　沿中线分开带状肌

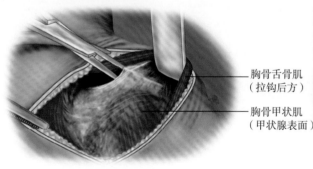

胸骨舌骨肌
(拉钩后方)

胸骨甲状肌
(甲状腺表面)

胸骨舌骨肌
(拉钩后方)

胸骨甲状肌
(甲状腺表面)

图 4.5　将胸骨舌骨肌与胸骨甲状肌分离

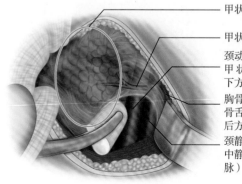
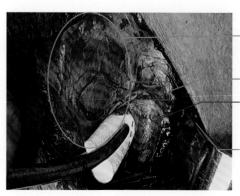

甲状腺左叶

甲状腺中静脉

颈动脉(走行于
甲 状 腺 中 静 脉
下方)

胸骨甲状肌及胸
骨舌骨肌(拉钩
后方)

颈静脉(甲状腺
中静脉汇入颈静
脉)

甲状腺左叶(绿
色圆圈)

甲状腺中静脉
(蓝色方框)

颈动脉走行于甲
状腺中静脉下方
(红色虚线方框)

胸骨甲状肌及胸
骨舌骨肌(拉钩
后方)

图 4.6　识别跨过颈动脉上方的甲状腺中静脉

识别和切除甲状腺锥状叶

在左右两侧胸骨舌骨肌的深面放置拉钩并向上牵拉，即可发现甲状腺锥状叶和位于两侧胸骨舌骨肌之间的气管（喉）前淋巴结组织，将它们钳夹并提起。将淋巴结组织与甲状舌骨肌分离，向头侧分离至舌骨。在舌骨水平夹住锥状叶，然后从气管软骨和环甲膜乃至环甲肌表面游离锥状叶和气管前淋巴结组织，小心不要损伤脆弱的环甲膜。锥状叶和气管（喉）前淋巴组织都应当纳入手术标本中（图4.8），如果将来需要完成甲状腺全切除术，则在初次手术中就应该将它们切除，这有利于改善二次手术的视野暴露。

分离甲状腺上极

识别并打开位于甲状腺上极与环甲肌之间的无血管间隙（图4.9），这有助于将甲状腺上极牵拉至术野中，同时也有助于识别喉上神经外支（因为该神经走行入环甲肌）。术中应主动寻找喉上神经外支，但与喉返神经不同的是，该神经容易识别。通过仔细解剖，术中有高达70%的可能性发现喉上神经外支。在上极血管进入甲状腺腺体处予以结扎有利于保护喉上神经外支，这一点在该神经未暴露时尤为重要（图4.10）[6]。

分离甲状腺表面的被覆筋膜，从而暴露其外侧缘（图4.11）。经被膜外入路（保持紧邻甲状腺被

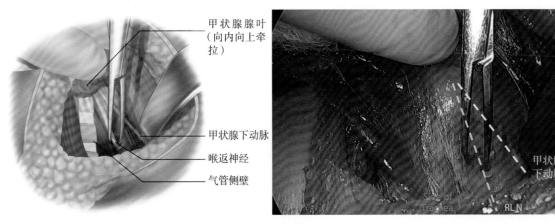

图4.7 喉返神经将甲状腺下动脉和气管侧壁形成的夹角均分为二

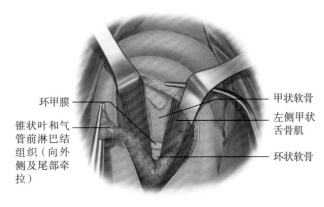

图4.8 解剖锥状叶及气管前淋巴结组织

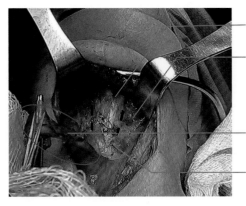

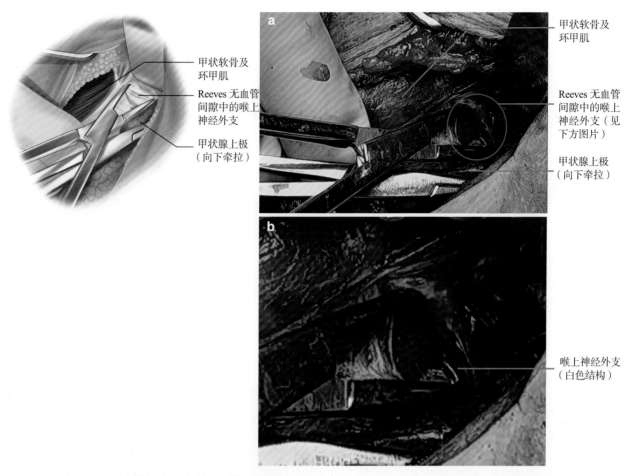

图 4.9　打开 Reeves 无血管间隙（a）并识别喉上神经（b）

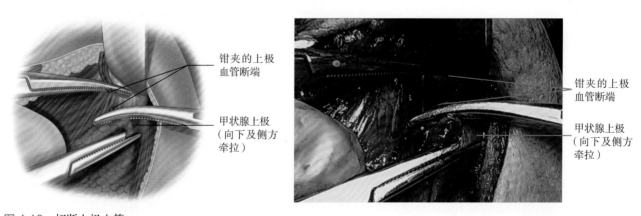

图 4.10　切断上极血管

膜外侧）游离甲状腺侧方腺体组织，这样更容易识别并保护包含于邻近脂肪垫中的甲状旁腺。典型的上位甲状旁腺位于甲状腺背侧、甲状腺下动脉进入腺体处上方约 1 cm 范围内（图 4.12）。

分离甲状腺下极

在游离甲状腺下极之前重新探查喉返神经至关重要。而沿甲状腺胸腺韧带仔细观察甲状腺下极

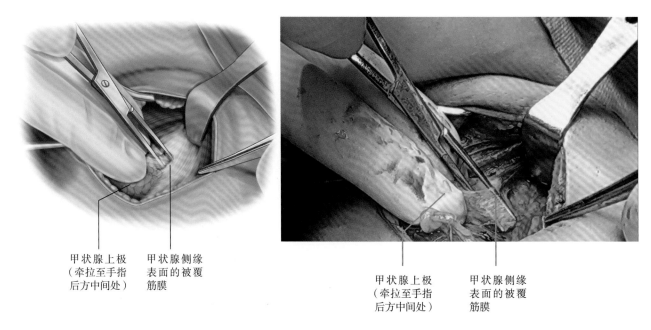

甲状腺上极　　　甲状腺侧缘
（牵拉至手指　　　表面的被覆
后方中间处）　　筋膜

甲状腺上极　　　甲状腺侧缘
（牵拉至手指　　　表面的被覆
后方中间处）　　筋膜

图 4.11　分离甲状腺上极周围的被覆筋膜

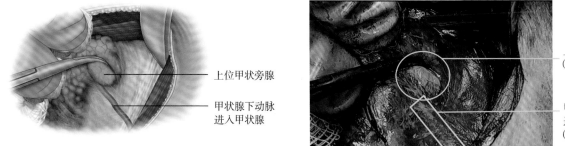

上位甲状旁腺

甲状腺下动脉
进入甲状腺

上位甲状旁腺
（黄色圆圈处）

甲状腺下动脉
进入甲状腺
（黄色方框处）

图 4.12　识别甲状旁腺，其位于甲状腺下动脉进入腺体处上方约 1 cm 范围内

时，经常可以发现下位甲状旁腺（图 4.13）。一旦辨认出上述结构，就可以安全地直接向下解剖至中线处气管表面并结扎下极血管。如果需要清扫气管前淋巴结，则需在胸骨上切迹水平处开始解剖。经被膜外入路离断进入甲状腺下极的血管可以保护下位甲状旁腺和喉返神经。

游离甲状腺至中线处

喉返神经在邻近进入环甲肌处与富血管的Berry 韧带相连，因而在该处受损风险最高。沿喉返神经浅面继续解剖分离，将跨过神经表面进

入甲状腺的甲状腺下动脉分支予以离断，仅有10%~20% 患者的喉返神经从甲状腺下动脉表面跨过。喉返神经时常可见分支，通常对声带的运动功能起重要作用的是其中间分支[7]。Berry 韧带内富含血管，需要采取双极电凝或结扎的方式对这些血管进行处理，由于该区域邻近喉返神经，故应尽量避免或谨慎使用单极电刀或其他能量器械。离断Berry 韧带后，可在气管前方遇到一个无血管平面（图 4.14）。将甲状腺腺叶及峡叶从气管表面游离掀起至对侧叶处。小心不要将对侧腺叶从气管表面掀起，因为这可能会损伤附着在上的对侧喉返神经。可使用各种方法在对侧带状肌水平离断甲状腺

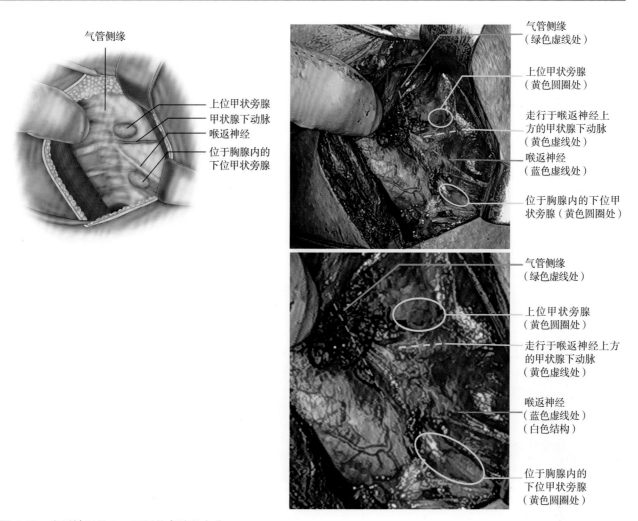

图 4.13 喉返神经及上、下甲状旁腺的定位

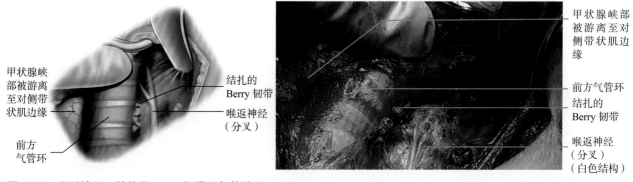

图 4.14 喉返神经、结扎的 Berry 韧带和气管前壁

左叶及峡部，例如使用先进的止血器械（超声刀等）或钳夹离断后采用连续锁边缝合的方式缝合腺体残端。

评估和移植甲状旁腺

切除甲状腺腺叶和峡部后，应检查甲状腺样本上是否存在失去血供的甲状旁腺。对上、下甲状旁腺进行评估以确保其存活非常重要。如果不能确定是否能原位存活，可用新的尖锐的手术刀片在甲状旁腺表面做一划痕以检查其动脉出血情况。如果甲状旁腺完全失去血供，就应该将其切除并移植。如果甲状旁腺的存活情况不确定，就将其一分为二，切除的一半进行移植，原位保留的一半应保证其连接于血管蒂。甲状旁腺移植前需要将其乳化成匀浆状态。笔者更习惯用尖锐而弯曲的虹膜剪刀在一块纱布上进行操作（图4.15）。用装有生理盐水的注

射器抽吸乳化后的甲状旁腺组织（图4.16）并将其注入胸锁乳突肌（图4.17）。用额外的0.5 ml生理盐水冲洗针头后注入肌肉，以确保注射器中无甲状旁腺组织残留。注射甲状旁腺组织前需要回抽注射器以确保其不在颈静脉内。在手术记录中准确记录甲状旁腺的情况是很重要的。

关闭切口

关闭切口前需要充分止血，升高静脉压（例如

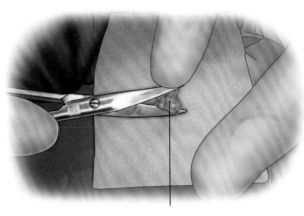

甲状旁腺组织

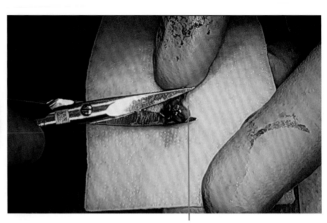

甲状旁腺组织

图 4.15　乳化甲状旁腺

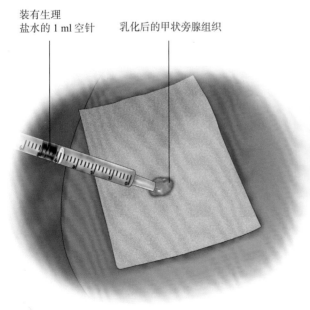

装有生理
盐水的1 ml空针　乳化后的甲状旁腺组织

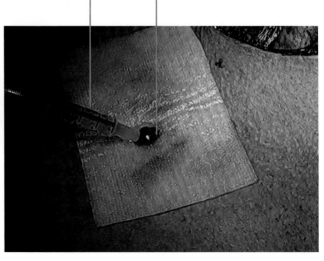

装有生理
盐水的1 ml空针　乳化后的甲状旁腺组织

图 4.16　准备移植甲状旁腺

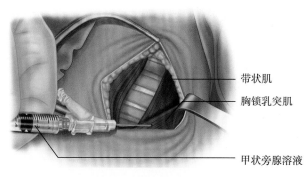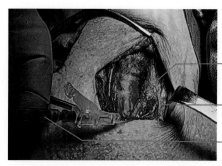

带状肌
胸锁乳突肌
甲状旁腺溶液

带状肌
胸锁乳突肌（虚线示肌肉中段边缘）
甲状旁腺溶液（空针注入胸锁乳突肌）

图 4.17　将甲状旁腺注入胸锁乳突肌

通过 Valsalva 动作）或用灭菌水冲洗创面有助于识别存在出血风险的小血管[8]。在中线位置分别将两侧的带状肌大致缝合，下方保留一个小的缝隙，采用间断缝合的方式将两侧颈阔肌缝合，可采用可吸收性缝线皮内连续缝合和（或）使用皮肤黏合剂。

技巧和易错点

相比于较短的切口通过牵拉完成手术，在皮肤皱褶中做一个稍长的切口能取得更好的美容效果并降低手术难度。另外，在切口两侧翻出宽阔的皮瓣有利于改善术野暴露并降低手术难度。

在手术开始时就将锥状叶识别并纳入手术范围，有利于更好地抓取组织和清扫气管前淋巴结，并且不容易将锥状叶遗忘。

采用被膜外入路紧贴甲状腺进行分离有利于保护关键的解剖结构（如甲状旁腺、喉返神经、喉上神经外支）。小心勿轻易损伤脂肪垫，因为甲状旁腺时常位于其中。仔细止血，防止血液对组织染色，这也有利于识别甲状旁腺。

识别和保护喉返神经是防止其损伤的关键。偶尔有必要在紧邻喉返神经处行甲状腺腺叶近全切除（遗留一小撮甲状腺组织），这有利于防止损伤喉返神经和（或）保护上位甲状旁腺。在靠近神经处使用止血夹可能会妨碍缝合结扎来源于 Berry 韧带的出血点，或使术后影像失真，因此在该区域应慎用止血夹。

循环放大目标（使用放大镜或手术显微镜等）有助于识别关键结构。

参考文献

[1] Stathatos N. Thyroid physiology. Med Clin. 2012; 96(2): 165–73.

[2] Kester MH, Martinez de Mena R, Obregon MJ, Marinkovic D, Howatson A, Visser TJ, Hume R, Morreale de Escobar G. Iodothyronine levels in the human developing brain: major regulatory roles of iodothyronine deiodinases in different areas. J Clin Endocrinol Metab. 2004; 89(7): 3117–28.

[3] Braun EM, Windisch G, Wolf G, Hausleitner L, Anderhuber F. The pyramidal lobe: clinical anatomy and its importance in thyroid surgery. Surg Radiol Anat. 2007; 29(1): 21–7.

[4] Patel KN, Yip L, Lubitz CC, Grubbs EG, Miller BS, Shen W, Angelos P, Chen H, Doherty GM, Fahey TJ III, Kebebew E. The American Association of Endocrine Surgeons Guidelines for the defnitive surgical management of thyroid disease in adults. Ann Surg. 2020; 271(3): e21–93.

[5] Hisham AN, Lukman MR. Recurrent laryngeal nerve in thyroid surgery: a critical appraisal. NZ J Surg. 2002; 72(12): 887–9.

[6] Potenza AS, Araujo Filho VJ, Cernea CR. Injury of the external branch of the superior laryngeal nerve in thyroid surgery. Gland Surg. 2017; 6(5): 552.

[7] Makay O, Icoz G, Yilmaz M, Akyildiz M, Yetkin E. The recurrent laryngeal nerve and the inferior thyroid artery—anatomical variations during surgery. Langenbeck Arch Surg. 2008; 393(5): 681–5.

[8] Edafe O, Cochrane E, Balasubramanian SP. Reoperation for bleeding after thyroid and parathyroid surgery: incidence, risk factors, prevention, and management. World J Surg. 2020; 44(4): 1156–62.

甲状腺全切除术

5

乌贾斯·S.沙阿，克里斯蒂娜·J.尼科尔森，莎莉·E.卡蒂
（Ujas S. Shah, Kristina J. Nicholson, and Sally E. Carty）

引言

对单发性的甲状腺结节行病理检查显示为恶性肿瘤且分子检测呈阳性，是甲状腺全切除术的适应证[1,2]。接下来介绍该手术的步骤、潜在风险，以及围手术期护理的重点。

患者取仰卧位，使得头部充分后仰。做颈部横切口，切开颈阔肌。分离颈阔肌皮瓣，使得颈前正中切口充分暴露。分离颈前带状肌，暴露甲状腺腺体。结扎甲状腺相关血管，原位保留甲状旁腺。识别并显露喉返神经，避免电灼伤或其他损伤。随着解剖的进行，在喉返神经入喉点附近结扎 Berry 韧带，然后将甲状腺从气管上分离。同法切除对侧腺体。逐层关闭伤口前必须仔细进行止血。

术前常规筛查是否存在原发性甲状旁腺功能亢进症，如果有，需术前补充维生素 D。我们通常不使用术中神经监测，但是对于声带评估有其他几种方式。在术后，颈部出血迹象监测和预防低钙血症非常重要。

病例介绍

患者是一名健康的 32 岁男性，超声提示甲状腺右叶结节 1.7 cm，无颈部淋巴结肿大，TI-RADS 5，细针穿刺活检提示甲状腺乳头状癌。经过临床机构试验的知情同意，他接受了 ThyroSeq® 版本 3 的分子检测，来确定初始甲状腺切除术范围。如果分子检测结果为 BRAF V600E 突变阳性，则行甲状腺全切除术。

手术步骤

患者仰卧位，经气管插管诱导麻醉，肩下方垫置折叠床单，用改进的沙滩椅式手术床来更好地暴露颈前区。应注意确保患者没有颈椎间盘疾病的特征和病史。在皮肤准备和消毒铺巾后，沿颈纹处做短的横切口，理想情况下是在环状软骨下方 1~2 cm 处，使用同心横向切口标记，以防切口需要扩大。这里，切口长为 4.8 cm。使用 0.5% 布比卡因加 1∶200 000 肾上腺素沿切口行局部浸润麻醉，形成皮丘，用 15 号刀片的手术刀切开皮肤，电刀切开皮下组织，分离颈阔肌，注意保留颈前静脉。采用钝性剥离和电凝止血来分离，并用皮肤拉钩抬高颈阔肌皮瓣：这一步有利于术后美观（图 5.1~5.3）。

切开颈白线，向上至甲状软骨，向下至胸骨切迹，放置自动牵开器牵开，从有癌灶的一侧开始解剖，所以这个案例是从右侧开始，当然并不是所有情况下都这样做。将甲状腺腺叶与其表面的带状肌分离时，必须小心使用解剖器械（直角钳）以免电切电凝造成同侧喉返神经（RLN）热损伤。在条件允许的情况下，侧方清扫应沿着侧方带状肌的走行进行，来确保周围的淋巴

组织与甲状腺标本保持一致，这被称为"开箱"（图 5.4、5.5）。

在初次暴露腺叶的过程中，手动 Richardson 拉钩放置在侧面，两把组织钳平行夹住腺体，使腺体向内侧旋转，同时避免损伤甲状腺包膜，而且手术床要轻微倾斜，以更好地将术野暴露在无影灯下（即手术台轻微转向对侧腺体），正如本视频后面所看到的，助手用手向内侧压迫腺体的同时，用非优势手逐渐将腺叶外翻，这有助于改善视野和止血（图 5.6、5.7，视频 5.1）。

视频 5.1

一般而言，随着解剖的进行，腺叶的血供被依次游离并结扎，喉返神经则被清楚地识别和显露，同侧的甲状旁腺被识别并原位保留。但是，甲状腺腺叶的特殊解剖结构在很大程度上决定了接下来这些步骤的顺序和实施，因此可能存在很大的差异。通常情况下，如图所示，特殊的解剖结构提示在早期结扎甲状腺中静脉使用 4-0 的可吸收缝线。甲状腺上下血管也是早期结扎分离的目标。在解剖过程中，解剖较少量的组织，有助于外科医生确定钳夹是否安全。在 RLN 周围的 1 cm 内最好不要使用电刀或能量器械，我们不使用这些能量器械是担心出血和医源性损伤，并且我们还发现使用这些并不能节省时间。我们的甲状腺腺叶切除术的平均手术时间约为 45 分钟

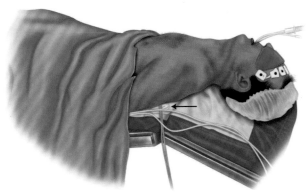
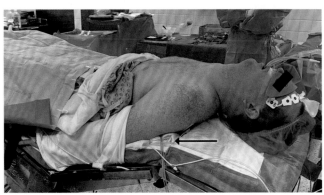

图 5.1 改进式沙滩椅式的手术床，折叠的床单作为肩垫（箭头），使颈部充分后仰

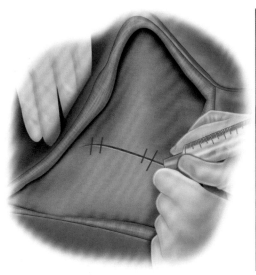
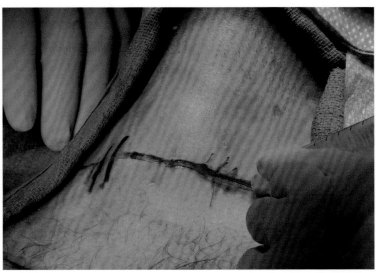

图 5.2 皮下局部浸润麻醉

（图 5.8、5.9）。

这名患者正常的右下甲状旁腺在周围的脂肪内被发现并被保留下来，同时用钛夹标记。他的甲状腺上极也向颅侧延伸，接近下颌角的位置。喉上神经外支的保留通常是通过切断甲状腺上极前表面的血管束［和（或）其分支］来完成的。喉上神经外支的损伤率约低于 4%。该患者还有一个突出的 Zuckerkandl 结节，在保证安全的情况下必须完整切除。此处，用手指将小结节向内侧推动

（图 5.10、5.11）。

我们能清楚地看到同侧两个正常的甲状旁腺被保留下来并且存活，但与周围的脂肪和淋巴结在颜色和质地上有细微差别。一个正常的甲状旁腺重 20~50 mg。一般来说，胚胎期的下极腺体更靠前，通常在颈部胸腺顶端附近，而上极甲状旁腺则位于更深的平面，通常在气管食管沟或其附近。不管出于何种原因，正常的甲状旁腺出现缺血表现，应及时将其摘下，使用无菌刀片切成 1 mm 厚的碎

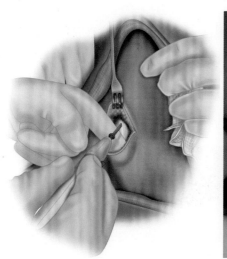
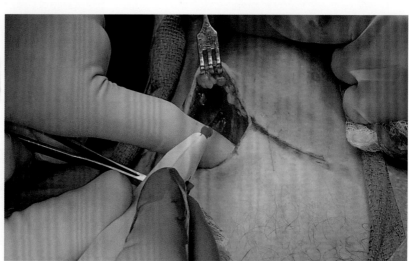

图 5.3 使用钝性解剖和电刀相结合的方法向上翻开颈阔肌皮瓣

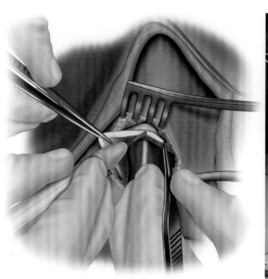
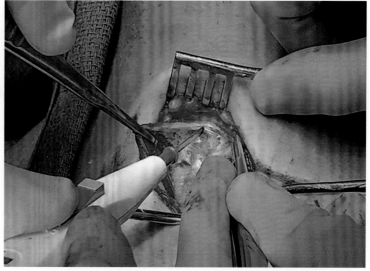

图 5.4 打开中线至甲状软骨上方

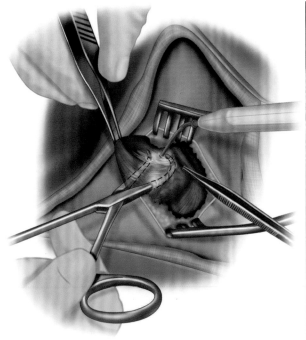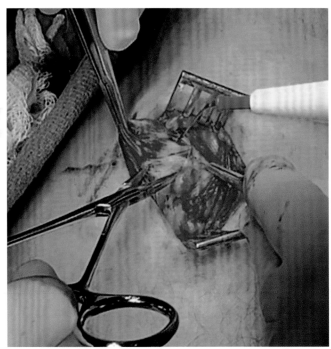

图 5.5　解剖右侧胸骨甲状肌暴露甲状腺

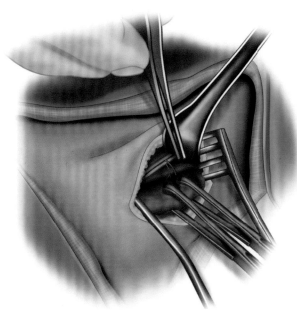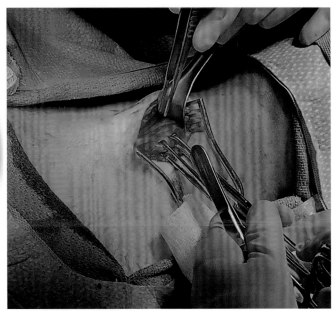

图 5.6　暴露右侧甲状腺腺叶，带状肌向外侧，甲状腺腺叶向内侧，手术台向左倾斜

组织，取一小片碎组织行术中冰冻确认是否为甲状旁腺，其余则植入同侧带状肌或胸锁乳突肌，并用不可吸收缝线标记该部位。在这个案例中，这样做的可能性低于 5%。在这个手术中，行甲状腺全切除术出现永久性甲状旁腺功能减退的可能性约为

1/300（图 5.12~5.15）。

随着解剖的进行，通过追踪 RLN 从胸腔入口附近进入喉部 Berry 韧带的走行，可以对 RLN 进行无创保留。在这里，我们可以看到该神经有前后支。研究表明，具有运动功能的是前支。因此，当

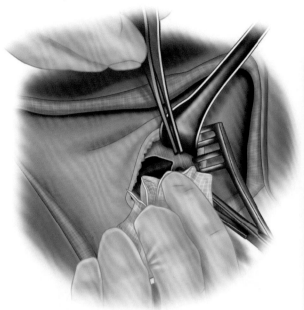

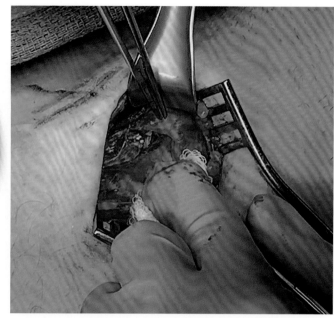

图 5.7 用手压迫右侧甲状腺腺叶并向外翻

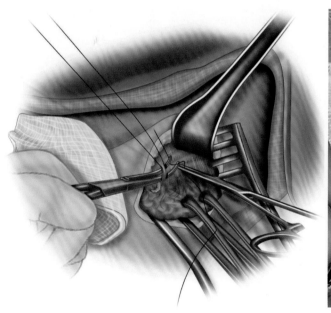

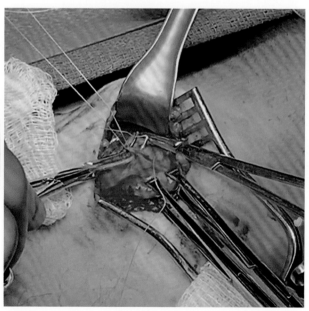

图 5.8 缝线结扎甲状腺中静脉

有分支时必须完整保留这两个分支。分离 Berry 韧带时，钳子朝向尾侧来避开环甲膜，并且与喉返神经走行保持平行。结扎时为了精准起见，通常锐性分离 Berry 韧带（图 5.16~5.18）。

　　然后从无血管的平面将甲状腺峡部从气管上剥离。如果存在锥状叶（通常是双叶，甚至是三叶），切除峡部的同时，一并切除；锥状叶通常有成对的血管蒂，应当单独处理。一旦操作远离 RLN，就可以重新使用电切。对靠近甲状腺峡部的血管进行分离结扎。如果行甲状腺腺叶切除术，那

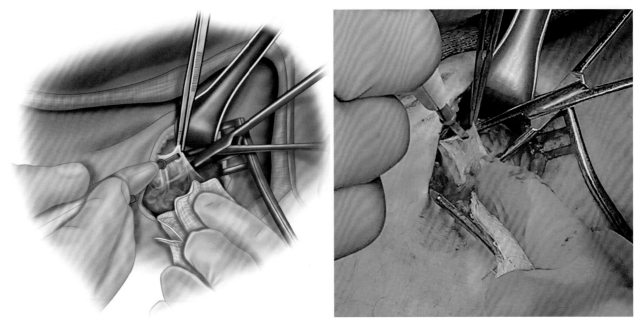

图 5.9 用大开口的解剖器械分离并电切侧面组织，避免周围结构受到热损伤

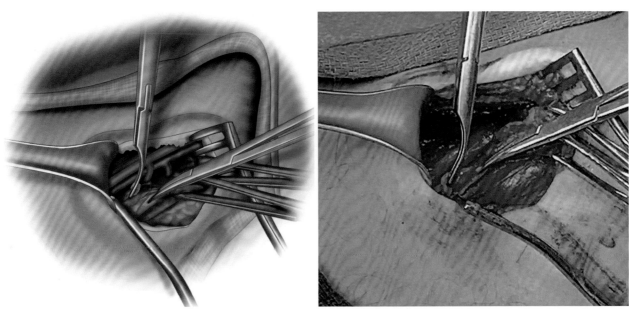

图 5.10 用钛夹标记右下甲状旁腺

么峡部和对侧甲状腺腺叶的交界处代表手术切缘，横断后应进行缝合，此时，回顾已显露的结构，可以看到上下甲状旁腺、喉返神经，以及下极附近的甲状腺癌肿（图 5.19~5.22）。

对于甲状腺全切除术，接下来我们要把注意力转向对侧腺叶，采用同样的步骤来暴露、分离和切

除它。在该患者的左侧，有一个很微小但经常存在的血管束（在此成为"厄运之脉"）将喉返神经和Berry 韧带连在一起，需要进行精细的解剖分离以保护神经（图 5.23~5.25）。

当标本被切除后，必须对其进行检查，评估是否有附着的甲状旁腺，然后进行病理学检查。在所

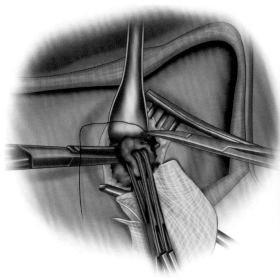
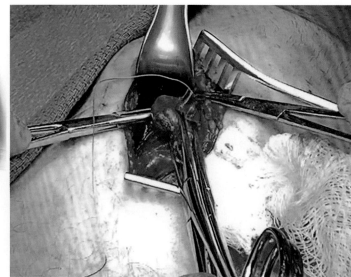

图 5.11　一并切除 Zuckerkandl 结节与甲状腺腺叶

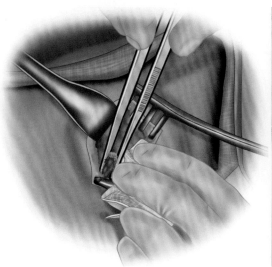
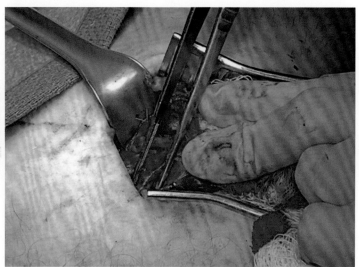

图 5.12　确定右下甲状旁腺

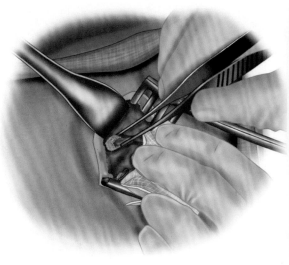
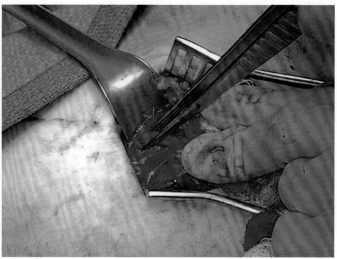

图 5.13　确定右上甲状旁腺

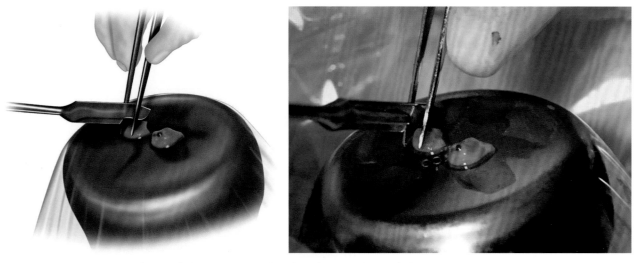

图 5.14　一枚取下的甲状旁腺，其中一小块切片送术中病理确认是否为甲状旁腺

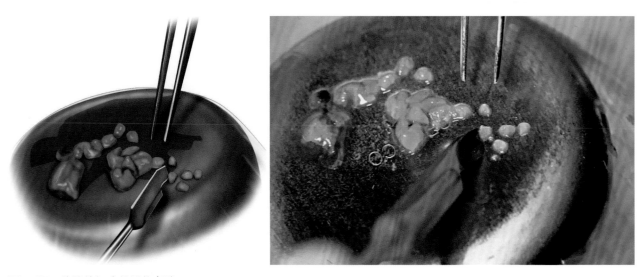

图 5.15　移植前切碎的甲状旁腺

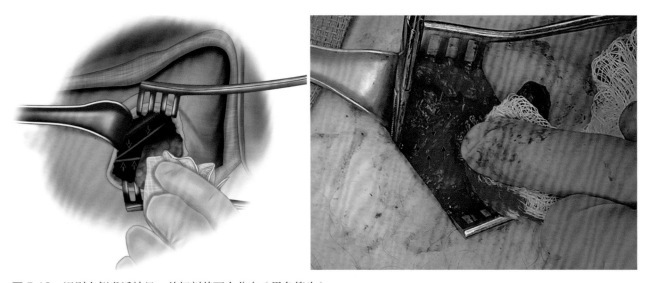

图 5.16　识别右侧喉返神经，并解剖其两个分支（黑色箭头）

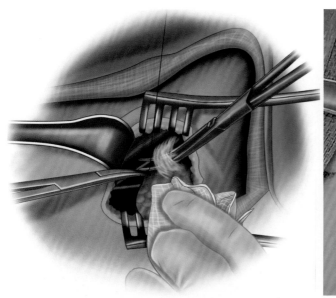
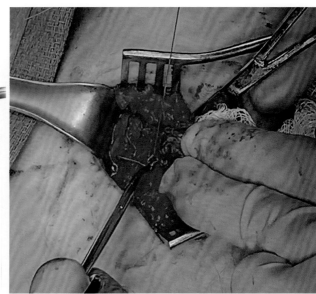

图 5.17　解剖 Berry 韧带（与喉返神经内侧保持平行）

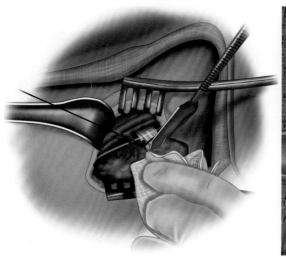
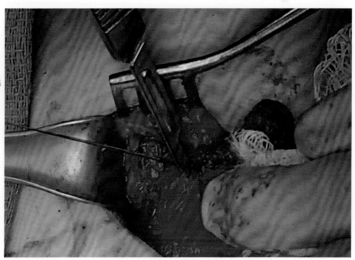

图 5.18　Berry 韧带的锐性分离

有的解剖层面，都要反复地检查有无渗血，并仔细止血。止血剂不作为常规使用。分三层缝合，用 3-0 可吸收线缝合中线，3-0 可吸收线间断内翻缝合颈阔肌，5-0 可吸收单线缝合皮肤。由于在手术过程中，切口通常会被拉大，因此，在手术结束时切口往往会变大，现在这个切口长为 5.5 cm。然后我们在切口上贴上伤口密封条或局部皮肤黏合剂（图 5.26~5.30）。

在这个大型的甲状腺中心，我们常规筛查原发

性甲状旁腺功能亢进症，该并发症的发生率大约 5%，这极大地改变了手术范围。该患者术前钙、甲状旁腺激素（PTH）和维生素 D 水平正常，维生素 D 缺乏在某些地区很常见，术前常规补充维生素 D，可大大降低术后低钙血症和皮肤感觉异常的可能性和严重程度。这个案例也没有在初始手术中使用常规术中神经监测，因为多项研究未能证明其益处，但是，对于高危患者和再次手术的患者会选择使用。本手术对经外科医生评估声带功能正常

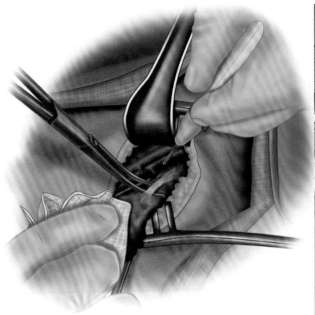
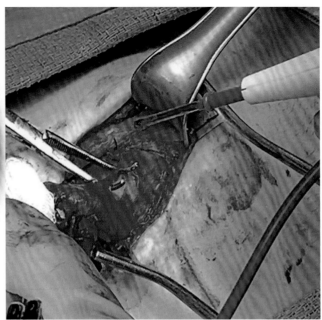

图 5.19 锥状叶的解剖

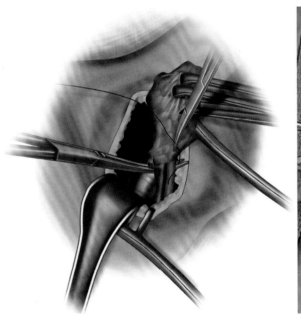
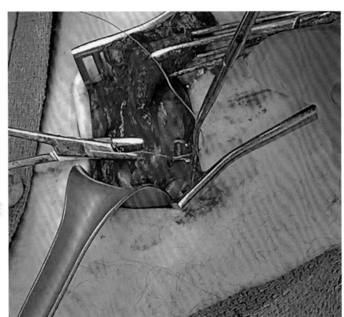

图 5.20 在气管前表面结扎甲状腺下血管

的初次手术患者不使用直接喉镜，外科团队多采用声带超声检测（VCUS）作为筛查工具，而所有再次手术的患者，术前均需行喉镜检查。如果术后 VCUS 异常，患者将会转到喉科进行评估和管理，并立即进行相关处理，包括使用尼莫地平，这种药物可以增加声带恢复的可能性，并且缩短恢复

时间。在这类手术中，永久性声带麻痹的发生率低于 1%。

手术后，行甲状腺腺叶切除的患者至少在医院监测 6 个小时，而行甲状腺全切除术的患者则应在医院监测 12 小时以上。外科医生在术后 6 小时会进行初步评估，必须评估颈部血肿是否需要手术处

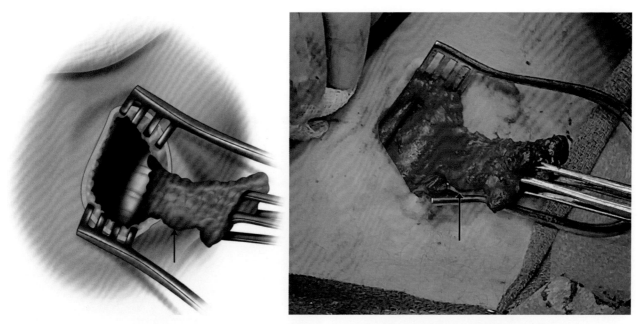

图 5.21　沿气管前表面进行解剖，至甲状腺峡部和甲状腺左叶交界处，在右叶的下端可以看到癌结节（箭头）

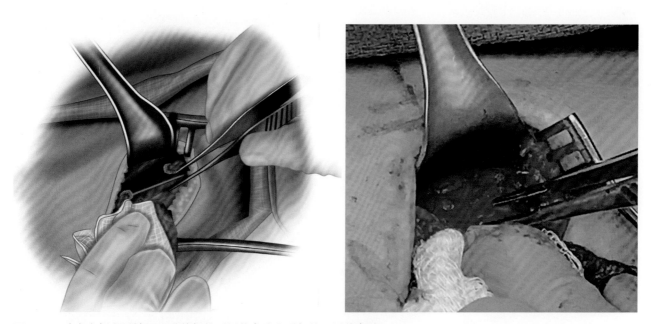

图 5.22　确定右侧喉返神经以及前部的下甲状旁腺和后部的上甲状旁腺

理。术后颈部血肿的发生率大约 1/300。行甲状腺切除术，术前不常规使用抗生素，其伤口感染率低于 1%。行甲状腺腺叶切除术后患者不需要进行实验室相关检查，也不需要口服补充钙剂。而行甲状腺全切除术，需要行晨起血钙水平检查，并且经验性地嘱患者口服 2 mg 碳酸钙，每天两次。如果患者有低血钙症状或晨起血钙水平异常低下，则将频次增加到每天 3 次。所有患者都会有一份标准的术后指导，包括术后预期、伤口护理、活动限制和紧急联系电话。

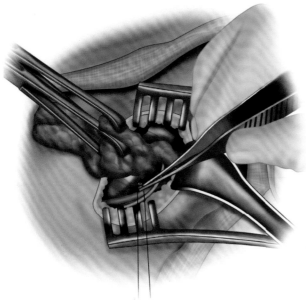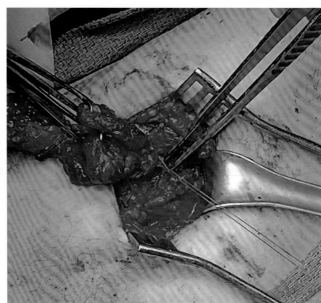

图 5.23　在喉返神经入喉处仔细结扎左侧的"厄运之脉"

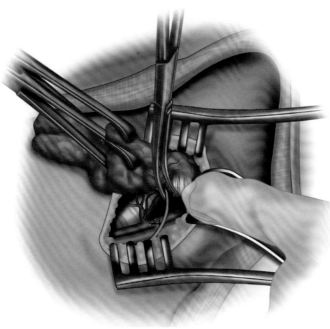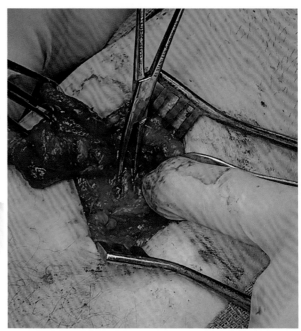

图 5.24　确认左侧喉返神经

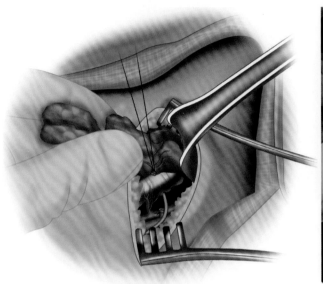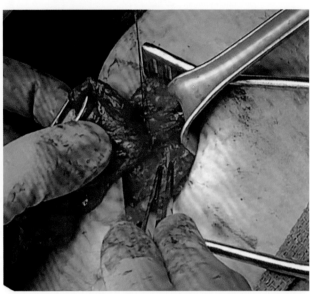

图 5.25　保护喉返神经的同时结扎 Berry 韧带

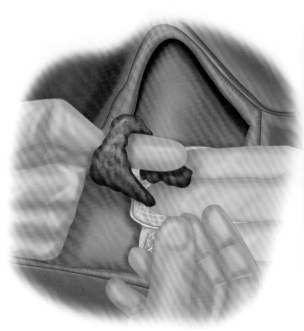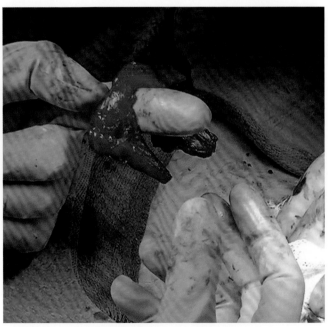

图 5.26　检查切除的甲状腺是否有附着的甲状旁腺，这里未发现

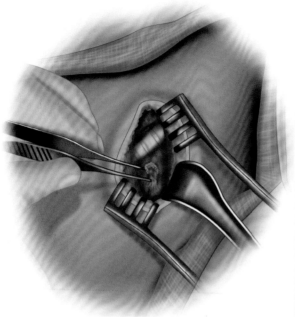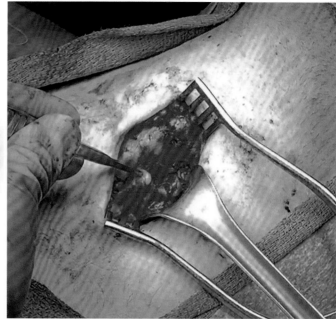

图 5.27　检查止血，确定左下甲状旁腺存活

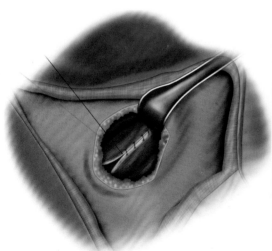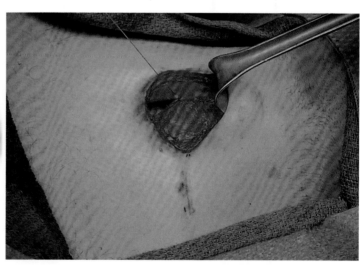

图 5.28　用可吸收线缝合中线

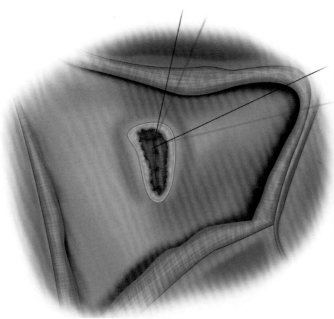
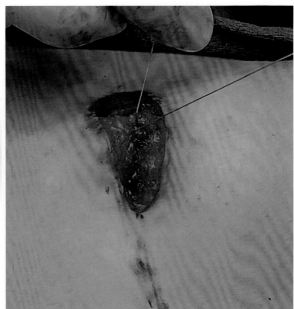

图 5.29 间断内翻缝合颈阔肌

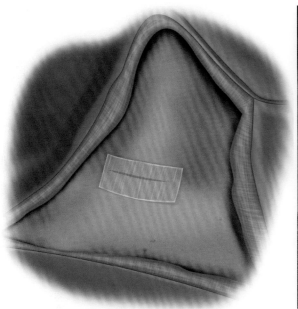
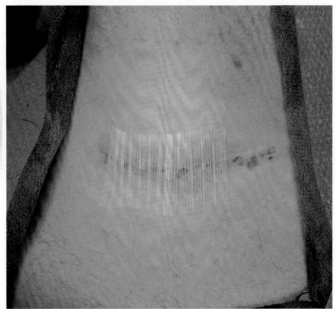

图 5.30 使用伤口密封条封闭的伤口

参考文献

[1] Patel KN, Yip L, Lubitz CC, Grubbs EG, Miller BS, Shen W, et al. The American Association of Endocrine Surgeons guidelines for the definitive surgical management of thyroid disease in adults. Ann Surg. 2020; 271(3): e21-93.

[2] Wang T, Lyden M, Sosa JA. Thyroidectomy. In: Chen W, editor. UpToDate. Waltham: UpToDate. Accessed 22 Dec 2020.

治疗胸骨后甲状腺肿的甲状腺全切除术 6

班宗·M. 达依，梅勒妮·L. 莱登（Benzon M. Dy and Melanie L. Lyden）

引言

因甲状腺结节性肿大导致呼吸急促、吞咽困难或声音嘶哑时，切除甲状腺是首选治疗方法。其他症状可能包括癔球症和不良的外观。甲状腺可能会有可疑癌变的增大结节或者无法通过超声和细针抽吸（FNA）活检评估的结节。对于胸骨后肿块较大的患者，抬臂等动作可能会导致胸腔入口和静脉引流的压迫，又称为彭伯顿（Pemberton）征，其会导致面部充血和多血症[1]。虽然诸如射频消融等新技术可以帮助控制甲状腺肿大，但治疗后无法检查组织，且胸骨后的部分可能难以处理[2]。放射性碘治疗也可用于控制甲状腺增长或缩小肿大的甲状腺，但治疗的初始阶段可能会引起甲状腺肿胀，导致症状增加。且甲状腺整体大小平均只下降约20%，可能不足以治疗弥漫性甲状腺肿大。

甲状腺切除术前需考虑多个重要因素。在美国，碘盐补充剂易于获得，因此碘缺乏症较为罕见，不过缺碘地区也会出现甲状腺肿大患者。全面的病史和体检对于评估恶性风险至关重要，辐射暴露、家族史和症状持续时间等都是需要考虑的重要因素。甲状腺快速生长可能是由于罕见疾病如间变型甲状腺癌或甲状腺内自发性出血所致，进行细针穿刺活检或间变性病变的核心穿刺活检可帮助排除侵袭性恶性肿瘤。术前影像学检查包括超声和横断面影像学检查，如 CT 可显示甲状腺的生长程度，并确定应在手术切除之前评估的任何可疑结节或腺

病[3,4]。此外，使用 CT 扫描识别甲状腺延伸的范围对胸骨切开手术很有助益，尤其是当甲状腺延伸到无名血管以下时。

手术步骤

一位 57 岁的非裔美国女性患者前往内分泌医生处就诊，她因甲状腺肿大已进行了两年的定期超声检查和甲状腺结节的良性穿刺活检。患者提及近期甲状腺肿大加剧，伴有吞咽困难和间歇性劳累性气短症状（图 6.1）。无甲状腺癌的家族或个人病史，病史和生化评估显示甲状腺功能正常，无需甲状腺激素补充治疗。超声检查显示甲状腺弥漫性肿大，并向锁骨下两侧延伸（图 6.2）。CT 扫描显示右侧甲状腺腺叶最大直径为 8 cm，左侧甲状腺腺叶最大直径为 7 cm，颈下延伸至无名血管，但气管无明显狭窄，分叉处正常（图 6.3）。

气管插管全麻下，患者以沙滩椅体位（反特伦德伦伯格卧位）仰卧，屈髋屈膝伸颈（图 6.4）。头部适当垫垫子以确保患者在手术台上舒适且不处于悬挂状态。患者双臂靠近身体，适当垫垫子以便医生和助手可紧挨着患者站立。标准操作是使用集成于气管插管中的 Medtronic NIMS 系统进行喉返神经信号监测，作为神经解剖可视化的辅助手段（图 6.5）。通常情况下，麻醉师会使用纤维支气管镜以确保手术时气管插管的位置正确。

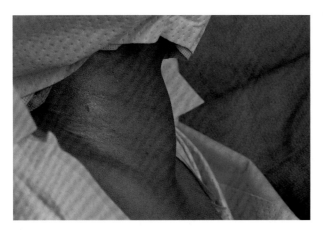

图6.1 颈部明显变粗，显示患者甲状腺肿大，胸骨下部分在肉眼检查中不明显

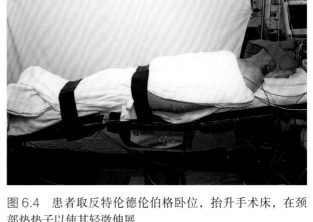

图6.4 患者取反特伦德伦伯格卧位，抬升手术床，在颈部垫垫子以使其轻微伸展

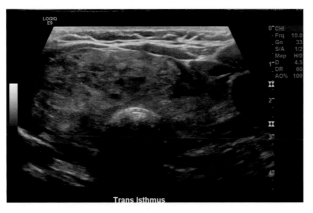

图6.2 超声图像显示甲状腺弥漫性双侧肿大，超声成像无法显示甲状腺向胸腔口延伸的部分

在环状软骨下方一指宽处行Kocher手法，并向内侧尽量延伸至两端胸锁乳突肌的位置（图6.6）。将上下颈阔肌皮瓣分别向上分离至甲状软骨，向下分离至锁骨（图6.7）。随后在无血供的中线处分离颈部带状肌并向外牵拉（图6.8）。对于甲状腺颈部组织较大的患者，可以切开胸骨舌骨肌以扩大甲状腺的暴露区域（图6.9）。切断甲状腺上极使甲状腺可向内旋转并结扎甲状腺上极血管（图6.10）。要确保尾部分离一直进行到锁骨间韧带，以暴露纵隔并帮助将甲状腺移入颈部（图6.11）。通常情况下，在切除甲状腺的过程中，钝性分离有助于甲状腺在颈内移动，也可以使用Kocher钳在甲状腺上方轻轻向上牵拉甲状腺。甲状腺进入颈部后需注意保护喉返神经和甲状旁腺（图6.12）。如果甲状旁腺及其血管由于甲状腺肥大出现错位，则可能需要行自体移植手术。

术后对甲状腺进行检查以确认甲状腺腺体完全切除，并确保标本与术前成像一致，避免甲状腺剩余部分留于胸骨下间隙中（图6.13）。

使用皮下可吸收缝线和皮下4-0可吸收缝线常规闭合颈部切口（图6.14）。大多数情况下，术后不需要放置引流管。然而，术后体内可能存在较大的皮下空间，放置引流管可避免积液并免去乳糜管破裂的担忧。

术后患者留院观察一晚，以监测是否有出血、

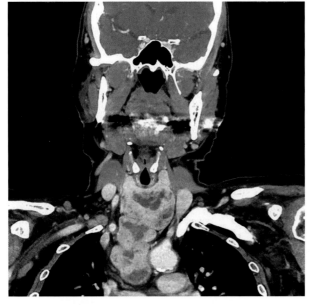

图6.3 冠状切面显示患者有大量胸骨下腺体肿大并累及双侧叶，且无名血管的胸骨下部分出现位移

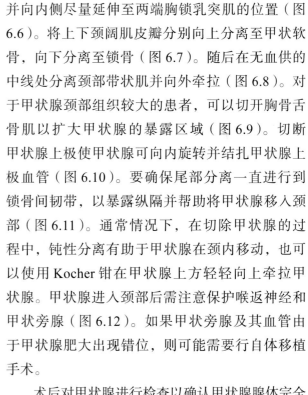

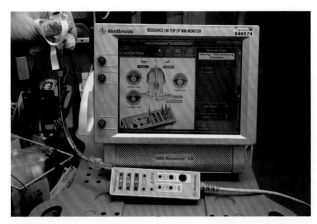

图 6.5 NIMS 气管插管和监测器术中即时反馈喉返神经信号，信号丧失可能表明神经牵拉、损伤或断裂

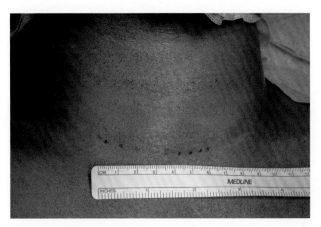

图 6.6 在切口前测量和标记 Kocher 手法的切口，以确保切口对称性以及切口处于皮肤的自然皱褶处从而最大限度地减小瘢痕

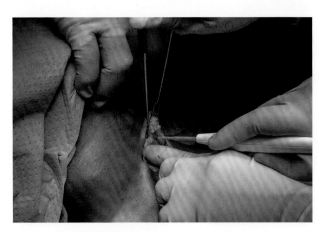

图 6.7 分离上下颈阔肌皮瓣

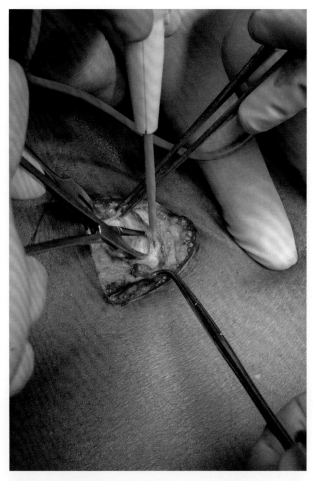

图 6.8 使用电凝切割器，通过一个无血管的平面，确定左右胸骨舌骨肌在颈部中心相遇的正中线位置。由于甲状腺的不对称生长，该位置可能会出现偏移

感染或低钙血症的迹象。还需注意在之前甲状腺存在的皮下空间中可能出现暂时性的积液导致轻微肿胀。引流和自然重力在术后可能导致胸部瘀伤。如今，除非术前恶性风险高，否则极少选择胸骨切开术取出胸骨下腺体。

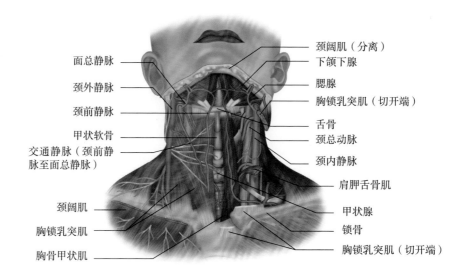

面总静脉
颈外静脉
颈前静脉
甲状软骨
交通静脉（颈前静脉至面总静脉）
颈阔肌
胸锁乳突肌
胸骨甲状肌

颈阔肌（分离）
下颌下腺
腮腺
胸锁乳突肌（切开端）
舌骨
颈总动脉
颈内静脉
肩胛舌骨肌
甲状腺
锁骨
胸锁乳突肌（切开端）

图 6.9　向侧面牵拉或切开胸骨舌骨肌以暴露甲状腺

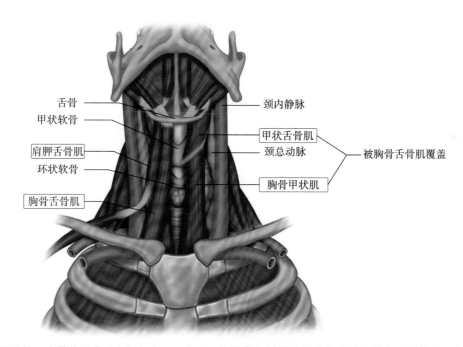

舌骨
甲状软骨
肩胛舌骨肌
环状软骨
胸骨舌骨肌

颈内静脉
甲状舌骨肌
颈总动脉
胸骨甲状肌

被胸骨舌骨肌覆盖

图 6.10　胸骨舌骨肌是 4 个带状肌肉（方框）之一，位于甲状腺旁。尽管它常常在甲状腺肿大时被拉伸，但分割胸骨舌骨肌通常可改善甲状腺侧面的移动，提高可视性，并为腺体向内旋转提供空间

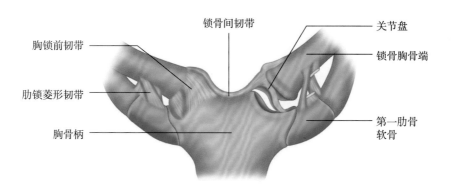

胸锁前韧带
肋锁菱形韧带
胸骨柄

锁骨间韧带
关节盘
锁骨胸骨端
第一肋骨软骨

图 6.11　锁骨间韧带的分离有助于拓宽上侧空间，使甲状腺的胸下部分能够被送入颈部

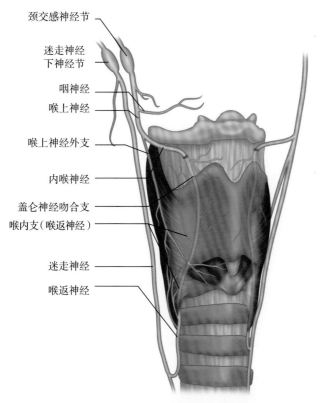

颈交感神经节

迷走神经
下神经节

咽神经

喉上神经

喉上神经外支

内喉神经

盖仑神经吻合支

喉内支（喉返神经）

迷走神经

喉返神经

图 6.12　喉返神经沿气管食管沟走向。甲状腺肿大的情况下必须注意这些神经可能会移位并垂悬在变大的甲状腺组织上，或出现以解剖学位置改变为主的拉伸

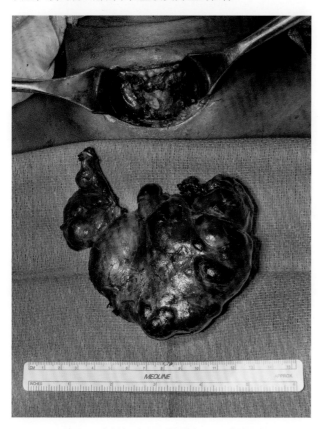

图 6.13　检查以确保切除的甲状腺标本是完整的且不含有甲状旁腺组织

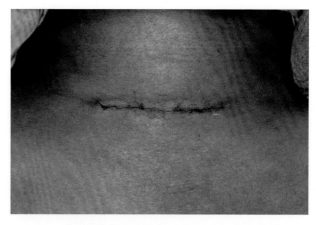

图 6.14　此处最常用皮下缝合以获得良好的术后外观

参考文献

[1]　Hamidi O, Callstrom MR, Lee RA, Dean D, Castro MR, Morris JC, et al. Outcomes of radiofrequency ablation therapy for large benign thyroid nodules: a Mayo Clinic case series. Mayo Clin Proc. 2018; 93(8): 1018−25.

[2]　Haugen BR, Alexander EK, Bible KC, Doherty GM, Mandel SJ, Nikiforov YE, et al. 2015 American Thyroid Association Management Guidelines for adult patients with thyroid nodules and differentiated thyroid cancer: the American Thyroid Association Guidelines Task Force on Thyroid Nodules and Differentiated Thyroid Cancer. Thyroid. 2016; 26(1): 1−133.

[3]　Patel KN, Yip L, Lubitz CC, Grubbs EG, Miller BS, Shen W, et al. The American Association of Endocrine Surgeons Guidelines for the definitive surgical management of thyroid disease in adults. Ann Surg. 2020; 271(3): e21−93.

[4]　Pemberton HS. Sign of submerged goitre [Letter]. Lancet. 1946; 251: 509.

行甲状腺左叶切除术和左侧中央区淋巴结清扫术完成甲状腺全切除术

7

亚历山大·希弗林（Alexander Shifrin）

引言

甲状腺左叶切除术（也称为甲状腺次全切除术）是切除甲状腺的左侧腺叶，如果此术式是在甲状腺右叶切除术之后进行的，则被认为是完成了甲状腺全切除术。细致的手术技术和对细节的关注是成功实施甲状腺切除术的关键。甲状腺手术不仅可以切除病变的甲状腺组织或甲状腺腺叶，而且还可以预防并发症，如喉返神经的损伤和由于甲状旁腺血供阻断或切除甲状腺腺叶时，不可避免的切除甲状旁腺而导致的甲状旁腺功能减退。甲状腺切除术本身的并发症可能比它所治疗的疾病影响更大。完成甲状腺全切除术或甲状腺次全切除术的程序包括，首先完全暴露并安全剥离喉返神经，然后识别和保存所有甲状旁腺，最后进行甲状腺或腺叶的切除[1,2]。以前手术留下的瘢痕和粘连可能会使解剖变得复杂，使鉴别神经和甲状旁腺变得非常困难。再次手术中喉返神经损伤的发生率高于初次甲状腺手术，据报道，短暂性喉返神经损伤的发生率高达12.5%，永久性喉返神经损伤的发生率达3.8%[3]。因此，进行甲状腺单侧手术（次全切除术）时，除非有临床指征并且外科医生打算将其切除（这种情况几乎不存在），不应包括对侧正常甲状腺腺叶的"常规术中评估"。这样，在没有粘连的情况下，完成甲状腺全切除术时处理对侧会容易得多，对于并发症的风险，如喉返神经损伤和（或）甲状旁腺损伤的发生率将

显著降低。从手术安全的角度来看，为了减少并发症，在上一次的甲状腺次全切除术后，再次手术完成甲状腺全切除术的最佳间隔时间约为3个月。对于有放射性碘（RAI）给药适应证的分化型甲状腺癌患者，应考虑完成手术的时机。由于在术后6~8周内给予RAI，再次手术即完成甲状腺全切除术将使RAI的给予延迟到第二次手术后6~8周[4]。

Ⅵ区：中央区颈淋巴结（CNLND）在解剖学上上临舌骨、下临胸骨上切迹和无名（头臂）动脉、外界为颈动脉和颈动脉浅层，后界为颈深筋膜。中央区淋巴结除了气管旁淋巴结之外，还包括气管前淋巴结和喉前淋巴结。重要的是，不仅要在喉返神经的前方进行清除，而且要在喉返神经的后方进行解剖（特别是在右侧，与左侧喉返神经相比，右侧喉返神经的位置更靠下外侧）。中央区淋巴结的数量在不同患者之间的差异很大。CNLND应包括喉前、气管前和气管旁的淋巴结切除。单侧或双侧的CNLND包括预防性和根治性淋巴结清扫术。在术前影像学检查提示有明显的转移淋巴结或在甲状腺切除时发现有淋巴结转移时，通常选择根治性中央区淋巴结清扫术。当术前影像学检查或术中评估未发现中央区淋巴结中有肿大或转移淋巴结时，进行预防性中央区淋巴结清扫术。预防性中央区淋巴结清扫术包括预防性地从中央区去除所有纤维脂肪组织（包括可疑淋巴结）[5-8]。

几乎所有的甲状腺切除术的患者都是门诊患者，次全切除术观察时间为 5 小时，甲状腺全切除术观察时间为 6 小时[9-14]。患有严重合并症的患者，从外地来的患者，以及那些需要改良根治性颈淋巴结清扫术或胸骨切开术的患者，将留院观察（行胸骨切开术的患者可能会留院更长时间，直到拔除胸腔引流管）。在术前和术后均通过喉镜对所有患者的声带功能进行评估。术中 RLN 监测（IONM）已被广泛接受，作为 RLN 识别和可视化金标准的辅助手段[13-16]。在我们的实践中，我们对所有的甲状腺切除术和甲状旁腺切除术进行 IONM。此外，监测喉上神经（EBSLN）外支，适用于所有需要特别注意声音的患者，如歌手、教师、演说家等。甲状腺切除术和中央区淋巴结清扫术被认为是清洁的外科手术，术前不需要使用抗生素。我们只对植入金属装置的患者，免疫抑制患者，以及需要胸骨切开术或长时间（超过 4 小时）手术的患者，如甲状腺全切除术合并改良根治性颈淋巴结清扫术的患者，术前预防性使用抗生素。

请参见本书第 1 章中关于 RLN、甲状腺下动脉（ITA）、Zuckerkandl 结节和甲状旁腺解剖的"解剖学注意事项"。

关于 RLN 解剖结构的差异，与右侧 RLN 相比，左侧 RLN 位于气管内侧前方和气管食管沟内，右侧 RLN 向外侧走行（图 7.1）。几乎必须假设左侧 RLN 位于甲状腺腺叶的内侧和前方，如果甲状腺腺叶缩回，RLN 将直接位于甲状腺腺叶的下方，并且在大多数情况下，附着在甲状腺腺叶的后方（视频 7.1）。

器械（参见第 1 章）

视频 7.1

案例

一名 27 岁的女性偶然发现甲状腺右叶结节，直径 3.6 cm，无明显症状，无辐射暴露史，无明显家族史。超声引导下对结节进行细针穿刺活检，发现可疑滤泡性肿瘤（Bethesda Ⅳ 类）。手术方式为甲状腺右叶切除术。最终病理诊断为：3.6 cm 滤泡型甲状腺乳头状癌伴多灶血管侵犯。在多学科肿瘤委员会讨论中，建议将左侧甲状腺腺叶切除术作为甲状腺全切除术的一部分，并进行预防性颈部淋巴结清扫。之前行甲状腺右叶切除术后也出现了增生性瘢痕，并计划切除瘢痕。她同意接受手术并接受手术方式，但她需要终生接受甲状腺激素替代治疗。

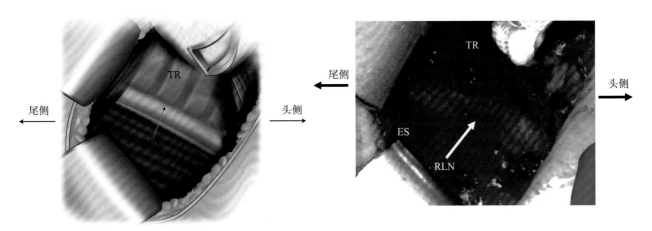

图 7.1　左侧喉返神经（RLN）的解剖位置。左 RLN（箭头）位于气管食管沟中。TR 为气管，ES 为食管，RLN 为喉返神经

手术步骤

（1）患者仰卧位，切除旧瘢痕，行肌肉切开并进入甲状腺腺叶。

（2）向甲状腺左叶外侧周围分离组织，离断甲状腺中静脉。

（3）分离和切断上极血管，识别和保存喉上神经外分支（EBSLN）。

（4）识别左侧喉返神经（RLN）。

（5）识别和保留左下甲状旁腺。

（6）识别和探查左侧喉返神经和左上甲状旁腺。

（7）离断 Berry 韧带。

（8）分离气管上的甲状腺腺叶。

（9）中央区淋巴结清扫。

（10）冲洗，缝合肌肉、筋膜和皮肤。

患者体位，切除旧瘢痕，分离肌肉和切除甲状腺腺叶

患者被带到手术室并取仰卧位。为了预防深静脉血栓形成，双侧下肢放置正压装置。全身麻醉，使用 7.0 气管内管（ET 管）插管，电极用于IONM。双臂置于患者的两侧，确保压力点的填充得到密切关注，以减轻肱神经和尺神经损伤。在肩部下方放置一个垫枕，用于颈部过度伸展，以提高手术部位的可视性。将头部放置在泡沫支架中（图 7.2）。然后进行喉镜检查，将 ET 管 IONM电极定位在声带上，ET 球囊膨胀，ET 管固定到

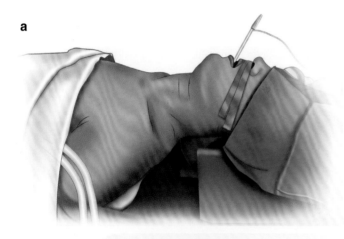
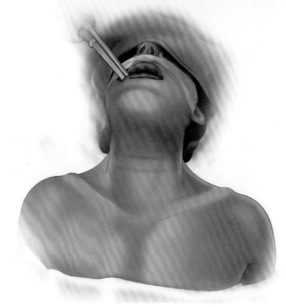
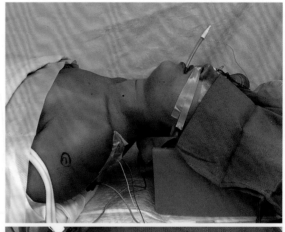
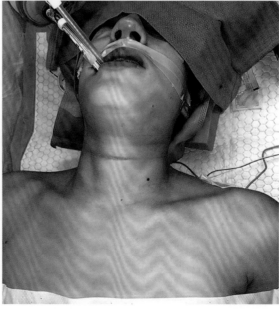

图 7.2　患者位置的侧视图（a），前视图（b）。患者仰卧，肩膀垫高，头部放置在泡沫支架上并过度伸展

位。IONM 的接地电极放置在左肩皮下。食管探头的放置不仅对于术中温度监测非常重要，而且对于在困难解剖的情况下识别食管也非常重要。在图7.2b 中，可以看到上次甲状腺右叶切除术后的轻度增生性瘢痕。用氯己定手术皮肤准备剂进行消毒，并用蓝色无菌治疗巾和抗菌黏合剂布条覆盖，以封闭纸圈，确保密闭。这是为了防止麻醉通气中气体意外泄漏（避免在氧气存在的情况下使用烧灼器造成火灾危险）和确保现场无菌。除非患者免疫抑制或有金属植入装置（关节置换、心脏瓣膜、除颤仪等），或其他感染危险因素，且存在大的胸骨后甲状腺肿，否则通常不会在术前使用抗生素。

在瘢痕周围标记皮肤（图 7.3a），并使用 15 号刀片切除瘢痕（图 7.3b）。使用烧灼器在中线分离颈阔肌（图 7.4）。将 Adson 扁桃体钳放置在颈阔肌平面下方，以便于解剖并防止损伤颈前静脉。

用两个 Allis 钳夹住颈阔肌，使用烧灼器在上（图 7.5）下（图 7.6）建立颈阔肌下皮瓣。上皮瓣应小于下皮瓣，以免损伤皮神经，损伤可能表现为下颌水平的术后皮肤麻木。使用自持牵开器展开皮肤和颈阔肌边缘，暴露中线的带状肌（图 7.7）。通过使用 Adson 钳，在带状肌下方创建一个空间。然后，使用烧灼器，在中线处沿着白线分割带状肌（图 7.8）。

下一步是从侧面将甲状腺腺叶与带状肌分离开。放置两个甲状腺拉钩，以从侧面和下方牵拉皮肤、颈阔肌和带状肌。当横向拉动甲状腺拉钩时，要非常小心，不要对颈动脉造成强大压力，尤其是老年患者和有颈动脉疾病史（钙化和闭塞）的患者，以避免颈动脉栓塞意外脱落，这可能导致栓子释放到循环中，进而导致卒中。通过使用 Adson钳，将甲状腺腺叶向内侧牵拉。甲状腺拉钩用于横向拉动带状肌和皮肤以产生反张力，而 Debakey钳用于将部分肌纤维从甲状腺腺叶侧向拉至甲状腺

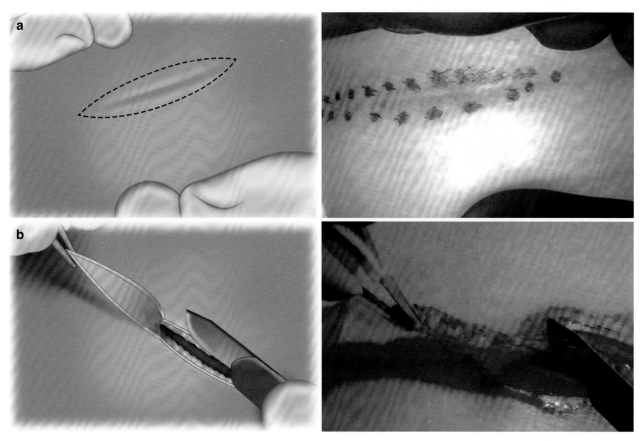

图 7.3　皮肤标记（a）和瘢痕切除（b）。用 15 号刀片切除标记的皮肤瘢痕

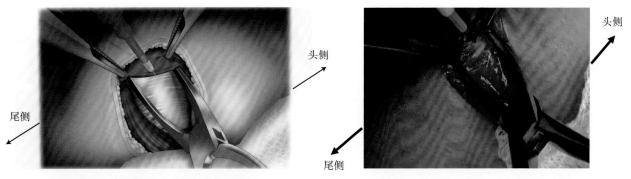

图 7.4　切开颈阔肌。使用烧灼器在中线分离颈阔肌

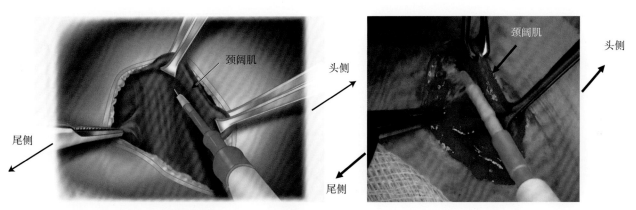

图 7.5　创建皮瓣。用 Allis 钳夹住颈阔肌，使用烧灼器游离上皮瓣

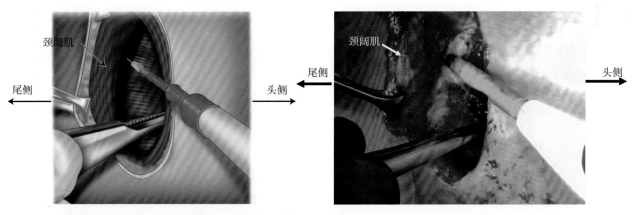

图 7.6　创建皮瓣。用 Allis 钳夹住颈阔肌，使用烧灼器游离下皮瓣

拉钩下方（图 7.9a）。使用 Adson 钳游离甲状腺中静脉。重点是要从颈动脉和颈静脉下方解剖静脉，以防对其造成损伤。游离静脉时，用小型直角钳插入甲状腺中静脉下方，将其从颈动脉上抬起。然后使用在小型直角钳的钳口之间横切甲状腺中静脉。在该操作过程中，始终使用小型直角钳将甲状腺中静脉抬高并远离颈动脉很重要（图 7.9b）。

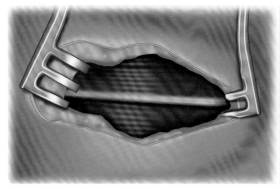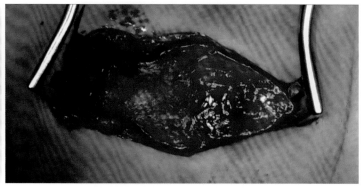

图 7.7　颈阔肌皮瓣的牵拉和中线处带状肌的暴露。自持牵开器用于牵拉皮肤和颈阔肌边缘，露出中线处的带状肌

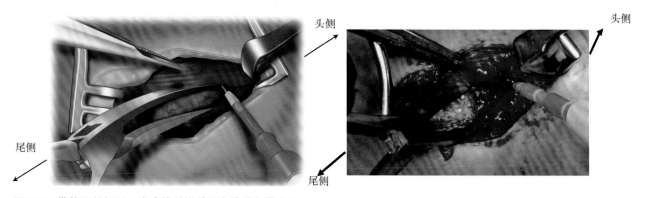

图 7.8　带状肌的切开。在中线处沿着颈白线分割带状肌

上极血管的游离和切断与喉上神经外支（EBSLN）的识别和保护

　　切断甲状腺中静脉后，向上移动两个甲状腺拉钩。第一个甲状腺拉钩位于上极外侧，深端向内，第二个甲状腺拉钩位于上极内侧，短端向内。用 Debakey 钳夹住上极，用 Allis 夹钳抓住上极并向下拉动（图 7.10）。使用 Adson 止血钳，进入并解剖 Reeve（SR）的无血管空间，以将上极血管与环甲肌分离（图 7.11）。保持该空间不出血对于安全解剖和防止喉上神经外支（EBSLN）损伤至关重要。EBSLN 通常位于环甲肌纤维的内侧或中间。使用小型直角钳，解剖并挑起几个上极血管（图 7.12）。尽可能靠近甲状腺腺叶以避免对 EBSLN 造成损伤是很重要的。神经刺激器（NS）也可用于确定 EBSLN 的位置和完整性。然后使用超声刀在直角钳的钳口间处理上极血管（图 7.13）。重复这

些步骤，直到切断所有上极血管。为了避免 RLN 的意外损伤，不应在 RLN 进入环甲肌的位置附近解剖得太深。上极的显著牵引可能导致 RLN 牵引、神经拉伸和暂时性麻痹。

左侧喉返神经的识别

　　在切断上极血管后，甲状腺拉钩移动到侧面和下方（图 7.14）。将一把 Allis 钳保持在左侧甲状腺腺叶的上极上，第二把 Allis 钳放置在左侧甲状腺腺叶的下极上。在将 Allis 钳放置在下极上时，小心不要意外夹住下甲状旁腺。左侧甲状腺腺叶被两把 Allis 钳向内侧和前方拉动。Debakey 钳用于横向拉动覆盖该区域的纤维组织。通过用蚊式钳沿着 RLN 分布的潜在区域向下解剖这些组织来识别 RLN（图 7.15a）。神经刺激器（NS）用于确保 RLN 完整。IONM 也可用于识别 RLN 的位置（图

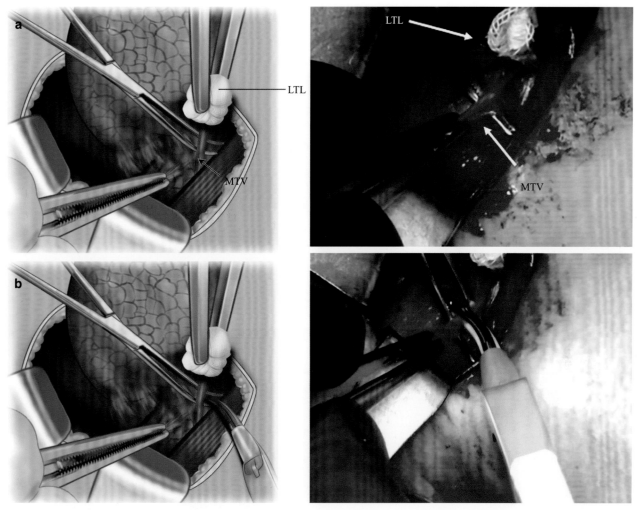

图 7.9　左侧甲状腺腺叶侧移与甲状腺中静脉分离。放置两个甲状腺拉钩，以从侧面和下方牵拉皮肤、颈阔肌和带状肌。使用 Adson 钳，将甲状腺腺叶向内侧牵拉。甲状腺拉钩用于横向拉动带状肌和皮肤以产生反张力，而 Debakey 钳用于将部分肌纤维从甲状腺腺叶侧向拉至甲状腺拉钩下方。使用 Adson 钳游离甲状腺中静脉，然后使用直角钳抬高中静脉（a），并使用超声刀切断甲状腺中静脉（b）。MTV 为甲状腺中静脉，LTL 为甲状腺左叶

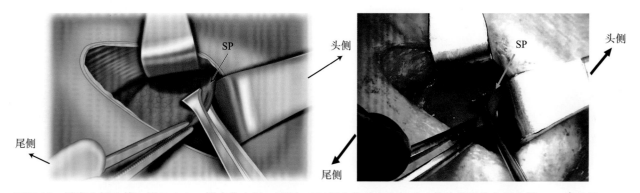

图 7.10　游离上极血管。用 Debakey 钳夹住上极，再用 Allis 钳夹住并向下拉动。箭头所示为上极血管，SP 为上极

7.15b）。细致的解剖和手术放大镜的使用，可以更容易地识别 RLN 及其分支与甲状腺下动脉（ITA）的位置，因为在 24% 的病例中，RLN 位于 ITA 之前。夹住甲状腺腺叶时，Allis 钳上过大的牵引可

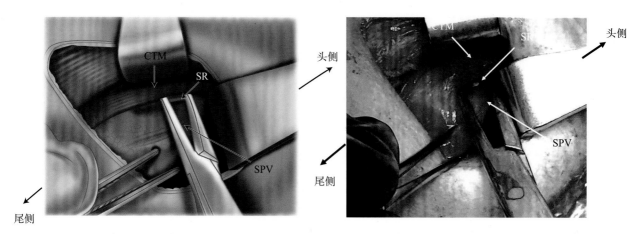

图 7.11　游离上极血管。进入并解剖 Reeve 的无血管空间（SR），以将上极血管（SPV）与环甲肌（CTM）分离

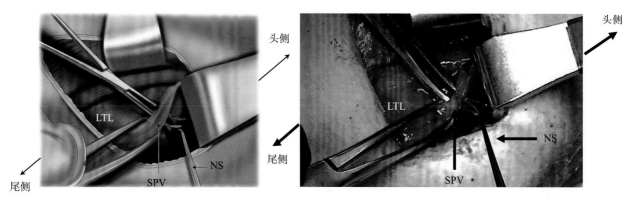

图 7.12　游离上极血管。用直角钳解剖并挑起上极血管。喉上神经外支（EBSLN）监测用于确定 EBSLN 的位置和完整性。SPV 为左侧甲状腺腺叶上极血管，LTL 为左侧甲状腺腺叶，NS 为神经刺激器的探头

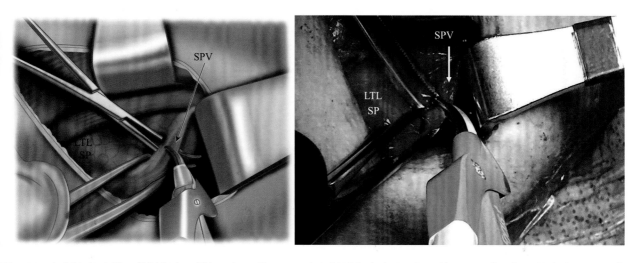

图 7.13　切断上极血管。使用超声刀横切上极血管。SPV 为左侧甲状腺腺叶上极血管，LTL 为左侧甲状腺腺叶；SP 为上极

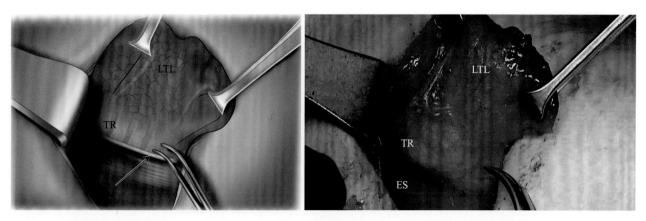

图7.14 左侧喉返神经的识别。用上方的 Allis 钳夹住甲状腺腺叶的上极（SP），用第二把 Allis 钳夹住甲状腺腺叶的下极（IP），向内侧牵拉甲状腺腺叶。为了识别 RLN，沿着 RLN 的走行开始解剖，用蚊式钳从头端向尾端探查。LTL 为左侧甲状腺腺叶，TR 为气管，ES 为食管

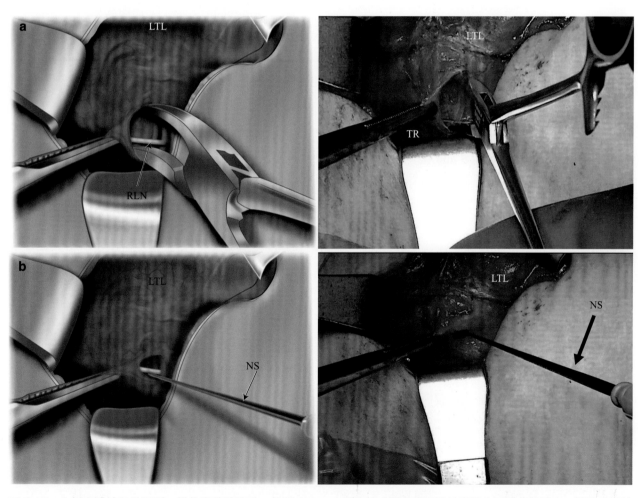

图7.15 左侧喉返神经的识别。钳住甲状腺腺叶，使用 Debakey 钳和蚊式钳在喉返神经的潜在区域反复探查，识别喉返神经（a）。神经刺激器（NS）用于确认 RLN 的完整性。如果 RLN 未出现在视野中（b），IONM 也可用于识别 RLN 的位置并确认神经的完整性，以防可能导致的神经麻痹。LTL 为左侧甲状腺腺叶，TR 为气管，NS 为神经刺激器

能会导致 RLN 上的牵引，并伴有神经拉伸和暂时性麻痹（神经麻痹）。与右侧 RLN 相比，左侧喉返神经位于气管和气管食管沟的更内侧和更前方，右侧 RLN 位于更外侧。最重要的是，假设左侧 RLN 在大多数情况下位于甲状腺腺叶的内侧和前方，如果甲状腺腺叶向内牵拉，RLN 将位于甲状腺腺叶下面并在后方附着。如果你没能及时找到 RLN，它应该就在左侧甲状腺腺叶下面并附着在后方，而不是在侧面或深面。使用 Debakey 钳从侧面牵拉 RLN 和 ITA 上的纤维组织，然后使用超声刀切断两者。

左下甲状旁腺的识别和保护

确定 RLN 的确切位置后，确定左下甲状旁腺的位置。用 Debakey 钳将左下甲状旁腺轻轻地固定并向下拉动。为了防止甲状旁腺的血供中断和损伤，牵引应非常轻柔。然后用超声刀横切左甲状腺腺叶下极与左下甲状旁腺之间的附着物（图 7.16a）。甲状旁腺的位置用 5 mm 钛夹（放置在腺体上方的组织上）标记，以便在颈部中央区淋巴结清扫期间进行识别和保护（图 7.16b、c）。

左侧喉返神经和左上甲状旁腺的识别和解剖

左侧 RLN 沿着气管左侧从气管食管沟向 Berry 韧带上升（图 7.17）。用蚊式钳分离 Berry 韧带至环甲肌下方神经入喉处。左上甲状旁腺位于 Berry 韧带的下方和前方（图 7.18）。RLN 位于其正下方和中间。当明确 RLN 的确切位置时，使用超声刀横切左甲状腺腺叶下极与气管之间的附着物（图 7.19）。甲状腺腺叶游离的这一步骤将有助于下一步解剖。RLN 位于 Berry 韧带下方和上甲状旁腺上方（图 7.20a）。Debakey 钳用于侧向牵拉 RLN 和甲状腺下动脉上的纤维组织。将这对蚊式钳平放，背部弯曲侧放在 RLN 上，然后向上分离至环甲肌的位置。使用超声刀横切 RLN 上的组织，包括 ITA。如果 RLN 存在分支，最内侧和最前方的分

支则是运动分支。用神经刺激器在解剖的每一步确认 RLN 的完整性，避免对甲状腺的过度牵拉，这会导致 RLN 紧张，导致神经麻痹。蚊式钳用于在 RLN 顶部、RLN 间及左侧上甲状旁腺下方创建手术空间（图 7.20a、b）。然后使用超声刀切断甲状腺与左上甲状旁腺之间的附着物（图 7.21）。

切断 Berry 韧带

通过使用 Debakey 钳，将 Berry 韧带连接到气管的纤维组织向侧面牵拉。通过使用蚊式钳，在这些附件下方创建一个隧道空间。在不更换 Debakey 钳的情况下，夹住这些纤维组织，在将超声刀的下钳插入隧道空间时，向上和横向施加轻微牵引。要始终保持 RLN 在视野中。该纤维组织的表层被横切，隧道空间被打开。可以重复这些步骤，直到整个 Berry 韧带完全脱离气管（图 7.22）。

从气管前方切下甲状腺腺叶

通过使用蚊式钳，在甲状腺腺叶与气管之间形成一个空间。超声刀的下钳插入该空间，然后向下分开附着在气管上的甲状腺腺叶。始终保持超声刀的顶部"活动"（非隔离）钳口远离气管，以避免意外烧伤并防止气管穿透。使用超声刀（图 7.23a、b）横切先前在中线处切除时右侧甲状腺腺叶与左侧甲状腺腺叶之间形成的瘢痕。

中央区淋巴结清扫术

在该病例中，没有发现阳性或肿大的淋巴结，并在左侧进行了预防性 CNLND 清扫。在之前的右侧甲状腺腺叶切除术中，喉前淋巴结（包括 Delphian）与锥状叶一起被切除。从 RLN 在环甲肌的入喉处到胸廓入口，确定 RLN 的确切位置（包括所有可能存在的分支）（图 7.24a）。与右侧 RLN 相比，左侧 RLN 位于气管食管沟的更内侧和更前方。使用 Adson（或扁桃体）钳，将

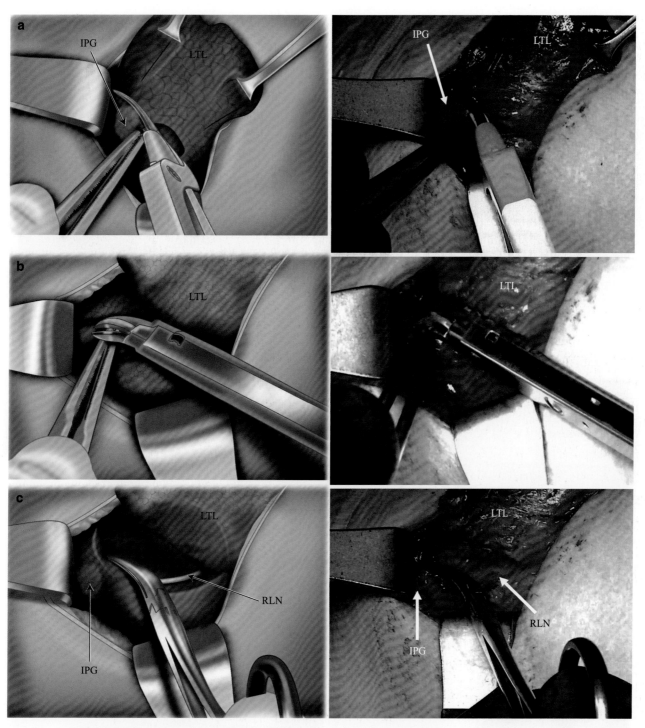

图 7.16　左下甲状旁腺的识别和保护。确定 RLN 的确切位置后，识别左下甲状旁腺，并使用超声刀（a）横切左甲状腺腺叶下极与左下甲状旁腺之间的连接处。用 5 mm 钛夹（放置在腺体上方的组织上）标记甲状旁腺位置，以便在颈部中央区淋巴结清扫期间进行识别和保护（b）。蚊式钳指向左下角顶部的连接处，用 5 mm 钛夹标记的甲状旁腺（c）。LTL 为左侧甲状腺腺叶，IPG 为左下甲状旁腺，RLN 为喉返神经

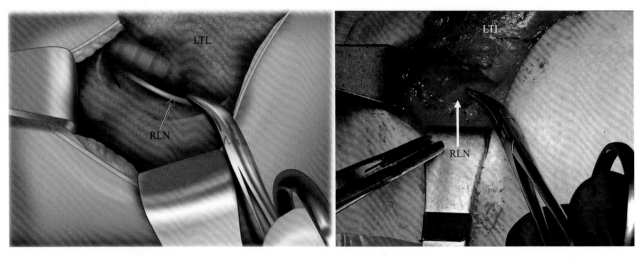

图 7.17　左侧喉返神经的识别和解剖。左侧 RLN 沿着气管左侧从气管食管沟向 Berry 韧带上升。用蚊式钳朝其入喉部位的上方对其进行了解剖。蚊式钳指向 RLN。LTL 为左侧甲状腺腺叶，RLN 为喉返神经

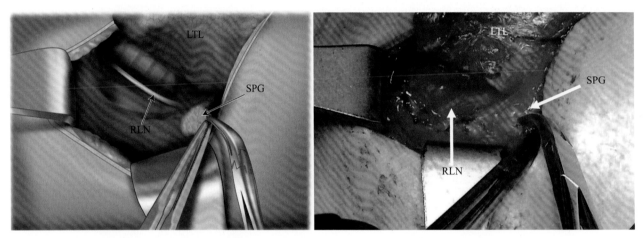

图 7.18　左上甲状旁腺的识别。左上甲状旁腺位于 Berry 韧带的下方和前方（蚊式钳指向左上甲状旁腺）。LTL 为左侧甲状腺腺叶，RLN 为喉返神经，SPG 为左上甲状旁腺

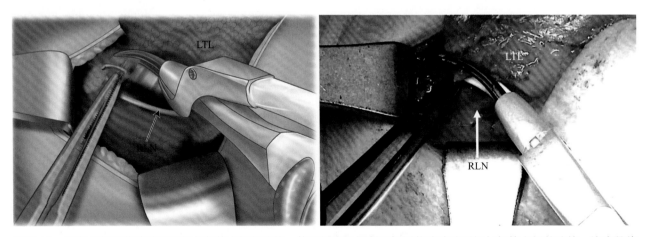

图 7.19　切断左侧甲状腺腺叶下极与气管之间的连接。使用超声刀切断左侧甲状腺腺叶下极与气管之间的连接。该步骤将有助于执行以下 RLN 解剖。箭头指向 RLN，LTL 为左侧甲状腺腺叶，RLN 为喉返神经

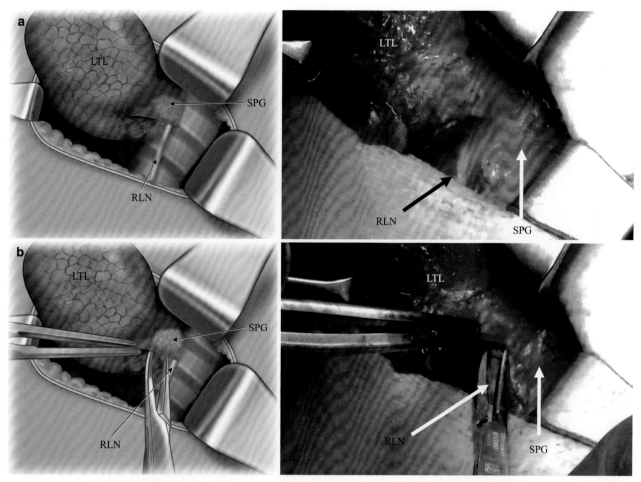

图 7.20 左上甲状旁腺的解剖和保护。蚊式钳用于在 RLN 上方、RLN 间和左上甲状旁腺下方创建手术隧道空间。SPG 为左上甲状旁腺，LTL 为左侧甲状腺腺叶，RLN 为喉返神经

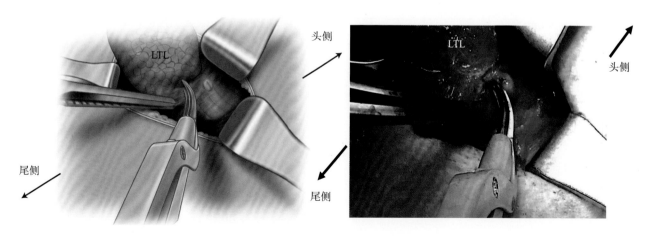

图 7.21 左上甲状旁腺的解剖和保护。使用超声刀切断甲状腺与左上甲状旁腺之间的连接。LTL 为左侧甲状腺腺叶

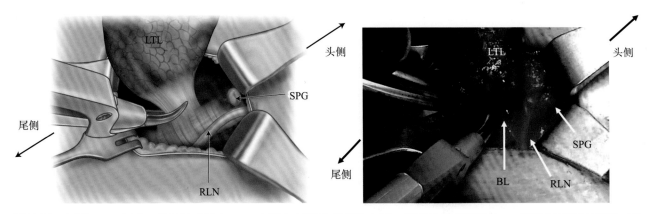

图 7.22　切断 Berry 韧带。使用蚊式钳在 Berry 韧带与气管之间创造空间。超声刀用于切断 Berry 韧带与气管的连接。箭头指向并由两条白线勾勒出 RLN。BL 为 Berry 韧带，LTL 为左侧甲状腺腺叶，SPG 为左上甲状旁腺

RLN 从前面和侧面覆盖的纤维脂肪组织上切下（图 7.24b）。用 Debakey 镊子轻轻抓住 RLN 上的纤维脂肪组织并向前和上方施加轻柔的牵引力，Adson（或扁桃体）钳用于解剖纤维脂肪组织和神经上的淋巴结，同时尝试完整切除（图 7.25a）。超声刀用于横断带有淋巴结的纤维脂肪组织的内侧连接，保持 RLN 的视野完整性（图 7.25b）。

接下来，使用 Debakey 钳，在前方和上方轻轻牵引，使用 Adson 钳（或扁桃体钳）将带淋巴结的纤维脂肪组织向下切割直到胸腔入口，并在气管上方（胸骨切迹上方的下气管前淋巴结），将其从左侧 RLN 上剥离，并尝试完整切除（图 7.26a）。在解剖的每一步中，都使用神经刺激器来检查 RLN 的完整性（图 7.26b）。操作中应保持视野完整（图 7.27）。

进行下方解剖时，注意不要损伤胸导管。

之前曾用 5 mm 的小钛夹标记过左下甲状旁腺，应予以保留。左下甲状旁腺通常位于更前方和侧面，最常见于甲状腺至胸腺之间。将腺体从其内侧纤维附着物中解放出来，有助于使其在血管蒂上横向移动并远离剥离区域。由于中央区淋巴结肿大明显，保留左下甲状旁腺可能具有挑战性。如果甲状旁腺发生血运缺失，应在术中冰冻切片确认其确实为甲状旁腺后，重新将其植入同侧胸锁乳突肌。以间隙为导向的解剖至关重要，"挑肥拣瘦"的盲目操作是不可取的。

术区冲洗，然后缝合肌肉和皮肤

用无菌生理盐水或无菌水冲洗伤口（图 7.28a），然后进行 Valsalva 动作以产生胸内正压，这有助于观察所有出血血管，并确认没有任何表明气管损伤的漏气。止血纱可直接放置在术区（图 7.28b），并不使用引流管。然后，使用 3-0 可吸收缝线间断缝合带状肌，并于带状肌的下部留有空隙（图 7.29a）。之所以使用间断缝合而不是连续缝合，是因为这能让肌肉的下部保持空隙，有助于在不打开整个切口的情况下处理潜在的血肿或血清肿。这可以在操作室完成，而无需去手术室。然后用 4-0 可吸收缝线间断缝合颈阔肌（图 7.29b）。用单针 5-0 可吸收缝线缝合皮肤（图 7.30a），使切口两侧的缝线末端没有节点。放置皮肤黏着剂在伤口上，然后将可吸收缝线的末端在皮肤平面剪断，不留任何节点（图 7.30b）。

拔除气管插管后，进行软喉镜检查以确认患者声带功能正常。在复苏室里，将一个包有冰袋的毛巾敷于患者颈部。在门诊复苏室观察患者 5~6 小时，并进行监测，以确保没有血肿。大约 2 周后，患者在门诊接受随访，接受术后伤口检查，并取回病理结果。

手术与并发症处理

请参见第 1 章的相关内容。

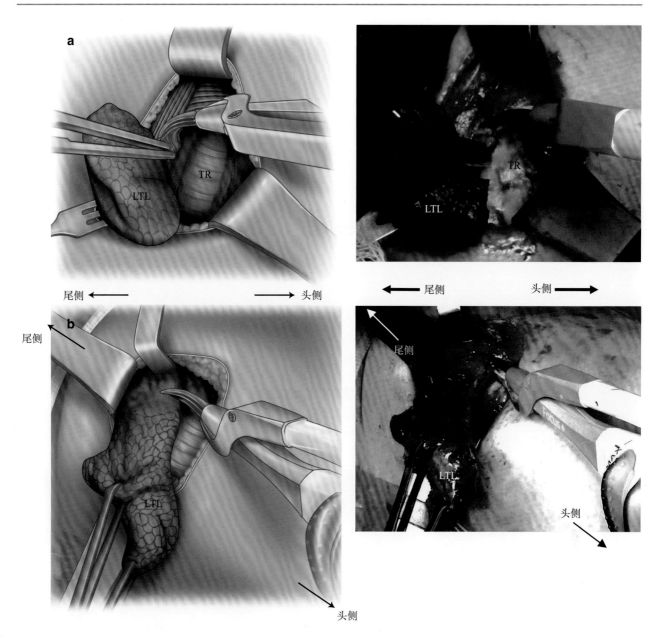

图 7.23　于气管前方切出甲状腺腺叶。使用超声刀横切气管与左侧甲状腺腺叶（a）之间的剩余连接，并切除之前切除甲状腺右叶时在中线处残留的瘢痕（b）。LTL 为左侧甲状腺腺叶，TR 为气管

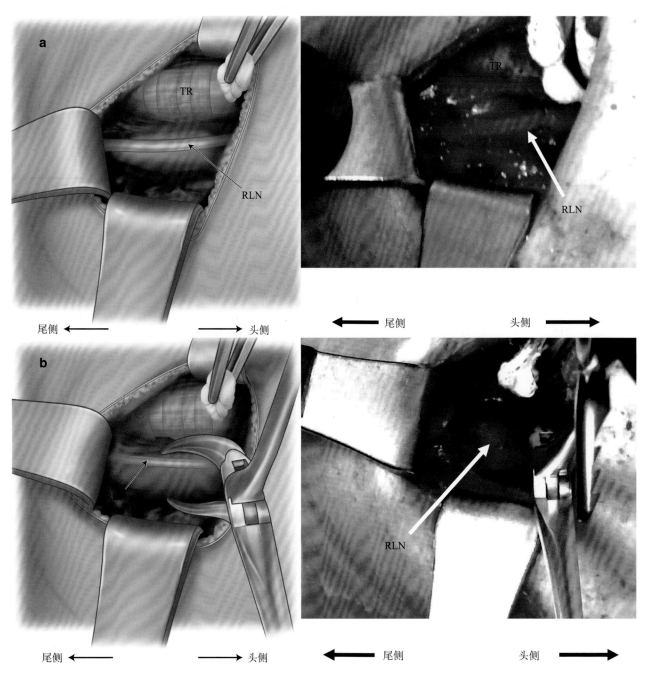

图 7.24　颈部中央区淋巴结清扫。用剥离器侧推气管，露出 CNLN 区域（a）。使用位于 RLN（b）顶部的 Adson 钳进行解剖。TR 为气管，RLN 为喉返神经

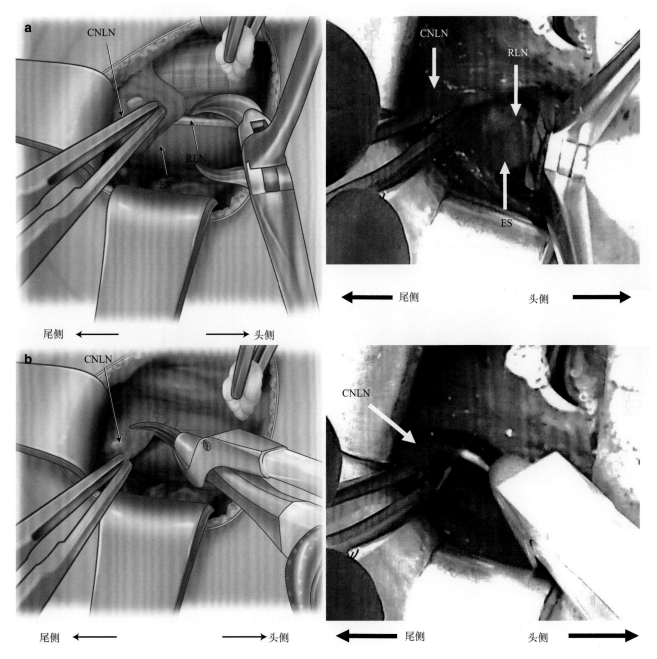

图 7.25 颈部中央区淋巴结清扫。通过用 Debakey 钳夹住带淋巴结的纤维脂肪组织，解剖左下 RLN（a）。超声刀用于切断带淋巴结的纤维脂肪组织与气管的连接（b）。RLN 为喉返神经，CNLN 为颈部中央区淋巴结，ES 为食管

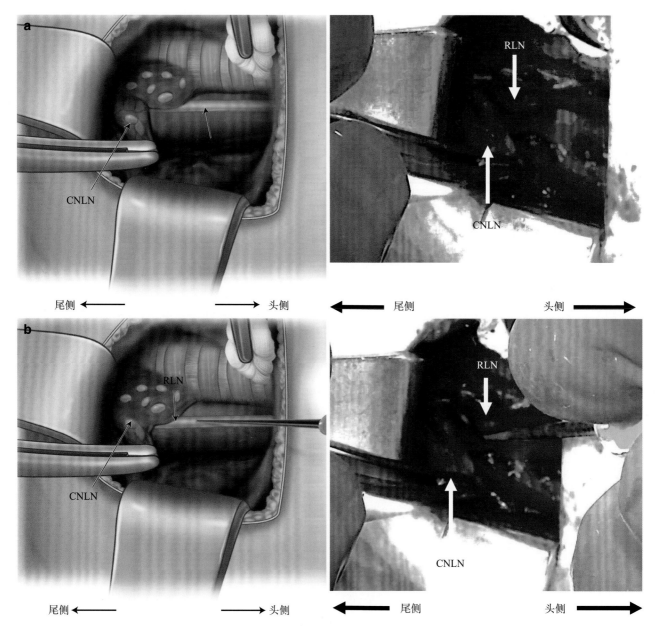

图 7.26　颈部中央区淋巴结清扫（气管旁）。使用 Adson 钳夹住带淋巴结的气管旁纤维脂肪组织，并在 RLN 上方向下切割到胸部入口（a）。神经刺激器用于在解剖的每个步骤中确认 RLN 的完整性（b）。RLN 为喉返神经，CNLN 为颈部中央区淋巴结

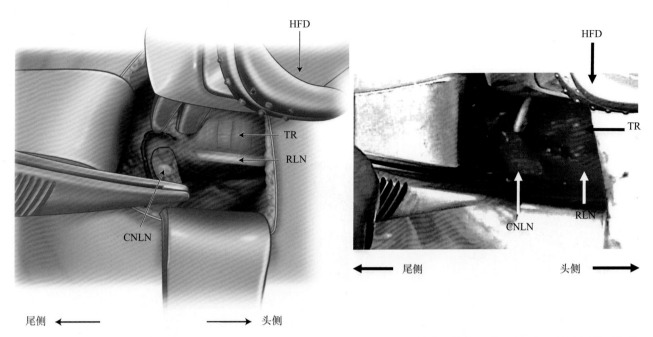

图 7.27 颈部中央区淋巴结清扫（气管前）。超声刀用于切断位于气管下方的带淋巴结的纤维脂肪组织，整个操作要保持 RLN 视野的完整性。TR 为气管，RLN 为喉返神经，CNLN 为颈部中央区淋巴结，HFD 为超声刀

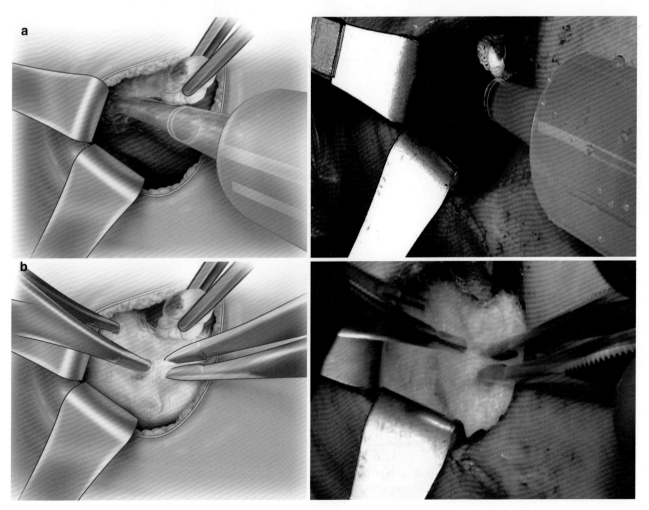

图 7.28 对伤口进行冲洗（a），进行 Valsalva 操作。然后将止血纱放入伤口（b）

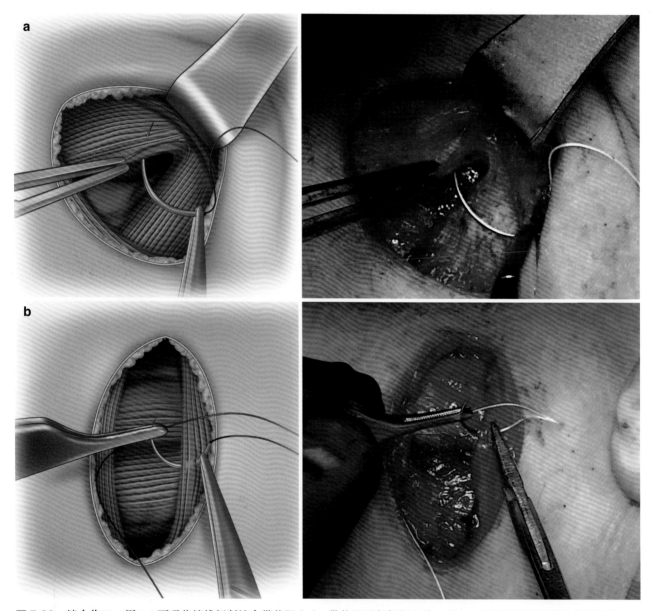

图 7.29　缝合伤口。用 3-0 可吸收缝线间断缝合带状肌（a），带状肌下部保留空隙。用 4-0 可吸收缝线间断缝合颈阔肌（b）

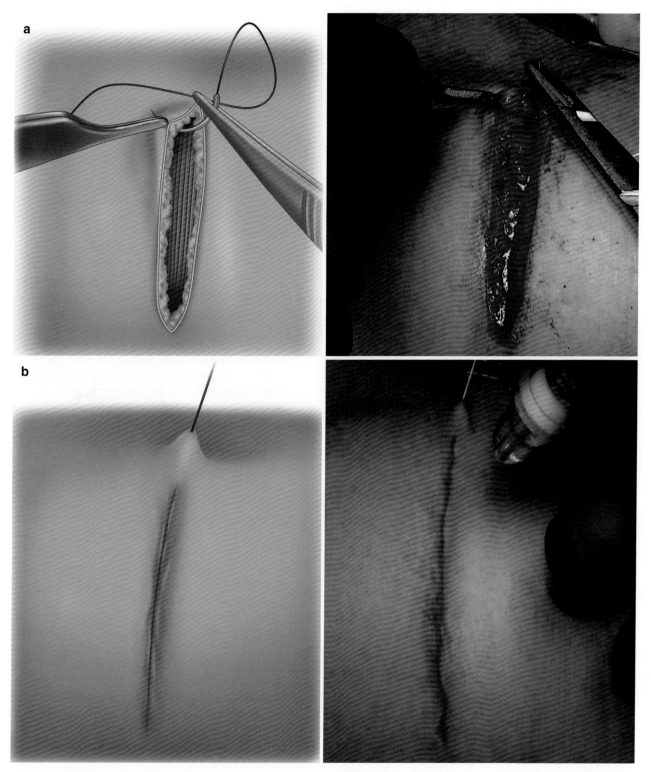

图 7.30　缝合伤口。用一根 5-0 可吸收缝线缝合皮肤，使切口两侧的缝合末端没有节点（a）。将皮肤黏着剂放置在伤口上，将可吸收缝线的末端在皮肤的平面切断，不留任何节点（b）

胸导管损伤

如果术中发现乳糜漏（伤口下部有白色乳状液体流出），应怀疑胸导管损伤。由于在大多数情况下胸导管本身不会被看到，即使没有识别胸导管本身，也应尽可能尝试在泄漏区域放置一个大夹子或者结扎泄漏区域。可以用 Debakey 钳轻轻夹住泄漏区域并将大夹子放在 Debakey 钳下方的纤维组织上。运用 Valsalva 动作增加胸腔内压力，静脉内给予亚甲蓝染料或异丙酚，将有助于确定泄漏区域，并有助于确认在结扎或夹子放置后管道已经被成功夹闭。小心不要夹住或结扎锁骨下静脉或颈内静脉，因为胸导管从这些静脉的汇合处进入。

参考文献

［1］ Randolph GW. Surgery of the thyroid and parathyroid glands. 2nd ed. Philadelphia: Elsevier; 2012.

［2］ Terris DJ, Duke W, editors. Thyroid and parathyroid diseases: medical and surgical management. 2nd ed. New York: Thieme; 2016.

［3］ Barczyński M, Konturek A, Pragacz K, Papier A, Stopa M, Nowak W. Intraoperative nerve monitoring can reduce prevalence of recurrent laryngeal nerve injury in thyroi reoperations: results of a retrospective cohort study. World J Surg. 2014; 38(3): 599–606.

［4］ Dueñas J, Duque C, Cristancho L, Méndez M. Completion thyroidectomy: is timing important for transcervical and remote access approaches? World J Otorhinolaryngol Head Neck Surg. 2020; 6(3): 165–70.

［5］ Carty S, Cooper D, Doherty G, Duh Q-Y, Kloos R, Mandel S, Randolph G, Stack B Jr, Steward D, Terris D, Thompson G, Tufano R, Tuttle RM, Udelsman R. Consensus Statement on the Terminology and Classification of Central Neck Dissection for Thyroid Cancer. The American Thyroid Association Surgery Working Group with Participation from the American Association of Endocrine Surgeons, American Academy of Otolaryngology—Head and Neck Surgery, and American Head and Neck Society. Thyroid. 2009; 19(11): 1153–8.

［6］ Machens A, Hauptmann S, Dralle H. Lymph node dissection in the lateral neck for completion in central node-positive papillary thyroid cancer. Surgery. 2009; 145(2): 176–81.

［7］ Hughes D, Rosen J, Evans D, Grubbs E, Wang T, Solórzano C. Prophylactic central compartment neck dissection in papillary thyroid cancer and effect on locoregional recurrence. Ann Surg Oncol. 2018; 25(9): 2526–34.

［8］ Giugliano G, Proh M, Gibelli B, Grosso E, Tagliabue M, De Fiori E, Maffini F, Chiesa F, Ansarin M. Central neck dissection in differentiated thyroid cancer: technical notes. Acta Otorhinolaryngol Ital. 2014; 34(1): 9–14.

［9］ Inabnet WB, Shifrin AL, Ahmed L, Sinha P. Safety of same day discharge in patients undergoing sutureless thyroidectomy: a comparison of local and general anesthesia. Thyroid. 2008; 18(1): 57–61.

［10］ Terris DJ, Snyder S, Carneiro-Pla D, et al. American thyroid association statement on outpatient thyroidectomy. Thyroid. 2013; 23: 1193–202.

［11］ Snyder SK, Hamid KS, Roberson CR, et al. Outpatient thyroidectomy is safe and reasonable: experience with more than 1,000 planned outpatient procedures. J Am Coll Surg. 2010; 210: 575–82, 582–4.

［12］ Terris DJ, Moister B, Seybt MW, et al. Outpatient thyroid surgery is safe and desirable. Otolaryngol Head Neck Surg. 2007; 136: 556–9.

［13］ Randolph GW, Dralle H, International Intraoperative Monitoring Study Group, Abdullah H, Barczynski M, Bellantone R, Brauckhoff M, Carnaille B, Cherenko S, Chiang FY, Dionigi G, Finck C, Hartl D, Kamani D, Lorenz K, Miccoli P, Mihai R, Miyauchi A, Orloff L, Perrier N, Poveda MD, Romanchishen A, Serpell J, Sitges-Serra A, Sloan T, Van Slycke S, Snyder S, Takami H, Volpi E, Woodson G. Electrophysiologic recurrent laryngeal nerve monitoring during thyroid and parathyroid surgery: international standards guideline statement. Laryngoscope. 2011; 121 Suppl 1: S1–16.

［14］ Barczyński M, Randolph GW, Cernea CR, Dralle H, Dionigi G, Alesina PF, Mihai R, Finck C, Lombardi D, Hartl DM, Miyauchi A, Serpell J, Snyder S, Volpi E, Woodson G, Kraimps JL, Hisham AN, International Neural Monitoring Study Group. External branch of the superior laryngeal nerve monitoring during thyroid and parathyroid surgery: International Neural Monitoring Study Group standards guideline statement. Laryngoscope. 2013; 123 Suppl 4: S1–14.

［15］ Phelan E, Potenza A, Slough C, Zurakowski D, Kamani D, Randolph G. Recurrent laryngeal nerve monitoring during thyroid surgery: normative vagal and recurrent laryngeal nerve electrophysiological data. Otolaryngol Head Neck Surg. 2012; 147(4): 640–6.

［16］ Randolph GW. The recurrent and superior laryngeal nerves. 1st ed. Switzerland: Springer International Publishing; 2016 edition.

甲状腺全切除术

拉斐尔·温贝托·培瑞兹-索托，

艾丽西娅·梅比·特罗勒-席尔瓦，米格尔·F.埃雷拉（Rafael Humberto Pérez-Soto, Alicia Maybí Trolle-Silva, and Miguel F. Herrera）

引言

甲状腺切除术，无论是腺叶切除术还是甲状腺全切除术，是最常见的内分泌外科手术[1]。虽然在过去的几十年中，新的手术方法不断被发明，但是传统的开放式甲状腺切除术仍然是治疗甲状腺良恶性疾病的金标准[2-9]。自从诺贝尔奖获得者外科医生 Theodore Kocher 提出这种手术方法以来，手术技术的进步和辅助工具的发展，如手术内镜、先进的能量设备和术中神经监测（IONM）系统，已经帮助缩短了手术时间和手术相关的并发症。尽管它们的使用不是强制性的，但目前的文献[10,11-14]仍然推荐。此外，内分泌外科培训计划的发展也显著改善了甲状腺相关疾病的预后[15]。

值得一提的是，为了进行甲状腺切除术，深入了解颈部的外科解剖和手术指征是非常重要的。在手术前，对患者进行全面的临床和生化评估，以及与患者共同讨论手术范围、潜在并发症和预期也是极其重要的[16]。

手术步骤

一名 30 岁女性因诊断为甲状腺微小乳头状癌（mPTC）到内分泌外科门诊就诊。她无症状，生化甲功正常。没有相关的家族史和既往史。超声检查发现甲状腺左侧叶近后被膜有一个 1 cm 的病灶。细针穿刺细胞学检查结果符合甲状腺乳头状癌。在充分讨论了治疗方案后，选择了全甲状腺切除术。

该手术在全身麻醉下进行，使用气管内导管进行术中神经监测。患者取仰卧位，胸部抬高 30°，颈部略微伸展，以增加颈部暴露。双臂收拢在身体两侧（图 8.1a、b）。颈部术前准备，并标记解剖标志，如甲状软骨、胸骨缘和切口部位（图 8.2）。沿着朗格皮肤张力线切开一个 5 cm 的半环皮肤切口（图 8.3）。使用单极电刀分离皮下脂肪并横断颈阔肌进行深入解剖（图 8.4）。创建肌皮瓣，首先向头侧分离直到甲状软骨的上缘（图 8.5），接着向尾端分离直到胸骨的上缘（图 8.6）。必须特别注意避免损伤颈前静脉。放置自动牵引器。使用超声刀切开中线处的带状肌（颈白线）（图 8.7）。

首先处理病灶侧甲状腺腺叶，向外侧牵拉左侧带状肌（图 8.8），直到暴露左侧颈动脉鞘（图 8.9）。打开左侧颈动脉鞘，使用 IONM 设备（图 8.10a、b）对迷走神经进行初步功能评估（V1）。上极内侧和环甲肌（环甲间隙）之间的平面是开放的（图 8.11），喉上神经的外支（EBSLN）在视觉上和功能上都是可识别的（S1）（图 8.12a、b）。使用超声刀控制上极血管蒂，确保不会残留甲状腺组织，并且保护 EBSLN（图 8.13）。通过识别和保存上甲状旁腺及其血管供应，进一步对甲状

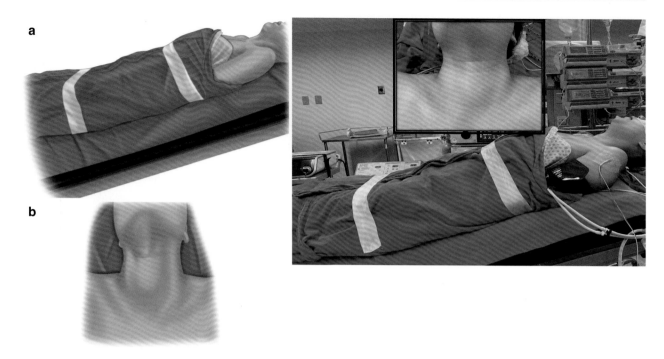

图 8.1　患者准备。仰卧位，双臂完全内收，躯干抬高 30°（a）。颈部部分伸展以改善颈部暴露（b）

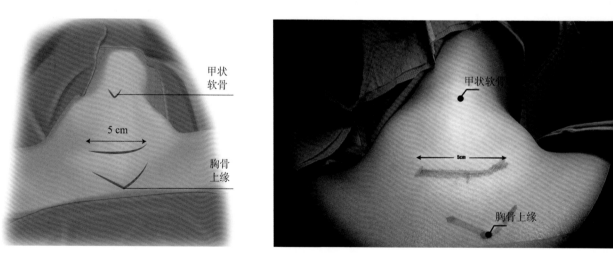

图 8.2　标记。用记号笔在甲状软骨、胸骨上缘和切口部位绘制解剖标志

腺上叶进行侧向解剖（图 8.14）。观察左喉返神经（RLN）（图 8.15），并进行初步功能评估（R1）（图 8.16a、b）。解剖甲状腺左侧叶的下极，识别并保存下甲状旁腺（图 8.17）。横断甲状腺下动脉的分支，向内牵拉甲状腺腺叶，并分离 Berry 韧带。横断甲状腺峡部完成腺叶切除术（图 8.18、8.19）。

　　检查甲状腺左叶，确定肿瘤（图 8.20）。解剖

后功能评估左侧迷走神经（V2）、EBSLN（S2）和 RLN（R2）以及视觉判断甲状旁腺的完整性和血供情况（图 8.21 a~d）。相同方法行甲状腺右叶切除（图 8.22 a~f）。检查中央区，寻找可疑的转移淋巴结。充分止血，使用 4-0 可吸收缝线间断缝合带状肌（图 8.23）。用 4-0 可吸收线内翻间断缝合颈阔肌和皮下脂肪组织（图 8.24）。最后，用

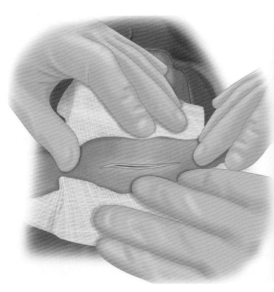
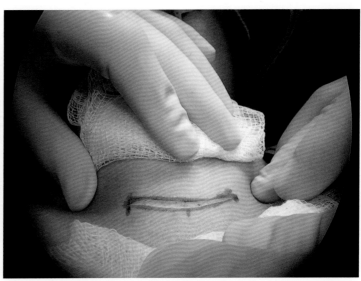

图 8.3　皮肤切口。使用安装有 15 号刀片的手术刀沿着朗格皮肤张力线行长约 5 cm 的低领切口

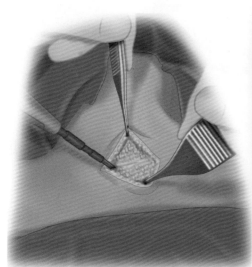
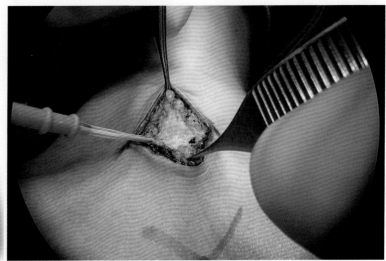

图 8.4　深入解剖。使用单极分离皮下脂肪组织并横断颈阔肌进行进一步深入解剖

5-0 可吸收缝线皮下缝合皮肤（图 8.25）。

　　术后第二天的生化检查显示，白蛋白校正的血清钙水平为 9.0 mg/dL（正常范围：8.6~10.3 mg/dL），血清磷水平为 4.6 mg/dL（正常范围：2.5~5 mg/dL），血清甲状旁腺激素水平为 43.10 pg/mL（正常范围：12~88 pg/mL）。随后患者平安出院（视频 8.1）。

视频 8.1

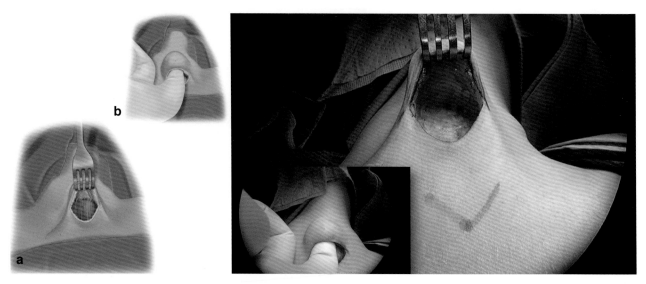

图 8.5 上肌皮瓣。使用单极烧灼和钝性解剖进行肌皮瓣的头部解剖（a），直到到达甲状软骨（b）

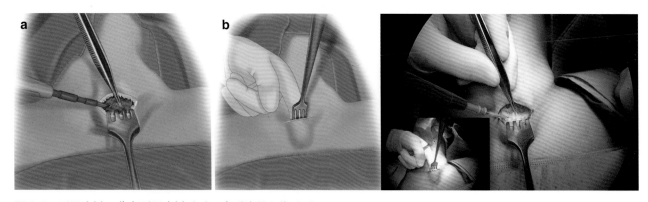

图 8.6 下肌皮瓣。分离下肌皮瓣（a），直到胸骨上缘（b）

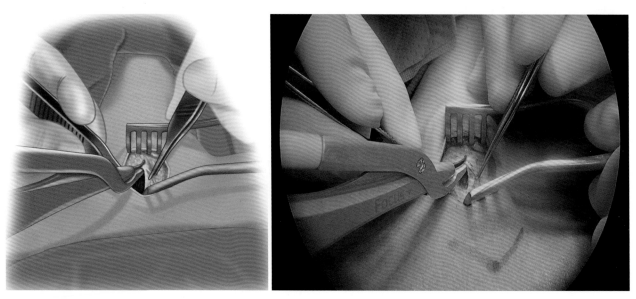

图 8.7 切开颈白线。使用超声刀识别并分离中线处的带状肌

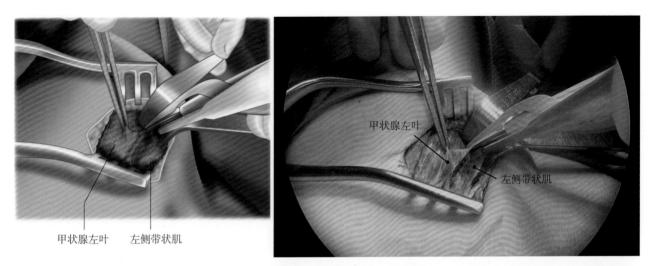

图 8.8 游离带状肌。钝性分离左侧带状肌，将其向外侧牵拉以暴露整个甲状腺左叶。使用超声刀将带状肌与甲状腺分离

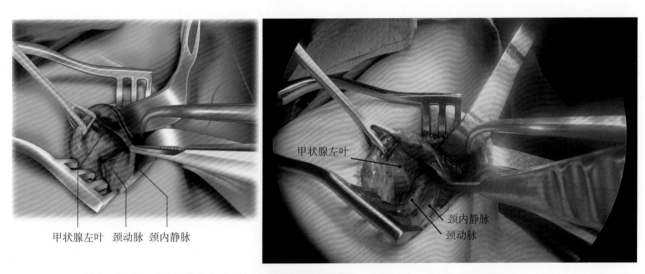

图 8.9 颈动脉鞘的暴露。继续将带状肌向外侧牵拉显露颈动脉鞘

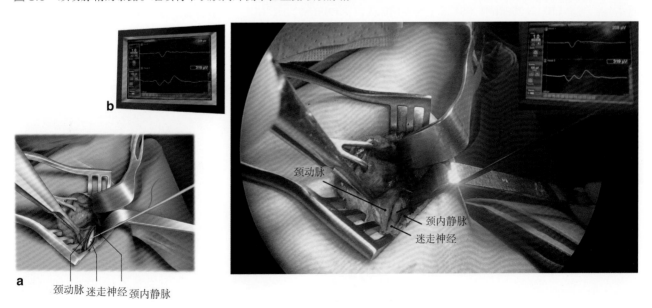

图 8.10 初始迷走神经功能评估（V1）。通过钝性解剖打开颈动脉鞘，识别和暴露迷走神经（a）。使用 IONM 设备的刺激探头进行功能评估，并在 IONM 监视器中记录 EMG 信号（b）

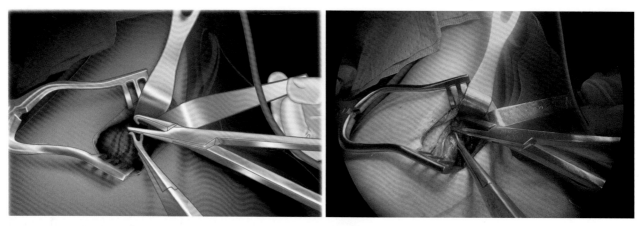

图 8.11   环甲间隙的解剖。钝性解剖打开甲状腺上极与环甲肌之间的无血管空间

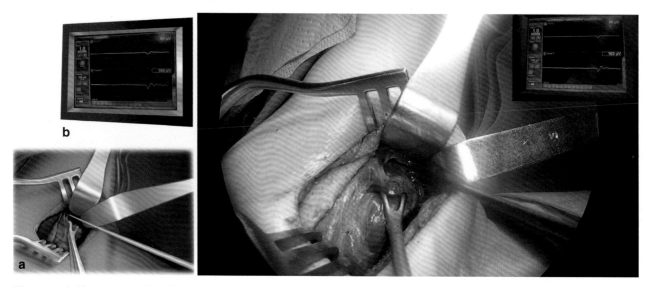

图 8.12   初始 EBSLN 功能评估（S1）。在环甲间隙内识别 EBSLN（a），使用 IONM 设备进行功能评估（b）

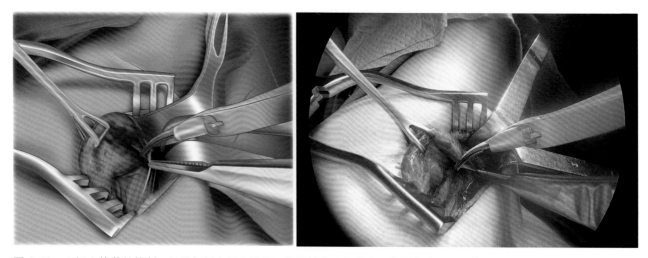

图 8.13   上极血管蒂的控制。钝性解剖上极血管蒂，使用超声刀实现止血和甲状腺上极血管的切割

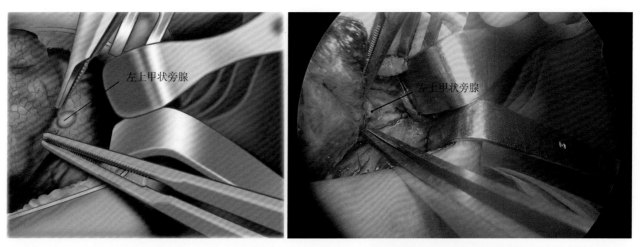

图 8.14　上甲状旁腺的识别和保护。在甲状腺腺叶的上 1/3 进行进一步的钝性解剖。识别上甲状旁腺，并仔细解剖其血管供应。上甲状旁腺定位最常见的解剖学标志是喉返神经和甲状腺下动脉交叉点上方 1 cm 处

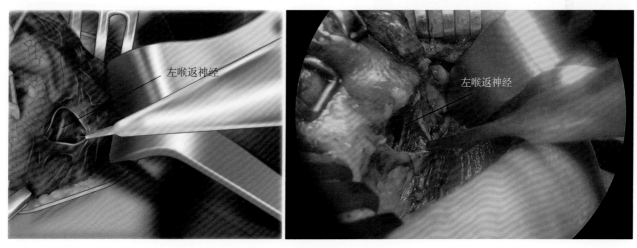

图 8.15　喉返神经的识别。继续进行横向钝性解剖，在气管食管沟中发现 RLN

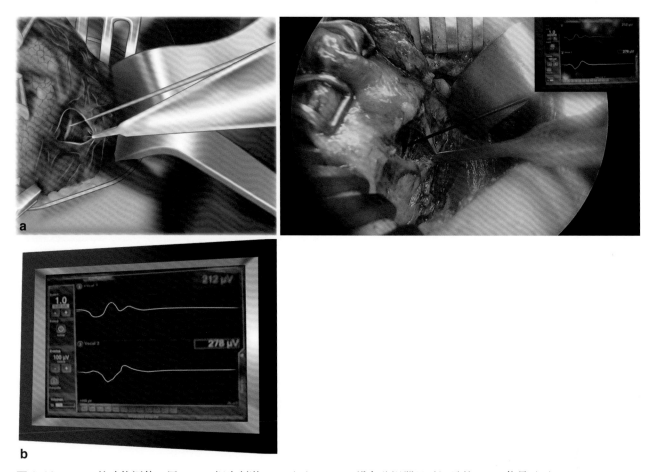

图 8.16　RLN 的功能评估。用 IONM 探头刺激 RLN（a），IONM 设备监视器显示记录的 EMG 信号（b）

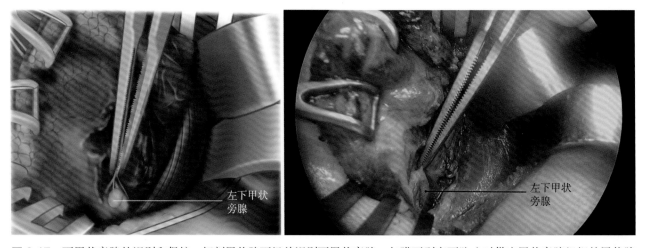

图 8.17　下甲状旁腺的识别和保护。解剖甲状腺下极并识别下甲状旁腺。包膜下剥离可防止对供应甲状旁腺组织的甲状腺下动脉分支的损伤

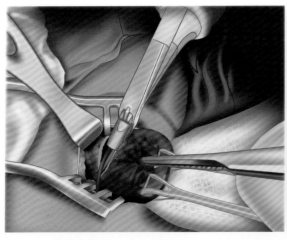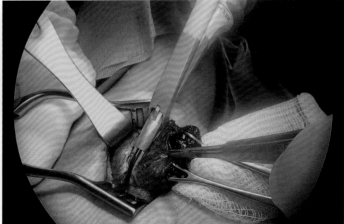

图 8.18　横断甲状腺峡部。使用超声刀横断甲状腺峡部

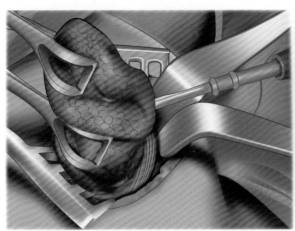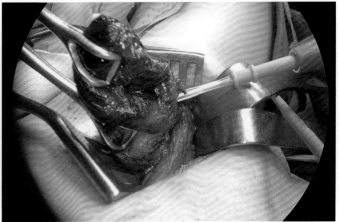

图 8.19　腺叶切除术。分离甲状腺左叶与气管之间的组织，避免损伤 RLN

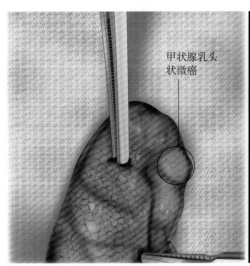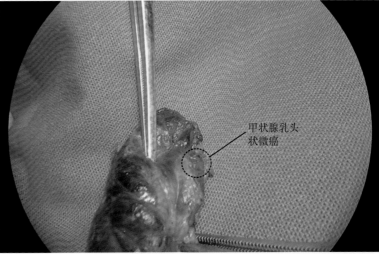

图 8.20　标本评估。检查切除的甲状腺左叶，以确定病变和意外切除的甲状旁腺

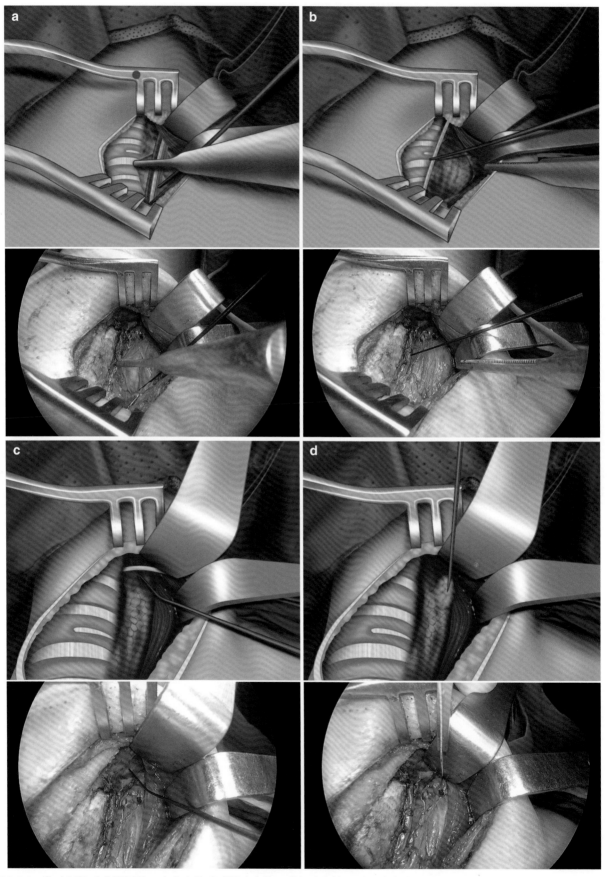

图 8.21　腺叶切除后术野评估。在决定处理对侧叶之前，进行迷走神经（V2）（a）、RLN（R2）（b）和 EBSLN（S2）（c）的功能评估，然后是甲状旁腺的完整性和血供的评估（d）

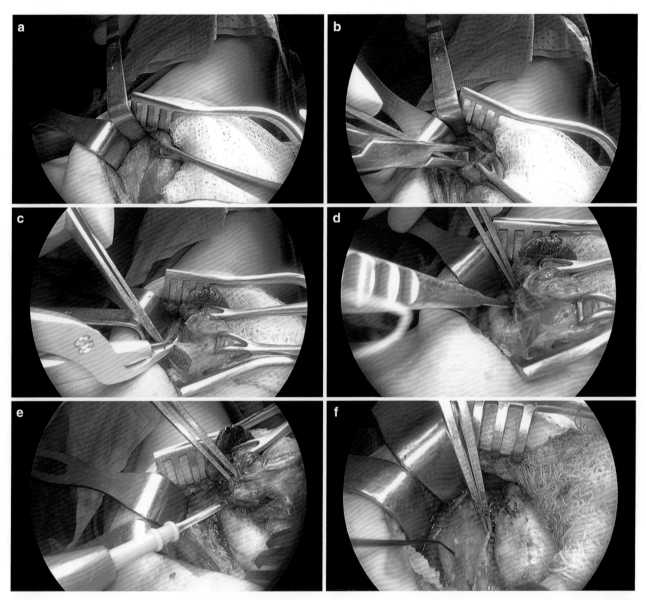

图 8.22　对侧腺叶切除。按照相同的步骤进行对侧甲状腺腺叶切除。分离带状肌（a），解剖环甲间隙（b），识别 EBSLN，钝性解剖甲状腺侧叶（c），识别甲状旁腺组织，识别 RLN（d），分离甲状腺侧叶与气管之间的组织（e），解剖后进行神经功能评估和甲状旁腺血供评估（f）

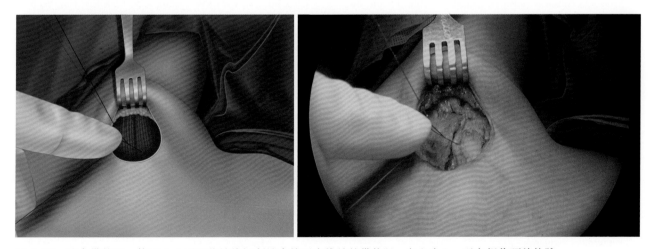

图 8.23　缝合带状肌。使用 4-0 可吸收缝线间断缝合接近中线处的带状肌。务必小心，避免损伤颈前静脉

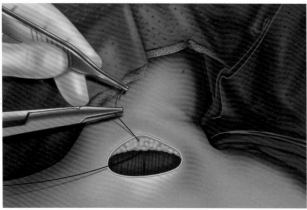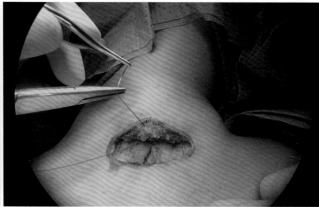

图 8.24　缝合颈阔肌。使用 4-0 可吸收缝线内翻间断缝合颈阔肌和皮下脂肪组织

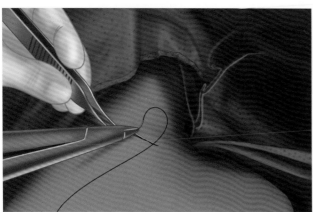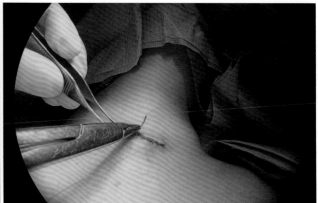

图 8.25　缝合皮肤。使用 5-0 可吸收缝线连续皮下缝合皮肤切口

参考文献

[1] Oertli D. Technique of thyroidectomy. In: Oertli D, Udelsman R, editors. Surgery of the thyroid and parathyroid glands. Berlin, Heidelberg: Springer; 2007. https://doi.org/10.1007/978-3-540-68043-7_7.

[2] Gosnell JE, Clark OH. Surgical approaches to thyroid tumors. Endocrinol Metab Clin N Am. 2008; 37(2): 437-55.

[3] Ikeda Y, Takami H, Sasaki Y, Kans S, Niimi M. Endoscopic neck surgery by the axillary approach. J Am Coll Surg. 2000; 191(3): 336-40.

[4] Ohgami M, Ishii S, Arisawa Y, Ohmori T, Noga K, Furukawa T, Kitajima M. Scarless endoscopic thyroidectomy: breast approach for better cosmesis. Surg Laparosc Endosc Percutan Tech. 2000; 10(1): 1-4.

[5] Miccoli P, Berti P, Raffaelli M, Conte M, Materazzi G, Galleri D. Minimally invasive video-assisted thyroidectomy. Am J Surg. 2001; 181: 567-70.

[6] Shimazu K, Shiba E, Tamaki Y, Takiguchi S, Taniguchi E, Ohashi S, Noguchi S. Endoscopic thyroid surgery through the axillo-bilateral-breast approach. Surg Laparosc Endosc Percutan Tech. 2003; 13(3): 196-201.

[7] Choe JH, Kim SW, Chung KW, Park KS, Han W, Noh DY, Oh SK, Youn YK. Endoscopic thyroidectomy using a new bilateral axillo-breast approach. Word J Surg. 2007; 31(3): 601-6.

[8] Terris DJ, Singer MC, Seybt MW. Robotic facelift thyroidectomy: patient selection and technical considerations. Surg Laparosc Endosc Percutan Tech. 2011; 21(4): 237-42.

[9] Anuwong A. Transoral endoscopic thyroidectomy vestibular approach: a series of the first 60 human cases. World J Surg. 2016; 40(3): 491-7.

[10] Duke WS, Chaung K, Terris DJ. Contemporary surgical techniques. Otolaryngol Clin N Am. 2014; 47(4): 529-44.

[11] Cirocchi R, D'Ajello F, Trastulli S, Santoro A, Di Rocco G, Vendettuoli D, Rondelli F, Giannotti D, Sanguinetti A, Minelli L, Redler A, Basoli A, Avenia N. Meta-

analysis of thyroidectomy with ultrasonic dissector versus conventional clamp and tie. World J Surg Oncol. 2010; 8: 112.

[12] D'Orazi V, Panunzi A, Di Lorenzo E, Ortensi A, Cialini M, Anichini S, Ortensi A. Use of loupes magnification and microsurgical technique in thyroid surgery: ten years' experience in a single center. G Chir. 2016; 37(3): 101–7.

[13] Smith RB, Coughlin A. Thyroidectomy hemostasis. Otolaryngol Clin N Am. 2016; 49(3): 727–48.

[14] Schneider R, Machens A, Lorenz K, Dralle H. Intraoperative nerve monitoring in thyroid surgery-shifting current paradigms. Gland Surg. 2020; 9(Suppl 2): S120–8.

[15] Runkel N, Riede E, Mann B, Buhr HJ. Surgical training and vocal-cord paralysis in benign thyroid disease. Langenbeck's Arch Surg. 1998; 383: 240–2.

[16] Yip L, Stang MT, Carty SE. Thyroid carcinoma: the surgeon's perspective. Radiol Clin N Am. 2011; 49(3): 463–71.

甲状腺左叶和峡部切除术

拉杰沙希·M.加特兰德，理查德·A.霍迪（Rajshri M. Gartland and Richard A. Hodin）

引言

开放式甲状腺切除术仍然是治疗甲状腺良恶性病变的最常见方法。虽然喉返神经监测（RLNM）在过去几十年中已成为甲状腺手术中越来越受欢迎的辅助手段，但没有大规模多机构研究表明使用RLNM后RLN损伤率有显著差异。许多手术量大的外科医生在甲状腺切除术中一直仅依靠术中可视化以及正常和变异解剖的知识来保护RLN结构和功能。此外，新型止血装置，如电热双极血管封闭器和超声波激活剪刀，已越来越多地用于甲状腺手术；虽然这些工具已被证明是有效的，但它们也比有效止血的传统模式，如打结、夹子和单极电灼更昂贵[1-3]。本章介绍了一种安全、可靠、有效和低成本的，不需要使用RLNM或血管封闭装置的甲状腺左叶和峡部切除术。

手术步骤

一名45岁男子甲状腺左叶存在一个1.2 cm结节，细针穿刺活检结果为可疑滤泡肿瘤。在讨论了手术的风险、益处和替代方案后，患者选择接受甲状腺左叶切除术。手术时，患者取仰卧位，诱导全身气管内麻醉后，将患者的颈部伸展，准备好并以无菌单覆盖。

核对患者、手术名称、部位和其他重要细节后，在皮肤自然皱褶处做一个标准皮肤切口，该切口在术前已被标记（图9.1）。用电刀将皮下组织和颈阔肌分开（图9.2）。向上和向下分离皮瓣（图9.3）。插入自固定弹簧牵开器后（图9.4），在中线切开颈筋膜。通过电灼暴露峡部下缘的气管（图9.5），然后在峡部与甲状腺右叶的连接处电灼离断峡部（图9.6）。

将左侧带状肌向外侧牵拉，将甲状腺左叶向中间牵拉（图9.7）。甲状腺腺叶内包含一个可触及的结节，没有发现腺外侵犯。接下来，暴露并结扎上极血管（图9.8~9.11）。注意避免损伤喉

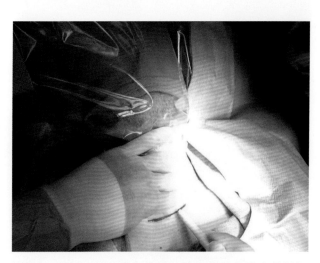

图9.1 选择环状软骨与胸骨切迹之间的皮肤自然皱褶区，并在皮肤切开前做好标记

上神经的外支。将附着在甲状腺被膜上的蜂窝组织轻轻向后清扫，这样可以保护上下位的甲状旁腺（图 9.12）。然后在喉返神经入喉处附近识别喉返神经，并用直角解剖器向下方追踪神经（图 9.13、9.14）。观察到喉返神经后，紧贴甲状腺被膜向下分离甲状腺下极至气管水平（图 9.15）。联合使用结扎和电灼将甲状腺腺叶从气管上切除，出于安全考虑，在粘连致密区可残留少许腺体组织（图 9.16、9.17）。峡部和锥状叶随标本一起被移除。电凝甲状腺右叶切缘充分止血（图 9.18）。

冲洗创腔，取特伦德伦伯体位（头低足高位）并在正压通气下检查有无出血。使用 4-0 丝线缝合伤口，缝合带状肌和颈阔肌（图 9.19、9.20）。

可以使用可吸收缝线代替丝线，但是如果需要二次手术（例如残余甲状腺全切除术），则选择丝线以便于识别组织层次。使用 4-0 可吸收缝线皮下缝合皮肤，并用无菌纱布覆盖切口（图 9.21）。

患者对手术耐受良好，没有并发症。包括麻醉诱导的总手术时间不到 1 小时。围手术期给予类固醇和酮咯酸以减少围手术期的疼痛和恶心。在恢复室观察 4 小时，期间患者血液动力学稳定，颈部柔软，声音正常。患者的疼痛在没有使用麻醉剂的情况下得到控制，并且能耐受进食。随后患者出院回家。最终的病理诊断是一个 1.2 cm 的滤泡状腺瘤。

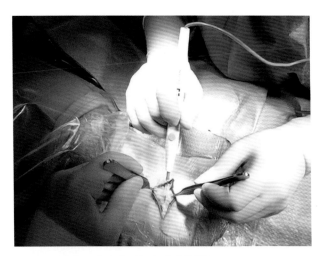

图 9.2　用电刀分离皮下组织和颈阔肌

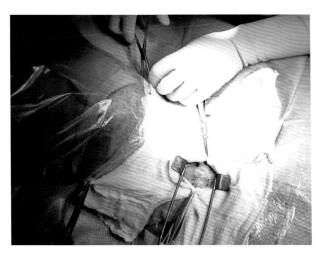

图 9.4　用湿纱布保护皮肤边缘，用自固定弹簧牵开器暴露术野

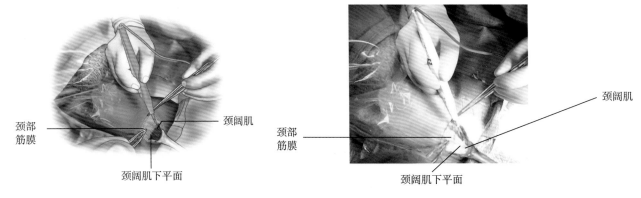

图 9.3　将皮瓣向下游离至胸骨切迹水平

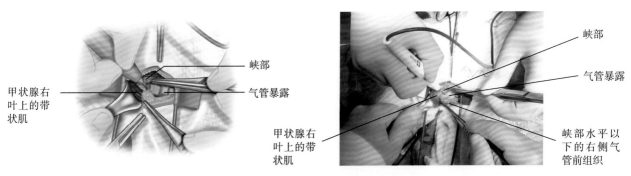

图 9.5　使用电刀在峡部下缘水平暴露气管

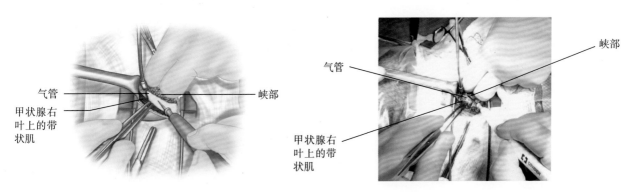

图 9.6　使用电刀在峡部与甲状腺右叶的连接处将峡部离断

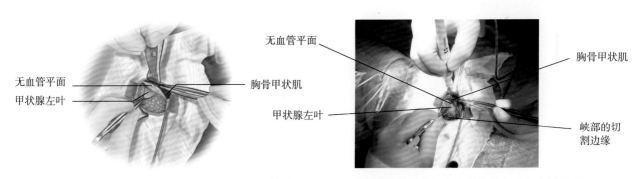

图 9.7　向外侧牵拉左侧带状肌，在这个相对的无血管平面上，通过分离疏松的结缔组织使甲状腺左叶向中间移动

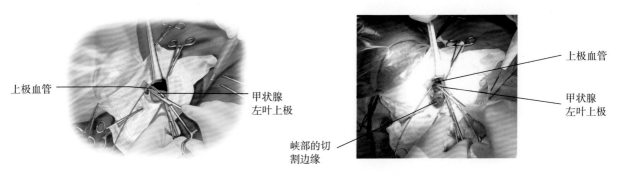

图 9.8　用 Kelly 钳夹住甲状腺左叶上极，向前和外侧方提起，以暴露上极血管

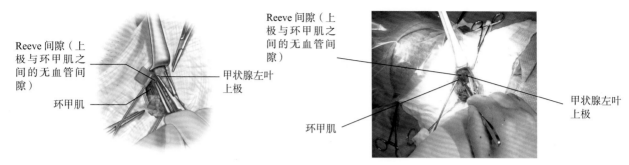

图 9.9   小心翼翼地分离附着在甲状腺被膜内侧的肌肉和组织，以避免损伤喉上神经外支

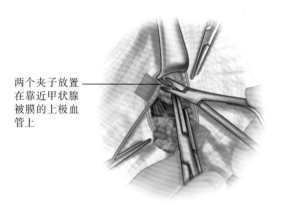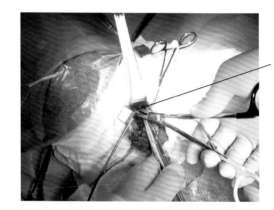

图 9.10   将上极血管分离后，紧靠甲状腺双重结扎血管

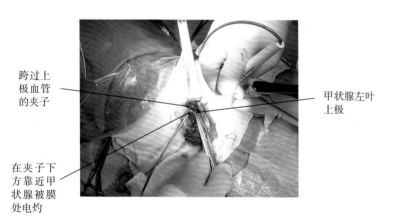

图 9.11   夹闭上极血管后，用电刀分离血管钳与甲状腺被膜之间的组织。重复该过程，直到甲状腺上极被完全游离

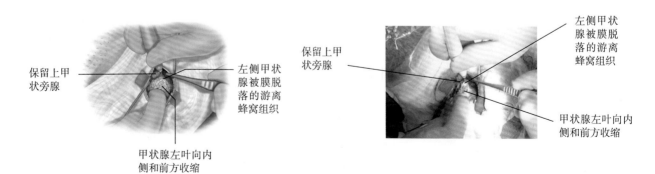

图 9.12   将附着在甲状腺被膜上的蜂窝组织轻轻向后分离。这一操作使得上、下甲状旁腺得以保存

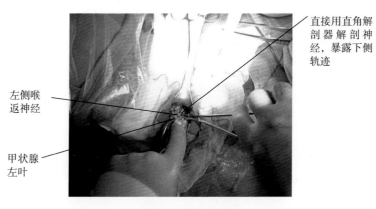

图 9.13 喉返神经在入喉处附近被识别，用直角解剖器向下方追踪该神经

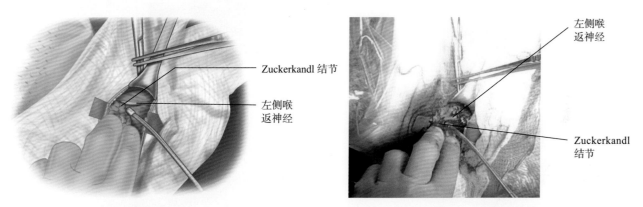

图 9.14 进一步暴露左侧喉返神经

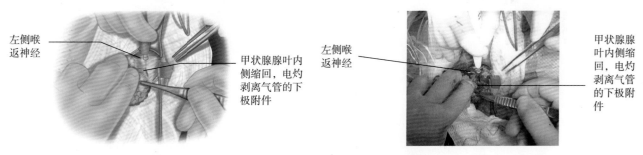

图 9.15 显露喉返神经后，紧靠甲状腺被膜钳夹下极组织，电灼并结扎至气管水平

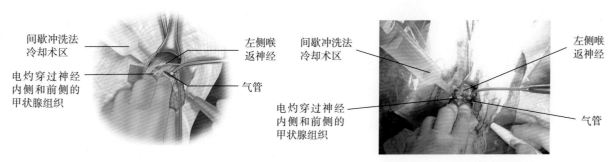

图 9.16 全程显露神经后，电灼切开神经内侧和前侧的甲状腺组织，出于安全考虑，在粘连区应保留少许甲状腺组织。在此过程中，采用间歇冲洗法来冷却术区

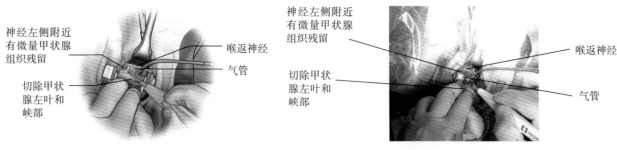

图 9.17　峡部和锥状叶连同样本一起被切除

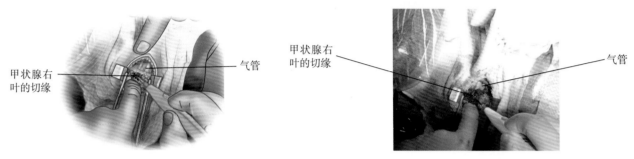

图 9.18　电灼甲状腺右叶的切缘以止血

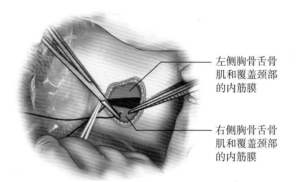

图 9.19　用 4-0 丝线 8 字缝合胸骨甲状肌，用 4-0 丝线连续缝合胸骨舌骨肌和颈部筋膜以覆盖气管

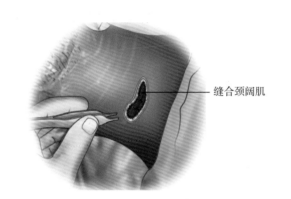

图 9.20　用 4-0 丝线间断缝合颈阔肌

参考文献

［1］Chen H. Fine needle aspiration biopsy of the thyroid: thyroid lobectomy and total thyroidectomy. In: Fischer J, Jones D, Pomposelli F, Upchurch G, Klimberg V, Schwaitzberg S, Bland K, editors. Fischer's mastery of surgery. 6th ed. Philadelphia: Wolters Kluwer Health/Lippincott Williams & Wilkins; 2012. p. 468–78.

［2］Haugen BR, Alexander EK, Bible KC, Doherty GM, Mandel SJ, Nikiforov YE, et al. 2015 American Thyroid Association Management Guidelines for adult patients with thyroid nodules and differentiated thyroid cancer: the American Thyroid Association Guidelines Task Force on Thyroid Nodules and Differentiated Thyroid Cancer. Thyroid. 2016; 26(1): 1–133.

［3］Patel KN, Yip L, Lubitz CC, Grubbs EG, Miller BS, Shen W, et al. The American Association of Endocrine Surgeons Guidelines for the definitive surgical management of thyroid disease in adults. Ann Surg. 2020; 271(3): e21–93.

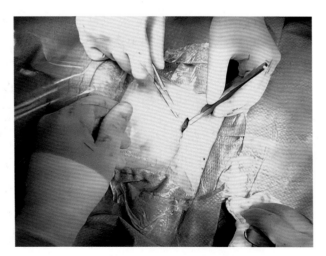

图 9.21　用单股 4-0 丝线连续皮下缝合皮肤，并用无菌纱布覆盖

甲状腺全切除术联合同侧中央区淋巴结清扫术治疗甲状腺乳头状癌 10

亚当·奥弗里，马克·西瓦克（Adam Ofri and Mark Sywak）

引言

美国甲状腺协会（ATA）现行指南建议对 T3、N1 或 M1 的中高危分化型甲状腺癌（DTC）患者行甲状腺全切除术[1]。低危 DTC 患者可以接受甲状腺全切除术或腺叶切除术，手术方式的选择取决于是否推荐行放射性碘（RAI）治疗。我们的甲状腺全切除术使用血管闭合装置（LigaSure）进行血管结扎和常规神经完整性监测（NIM）。"无缝线甲状腺切除术"的安全性和有效性已被充分证明，我们已经实施该方法超过 15 年[2]。虽然将 NIM 常规用于保护喉返神经（RLN）和喉上神经外支（EBSLN）仍有争议[3]，但我们仍不打算将其作为主要方法来识别神经，而仅作为辅助方法来确认神经功能。NIM 在困难的二次手术和复杂的甲状腺癌手术中的作用尤其重要。

对于临床上中央区淋巴结受累的患者建议行中央区淋巴结清扫（Central lymph node dissection，CLND），临床分期为 T3 或 cN1b 的患者应考虑行中央区淋巴结清扫，否则将会影响后续治疗。甲状腺乳头状癌（papillary thyroid carcinoma，PTC）淋巴结转移的典型路径是先中央区然后侧颈[4]。

因此，PTC 最常见的转移部位是Ⅵ区淋巴结[5]。颈部淋巴结转移可在 PTC 早期发生，有证据显示 T1a 期 PTC 可发生亚临床转移[6,7]。研究表明，常规 CLND 对 PTC 有益：术后甲状腺球蛋白水平较

低，中央区淋巴结二次手术的概率降低，且不增加远期发病率[6,8]。

术前准备需要与患者仔细协商，讨论手术的潜在风险和益处，以获得手术的知情同意。所有患者都必须通过电子纤维喉镜、声带超声或语音障碍问卷筛查对声带功能进行评估。在已确诊甲状腺癌的情况下，我们建议所有患者都进行电子纤维喉镜检查。需要注意的是，良性和恶性甲状腺疾病都可能在术前发生声带麻痹[9]。

手术步骤

一名 40 岁女性患者，因亚临床甲状腺毒症就诊于内分泌外科，意外发现甲状腺乳头状癌。患者此前进行体外受精辅助生殖治疗前的检查，结果显示促甲状腺激素（TSH）轻度抑制：0.12 mU/L（0.45～4.12 mU/L）。患者无明显甲状腺毒症症状，月经周期正常。曾行脐疝修补术，其余既往史无特殊，无辐射暴露史。家族史：叔叔患有良性多结节性甲状腺肿。查体：甲状腺右叶扪及大小约 15 mm 的质硬结节，颈部未扪及明显肿大淋巴结，无甲状腺功能亢进或减退的临床表现。甲状腺超声提示多结节性甲状腺肿，甲状腺右叶查见一枚大小约 17 mm 的混合回声结节伴微钙化（TIRADS 5 类）；甲状腺左叶查见一枚大小约 8 mm 形态不规则的可疑结节（TIRADS 5 类）。右颈Ⅵ区查见

2 枚形态可疑的低回声淋巴结。行左侧及右侧甲状腺结节细针穿刺活检，确诊为甲状腺乳头状癌（Bethesda Ⅵ）。鉴于患者为多灶性甲状腺乳头状癌且中央区探查到形态可疑的淋巴结，经患者同意进行了甲状腺全切除术和 CLND。

手术时，行常规神经完整性监测（NIM）气管插管，并于右侧胸壁皮下置入监测仪导线辅助 NIM 系统工作。在全身麻醉后，将患者置于仰卧位，双臂完全内收，颈部后仰。在颈部正中适当的颈纹处做一个长 4 cm 的横向标记（图 10.1）。行切口部位和双侧颈丛浅表阻滞麻醉（图 10.2）。皮肤用 10% 聚维酮碘消毒。手术开始时，用刀片沿标记切开皮肤，电刀切开皮下组织和颈阔肌。用 Monehan 钳和 Kocher 钳牵开暴露组织，采用电切和钝性解剖相结合的方法在两侧颈外静脉内侧平面游离颈阔肌下皮瓣（图 10.3）。皮瓣上方游离至环甲肌，下方游离至胸骨切迹。从颈白线处纵向打开颈前筋膜及带状肌（图 10.4）。

需要时可以使用血管闭合器将胸骨舌骨肌和胸骨甲状肌横断开以便暴露甲状腺（图 10.5）。在 Kocher 钳和甲状腺拉钩的辅助下，通过电切和钝性解剖来分离带状肌，完整暴露甲状腺。残余甲状舌管使用电灼游离，注意甲状舌管需要完整切除。在甲状腺峡部上方游离锥状叶（图 10.6），连同喉前（Delphian）淋巴结一并游离。喉前组织切除后，牵拉甲状腺峡部可以在峡部深面形成空间。用直角钳进一步分离气管前间隙后，用血管闭合器完全离断峡部（图 10.7）。如果甲状腺癌位于峡部正中，则不能行甲状腺峡部离断。然后将完全切除的残余甲状舌管和喉前淋巴结送组织病理学检查。

随后打开同侧颈动脉鞘，刺激迷走神经（V1）确认喉返神经功能（图 10.8）。确认喉返神经功能良好后，行患侧甲状腺腺叶切除术。首先游离甲状腺外侧被膜及离断甲状腺中静脉。术者用弯血管钳夹住甲状腺上极，向前 - 下 - 内侧牵拉，助手用甲状腺拉钩暴露手术视野（图 10.9）。使用电凝和血管闭合器解剖甲状腺上极被膜，重点是

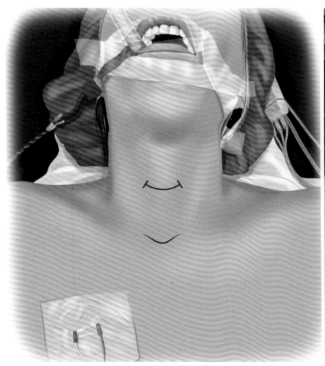
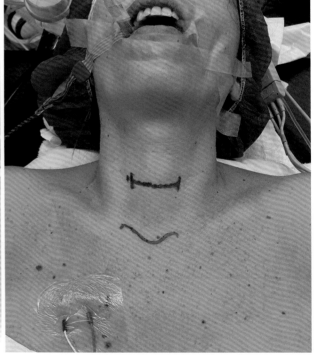

图 10.1　在适当的颈纹正中做一个长 4 cm 的横向标记

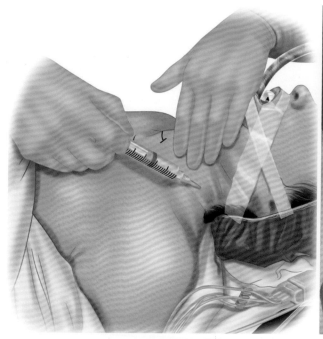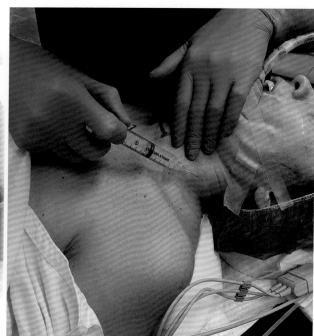

图 10.2　行切口部位和双侧颈丛浅表阻滞麻醉

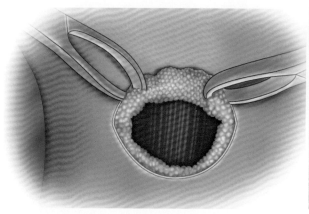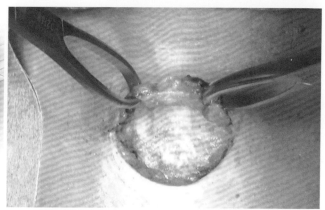

图 10.3　于颈外静脉内侧平面分离颈阔肌下皮瓣

识别同侧喉上神经外支（EBSLN）。看到 EBSLN 后，观察神经监测仪探查信号和环甲肌收缩，来进一步确认以保护神经（图 10.10）。继续解剖并完全游离甲状腺上极。然后将下极向上内侧牵拉（图 10.11）。识别下甲状旁腺，沿被膜分离、保护旁腺血管蒂。如果发现嵌入型甲状旁腺，重点则是识别同侧 RLN。在 Zuckerkandl 结节后方进行锐性

和钝性分离，识别甲状腺下动脉和 RLN。使用蚊式血管钳钝性解剖，以暴露 RLN（图 10.12）。从近端及远端追踪 RLN，确认前、后分支分叉处。使用 NIM 探针确认神经完整性（图 10.13）。游离 RLN 表面的组织，在 Berry 韧带区域的 RLN 附近分离时可用缝线结扎，以避免电刀对神经的热损伤。在此区域发现上甲状旁腺后进行游离并原位保

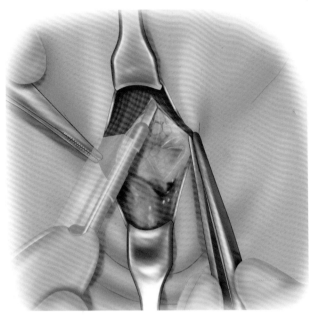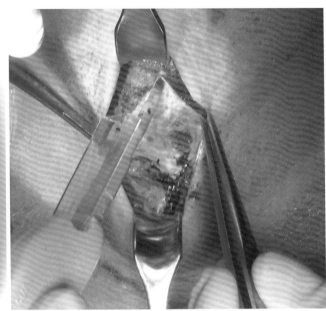

图 10.4　沿颈白线纵向打开筋膜

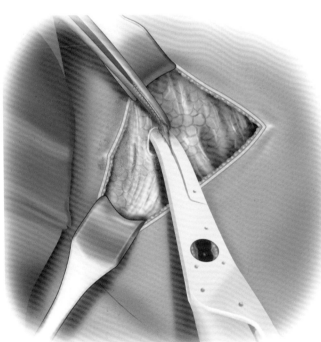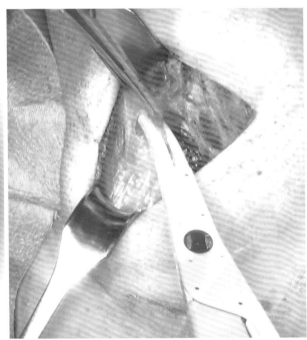

图 10.5　使用血管闭合器将胸骨舌骨肌和胸骨甲状肌横断开以便暴露甲状腺

留。一旦将 RLN 与甲状腺剥离，使用电刀和血管闭合器从甲状腺与气管的间隙将二者分离。在切断 Berry 韧带之前，进行最后一次 NIM 刺激，确认 RLN 的功能，以确保神经在结扎过程中没有被损伤或无意结扎。锐性分离 Berry 韧带前方的腺体组织，在组织病理学送检之前应检查已游离的甲状腺腺叶标本（图 10.14）。

然后开始进行同侧中央区淋巴结清扫，包括 Ⅵ区和Ⅶ区淋巴结。Ⅵ区淋巴结的内界为气管的对侧缘，外界为同侧颈总动脉内侧缘，下界为头臂干

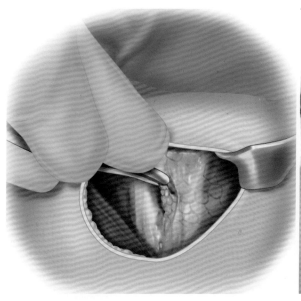
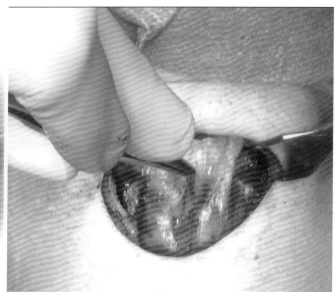

图 10.6　在甲状腺峡部上方游离锥体叶

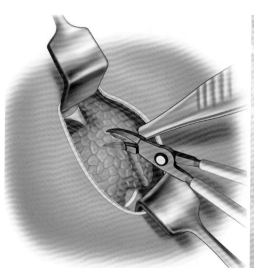
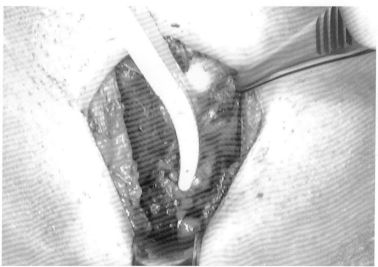

图 10.7　用直角钳解剖气管前方间隙，使用血管闭合器完全切开峡部

上方，深度至椎前筋膜表面，淋巴结清扫的同时使同侧 RLN 和颈段食管骨架化。目视和指诊可识别受累的淋巴结（图 10.15）。RLN 被淋巴结环绕，应仔细解剖分离，可间断使用 NIM 以确认神经完整性（图 10.16）。Ⅵ区淋巴结沿着 RLN 的走行被分开，通常分为两部分进行切除。Ⅵ区淋巴结的下份延伸至甲状腺胸腺韧带，使用血管闭合器断开甲状腺胸腺韧带并确认完全止血（图 10.17）。

同侧中央区淋巴结清扫通常需要自体移植下甲状旁腺。在切除对侧甲状腺之前，先进行第二次迷走神经（V2）刺激，以确认 RLN 在术中被完全保护（图 10.18）。

以切除患侧腺叶的方式完成对侧腺叶的切除。

在手术结束时，使用生理盐水冲洗术腔并确保止血彻底。请麻醉医师给患者鼓肺（压力为30~

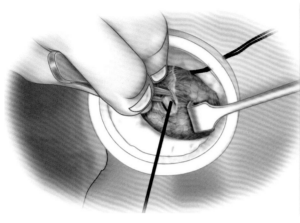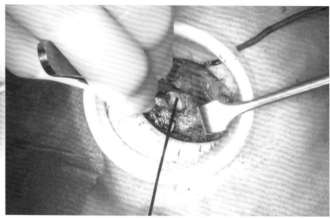

图 10.8　检查 V1 信号确认喉返神经功能

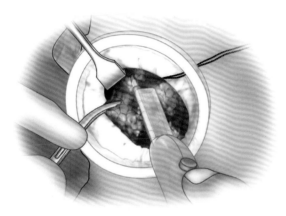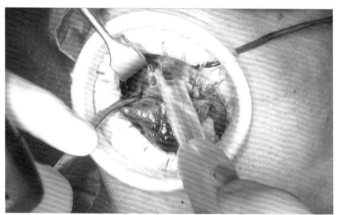

图 10.9　术者用弯血管钳夹住甲状腺上极，向前 – 下 – 内侧牵拉，助手用甲状腺拉钩暴露手术视野

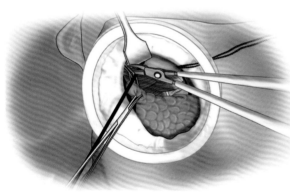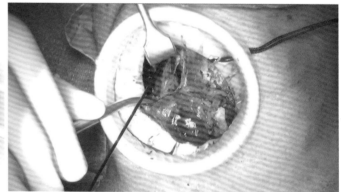

图 10.10　肉眼发现 EBSLN 后，使用 NIM 探测可见环甲肌收缩

40 cmH₂O）增加回心血量以便发现可能的出血点。止血结束后，我们通常使用小片的止血材料来预防出血（图 10.19）。术后我们在术腔置入一根 10F 的引流管，并用丝线缝合将其固定于皮肤。

用 3-0 可吸收缝线重新缝合带状肌，在下份留一个较小的缺口（图 10.20）。如有需要，在缝合颈阔肌前行自体甲状旁腺移植。切开右侧胸锁乳突肌（图 10.21）。将甲状旁腺碎片化，与 1 ml 生理盐水

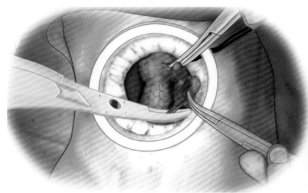
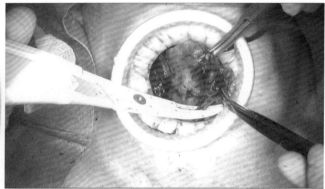

图 10.11　将下极向上内侧牵拉以便识别下甲状旁腺

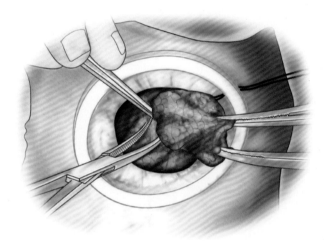
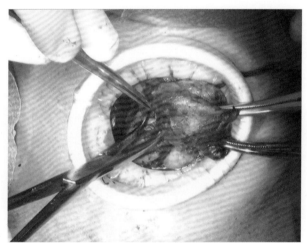

图 10.12　使用蚊式血管钳钝性分离，暴露 RLN

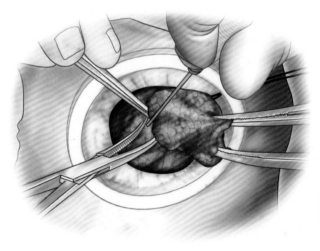
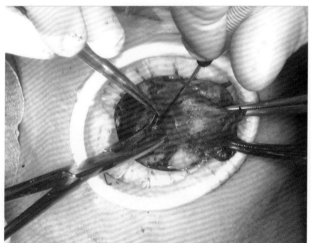

图 10.13　确认 RLN 分叉的前后支后，使用 NIM 探针确认神经完整性

混合后注入胸锁乳突肌（图 10.22）。接着用 3-0 可吸收缝线将颈阔肌间断缝合（图 10.23）。最后，用 4-0 可吸收缝线连续缝合关闭皮肤，根据切口长度使用单个外科免缝胶带贴合伤口（图 10.24）。

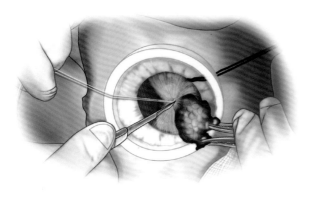 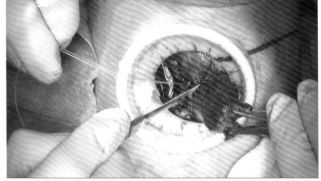

图 10.14　锐性分离游离 Berry 韧带前方的组织

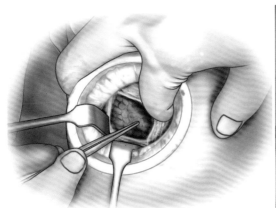 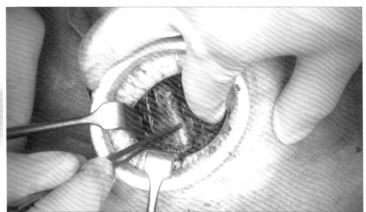

图 10.15　在进行中央区淋巴结清扫时，目视和指诊可识别受累淋巴结

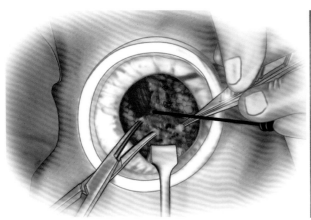 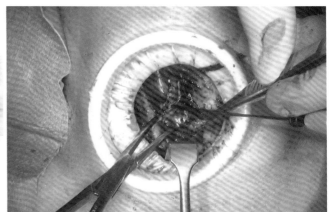

图 10.16　RLN 被淋巴结环绕，应仔细解剖分离，可间断使用 NIM 以确认神经完整性

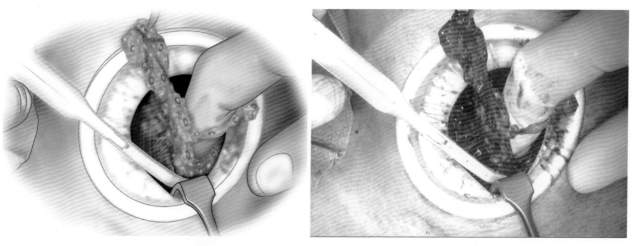

图 10.17 淋巴结的下份延伸至甲状腺胸腺韧带，使用血管闭合器断开甲状腺胸腺韧带并确认完全止血

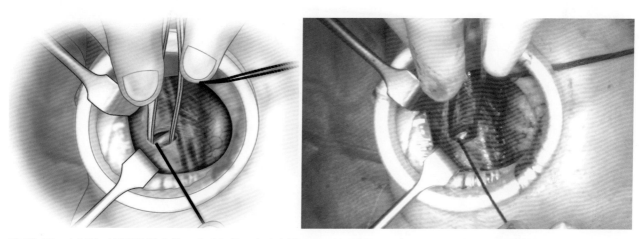

图 10.18 在切除对侧甲状腺之前，先进行第二次迷走神经（V2）刺激，以确认 RLN 在术中被完全保护

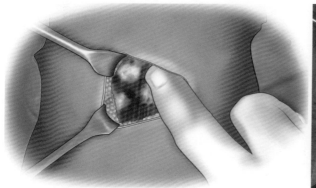
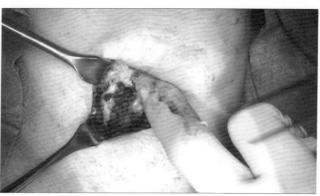

图 10.19 通常使用小片的止血材料来预防出血

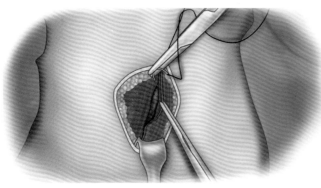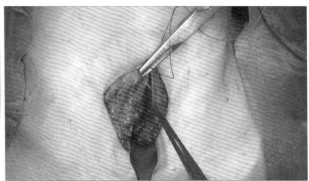

图 10.20　用 3-0 可吸收缝线缝合带状肌，在下份留一个较小的缺口

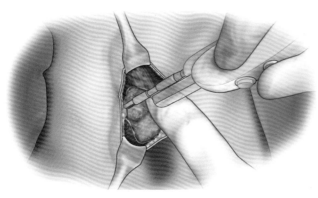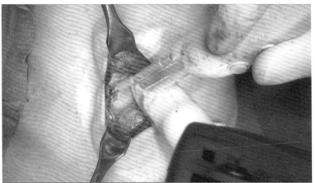

图 10.21　切开右侧胸锁乳突肌形成一个用于自体移植甲状旁腺的口袋

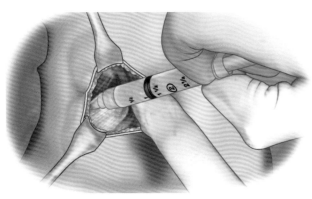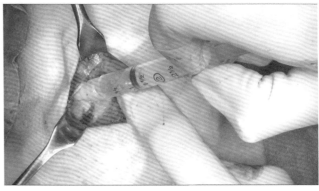

图 10.22　碎片化的甲状旁腺与 1 ml 生理盐水混合，注入胸锁乳突肌

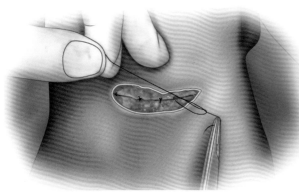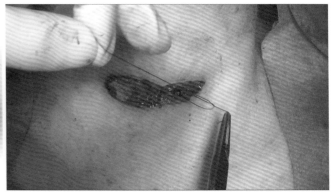

图 10.23　用 3-0 可吸收缝线间断缝合颈阔肌

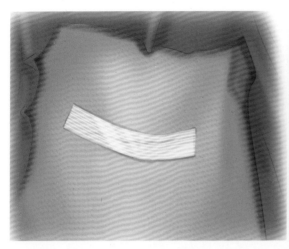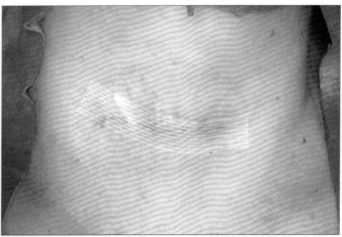

图 10.24　用 4-0 可吸收缝线连续缝合关闭皮肤，根据切口长度使用单个外科免缝胶带贴合伤口

术后患者根据体重服用适宜剂量的甲状腺素（1.6 μg/kg/d）。并且开始常规补钙（碳酸钙 1200 mg，Bid）。术后每天检测甲状旁腺激素（PTH）和校正血清钙值，直到出院。患者通常在术后第一天出院。嘱咐患者术后 48 小时内间断用冰袋敷伤口，并指示护理人员仔细观察患者有无呼吸窘迫和颈部切口血肿的表现。患者术后坚持做颈部康复运动直到复查。最终病理结果显示甲状腺右叶大小约 25 mm 的 PTC 和甲状腺左侧多灶性 PTC，均完整切除，4/4 淋巴结受累。该病例进行了多学科讨论，并接受了放射性碘治疗。

参考文献

［1］ Haugen BR, et al. 2015 American Thyroid Association Management Guidelines for adult patients with thyroid nodules and differentiated thyroid cancer: the American Thyroid Association Guidelines Task Force on Thyroid Nodules and Differentiated Thyroid Cancer. Thyroid. 2016; 26(1): 1-133.

［2］ O'Neill CJ, et al. Sutureless thyroidectomy: surgical technique. ANZ J Surg. 2011; 81(7-8): 515-8.

［3］ Cirocchi R, et al. Intraoperative neuromonitoring versus visual nerve identification for prevention of recurrent laryngeal nerve injury in adults undergoing thyroid surgery. Cochrane Database Syst Rev. 2019; 1: CD012483.

［4］ Thompson AM, et al. A preoperative nomogram for the prediction of ipsilateral central compartment lymph node metastases in papillary thyroid cancer. Thyroid. 2014; 24(4): 675-82.

［5］ Clark OH, Duh QY, Kebebew E, editors. Textbook of endocrine surgery. New Delhi, India: JP Medical Ltd; 2016.

［6］ Grodski S, et al. Routine level VI lymph node dissection for papillary thyroid cancer: surgical technique. ANZ J Surg. 2007; 77(4): 203-8.

［7］ So YK, et al. Subclinical lymph node metastasis in papillary thyroid microcarcinoma: a study of 551 resections. Surgery. 2010; 148(3): 526-31.

［8］ Popadich A, et al. A multicenter cohort study of total thyroidectomy and routine central lymph node dissection for cN0 papillary thyroid cancer. Surgery. 2011; 150(6): 1048-57.

［9］ Kay-Rivest E, et al. Preoperative vocal cord paralysis and its association with malignant thyroid disease and other pathological features. J Otolaryngol Head Neck Surg. New Delhi, India, 2015; 44: 35.

甲状腺腺叶切除联合同侧中央区淋巴结清扫术在低风险甲状腺乳头状癌和髓样癌中的应用

弗兰克·韦伯，安德里亚斯·梅琴，亨宁·德莱尔（Frank Weber, Andreas Machens, and Henning Dralle）

引言

肿瘤形态学和分子学特征及肿瘤流行病学和临床结局的研究进展，使得人们对甲状腺癌手术的风险 / 获益的权衡有了更深入的思考[1]。甲状腺手术的个体化概念随着微创手术技巧的提高而迅速得到认同，人们关注的焦点从应对低风险甲状腺癌高发转到如何将手术风险最小化。

大量的数据表明，甲状腺腺叶切除术和甲状腺全切除术对低风险的甲状腺乳头状癌来说生存率相差无几[2]。美国甲状腺协会（ATA）最新发布的指南推荐对单灶、无淋巴结转移、直径小于 4 cm 且局限在腺体内的甲状腺乳头状癌行甲状腺腺叶切除术[3]。然而，一些风险因素，比如：血管侵犯、浸润型组织类型等在术前甚至术中病理检测也很难准确评估。

医生必须在减少手术创伤与充分治疗肿瘤之间权衡利弊，目前缺乏预防性中央区淋巴结清扫的风险 / 获益平衡的确定性证据，明确是否存在淋巴结转移至关重要。转诊给笔者的低风险甲状腺乳头状癌患者在治疗知情同意讨论时，都会被告知腺叶切除合并同侧中央区淋巴结清扫的选择。

越来越多的甲状腺髓样癌也在早期被诊断[4,5]。现有的证据表明，镜下无粘连形成的散发性髓样癌不会转移到淋巴结[6]，这为寻求单侧腺叶切除策略打开了机会之窗。这种个体化理念需要依赖术中冰冻病理分析。以冰冻病理为基础，以风险评估为导向，腺叶切除合并同侧中央区淋巴结整块清扫术在局限于腺体内、镜下无粘连形成的散发性髓样癌的治疗中逐渐受到青睐。该个体化手术同样适合于低风险的乳头状癌患者，可以降低这些患者因接受甲状腺全切除术及术后放射性碘治疗而增加的相关并发症风险。

手术步骤

一位 52 岁的患者，因甲状腺右叶结节诊断为甲状腺髓样癌，降钙素水平为 515 pg/ml（<8.4 pg/ml），颈部高分辨超声检查显示甲状腺右叶内 11 mm 的结节，没有肿大淋巴结，该患者接受了腺叶切除及同侧中央区淋巴结清扫的建议，前提条件是术中冰冻病理没有发现粘连和淋巴结转移。

为使术野和最佳视野扩大，患者取仰卧位。垫肩使颈部处于仰伸位，使喉部及头臂干血管上移（图 11.1）。

手术在全身麻醉下进行，术中应用放大镜（×2.5）、双极电凝和连续神经监测。短效肌肉松弛剂仅用于气管插管，不在术中使用以免干扰术中神经监测。

切口轮廓线在胸骨切迹上方 19 mm，在正常皮纹内或平行于皮纹（图 11.2）。当术中冰冻病理证实有淋巴结转移时，这种 Kocher 低领切口可以在同一水平线内延伸，以便行侧颈部淋巴结清扫术。翻开切口线上下的颈阔肌皮瓣，尽量保留颈前浅静脉（图 11.3）。切口上方的皮瓣用 2-0 缝线固定在麻醉架上，成人患者可用两瓶 500 ml 输液瓶悬掉拉紧。切口下方皮瓣用小血管牵开器拉开并用胶带固定。

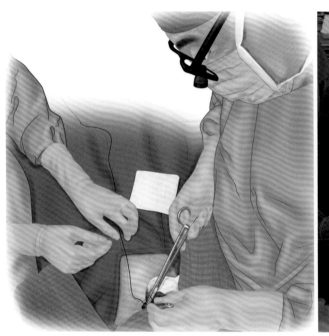 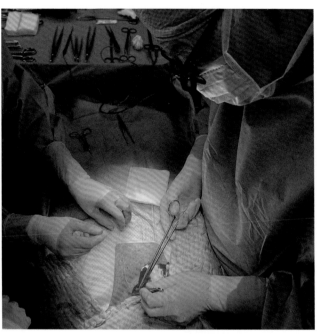

图 11.1　为使术野和最佳视野扩大，患者取仰卧位。垫肩使颈部处于仰伸位，使喉部及头臂干血管上移

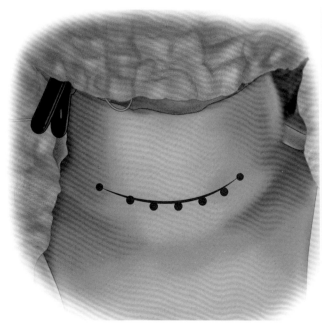 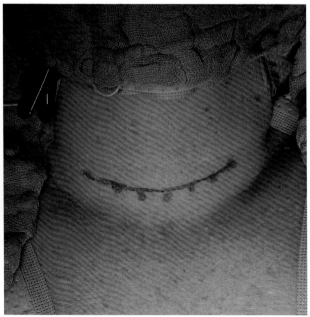

图 11.2　切口轮廓线在胸骨切迹上方 19 mm，在正常皮纹内或平行于皮纹

在颈白线处分开带状肌，分离甲状腺右叶与带状肌之间的疏松结缔组织（图 11.4）。从右侧颈部血管鞘前方解剖，辨认并结扎甲状腺中静脉（也称为 Kocher 静脉）（图 11.5）。用大的血管牵开器将甲状腺腺叶拉开，辨认走行于颈总动脉与颈内静脉之间的迷走神经，并用手持式刺激探针进行电生理确认（图 11.6）。

环周精细解剖约 1 cm 长的迷走神经，在被解剖的迷走神经段安置一个 2 mm 的电极夹进行连续神经监测（图 11.7a），对男性患者安置 3 mm

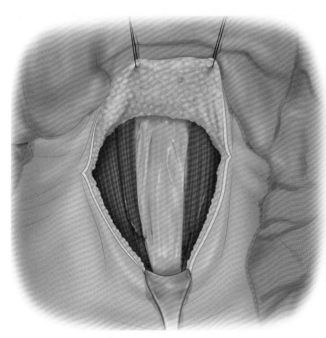
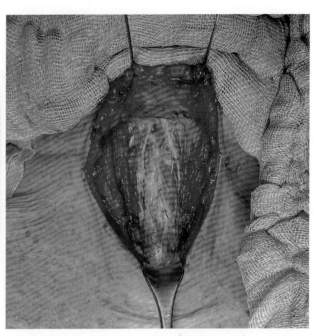

图 11.3　翻开切口线上下的颈阔肌皮瓣。切口上方的皮瓣用 2-0 缝线固定在麻醉架上，切口下方皮瓣用小血管牵开器拉开并用胶带固定

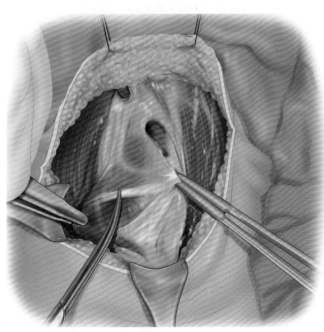
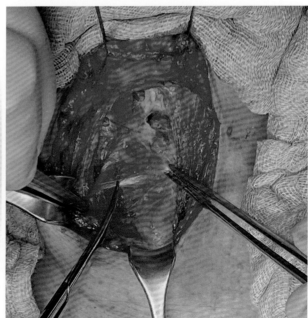

图 11.4　在颈白线处分开带状肌，分离甲状腺右叶与带状肌之间的疏松结缔组织

电极夹更为合适。使用神经牵开器或小的分离钳（Overholt 分离钳）来暴露解剖的神经段（11.7b、c）。在安置电极夹的过程中保护好滋养血管和神经鞘膜。

甲状腺右叶向内侧分离的过程中，通过手持式刺激探针对喉返神经的走行进行电生理识别

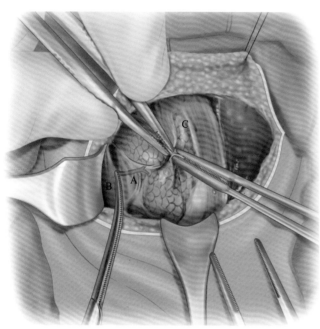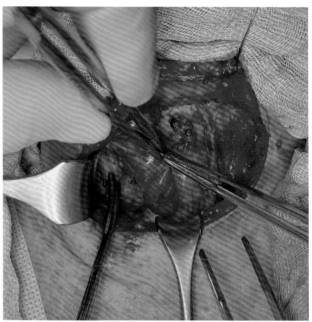

图 11.5　从右侧颈部血管鞘前方解剖，辨认并结扎 Kocher 静脉。A 为 Kocher 静脉，B 为颈内静脉，C 为锥状叶

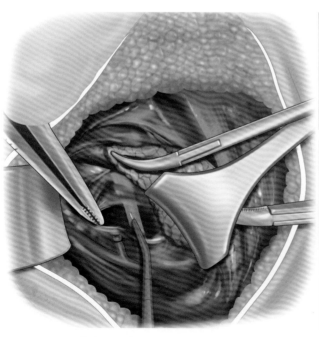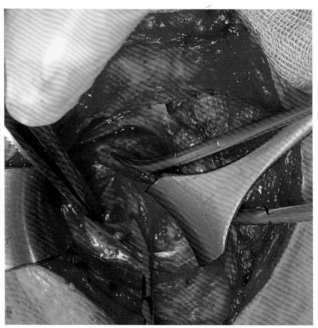

图 11.6　用血管牵开器将右侧腺叶向内侧拉开，以识别颈总动脉与颈内静脉之间的迷走神经路径，并使用手持式刺激探针（蓝色）进行电生理定位

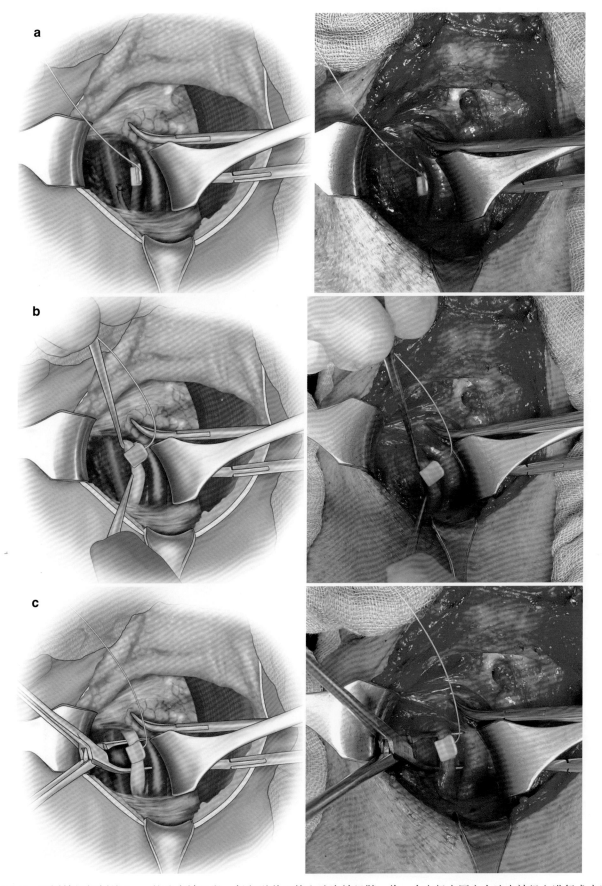

图 11.7　环周精细解剖约 1 cm 的迷走神经段。保留滋养血管和迷走神经鞘，将一个电极夹固定在迷走神经上进行术中连续神经监测（a）。在神经牵开器（b）或小分离钳（c）的帮助下安置电极夹

（图 11.8）。从中央区最低位置的淋巴结开始，由下向上进行半侧甲状腺切除和同侧中央区淋巴结的整块清扫（图 11.9）。辨认下位甲状旁腺并在清扫过程中保留其充分的血供（图 11.10）。如果无法

进行原位保留，就将失去血供的甲状旁腺切碎成条状自体移植在右侧胸锁乳突肌内。

　　沿气管从头臂干向头侧进行中央区淋巴结清扫（图 11.11），并非必须切除甲状腺胸腺韧带。

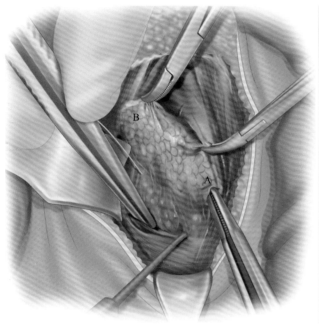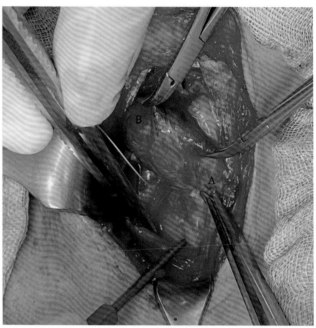

图 11.8　甲状腺向内侧拉开后，使用手持式刺激探针（蓝色）对右侧喉返神经进行电生理识别。A 为甲状腺下极，B 为甲状腺上极

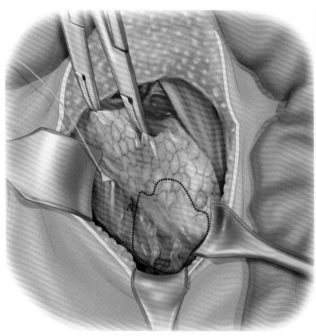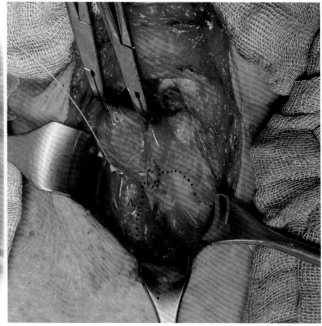

图 11.9　甲状腺腺叶切除连同同侧颈部中央区淋巴结整块切除（6 区，虚线区），从下位中央区淋巴结开始，由下向上清扫，A 为颈动脉

将甲状腺右叶连同峡叶、锥状叶及喉前淋巴结（Delphian 淋巴结）一并与甲状腺左叶分离（图11.12）。在右侧胸骨甲状肌 – 喉三角区域内，显露上极血管和喉上神经外支，后者的走行路径可通过

手持式刺激探针识别（图 11.13）。

上极的血管束用奥氏分离钳（Overholt 分离钳）分离后逐一进行结扎（图 11.14）。扁平钳分别夹住甲状腺右叶上、下份。在持续神经监测下

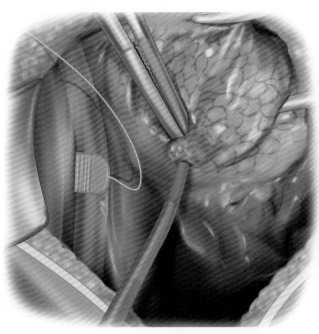
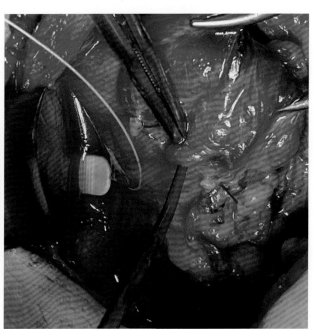

图 11.10　识别右下甲状旁腺，检查其血供是否充足

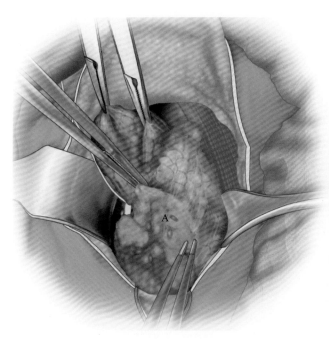
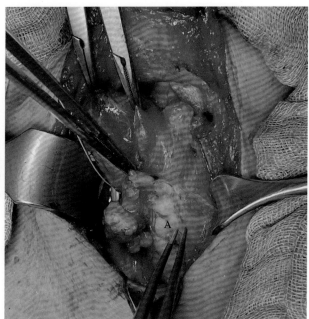

图 11.11　沿气管（A）从头臂干向头侧进行右侧中央区淋巴结清扫术

轻柔地将甲状腺右叶向内侧牵拉。特别留意严格控制扁平钳垂直牵拉的力度，使术野刚好被暴露（图 11.15）。

解剖并辨认喉返神经包括其喉外分支（图 11.16），尤其是游离至 Berry 韧带附近时（图 11.17）。在靠近甲状腺被膜处切断并结扎甲状腺下动脉的终末

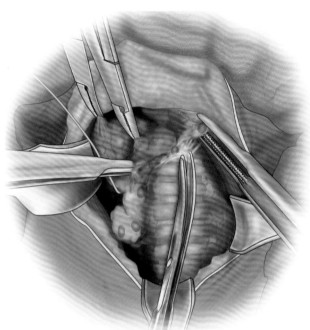

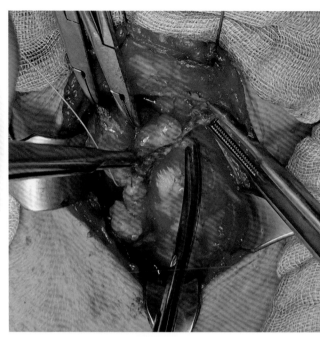

图 11.12　将甲状腺右叶连同峡部、锥状叶和 Delphian 淋巴结与未解剖的甲状腺左叶切断

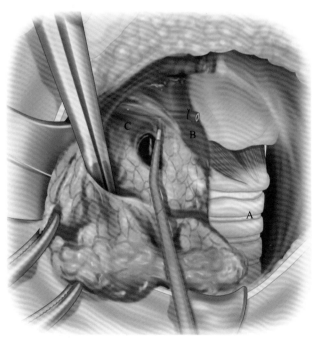

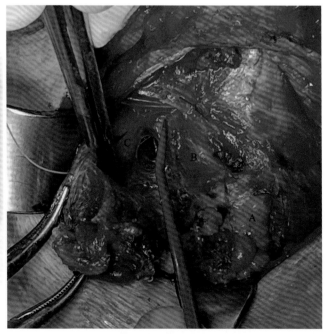

图 11.13　在右侧胸骨甲状肌 – 喉三角区域内，显露上极血管和喉上神经外支，后者的走行路径可通过手持式刺激探针识别（蓝色）。气管（A），环甲肌（B），甲状腺上极（C）

支。只有当Ⅵ区淋巴结有转移时才需要清扫喉返神经深面淋巴结。继续向头侧解剖，识别右上甲状旁腺及其滋养血管（图 11.18）。应紧贴被膜解剖以便保留其血供并且避开喉上神经（图 11.19）。

手术完成后，将甲状腺右叶（以 4-0 缝线标记上极）连同同侧的中央区淋巴结一并送术中冷冻

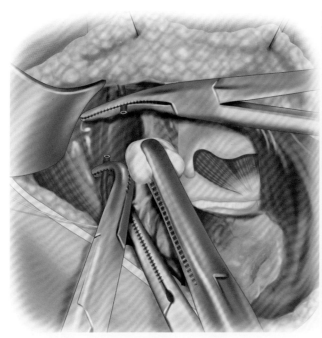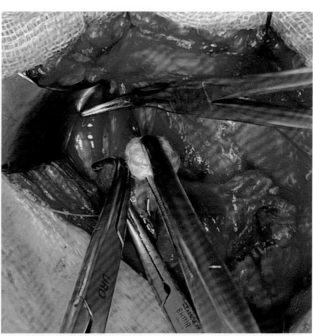

图 11.14　上极血管用小的 Overholt 分离钳分离并在靠近甲状腺被膜处逐一结扎

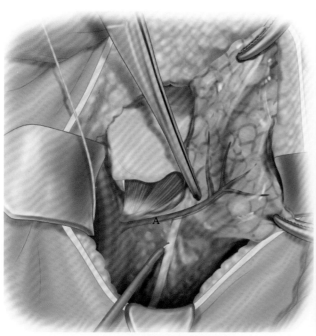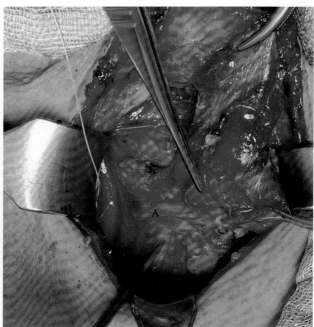

图 11.15　将甲状腺向内侧牵拉确保术者的视野。识别右下甲状旁腺（镊子处）。右侧喉返神经走行在甲状腺下动脉（A）深面，可使用手持式刺激探针（蓝色）进行电生理追踪识别

切片分析（图 11.20）。正如该例患者，当肿瘤局限在腺体内且无周围结缔组织粘连，即可保留对侧腺体，手术结束。

在关闭皮肤切口之前，可放置引流管，通常在术后第二天拔除（图 11.21）。用 4-0 可吸收缝线间断缝合胸骨舌骨肌和胸骨甲状肌（带状肌）（图 11.22）以及皮下组织（图 11.23）。最后，使用钛夹闭合皮肤，也可在手术后第二天去除。

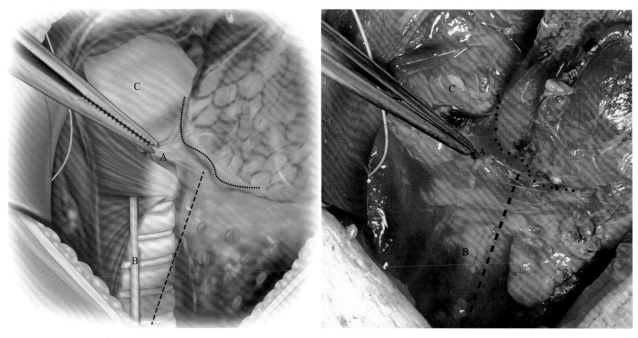

图 11.16　将甲状腺右叶和同侧中央区淋巴结向上牵拉，暴露 Berry 韧带（点线）。在喉返神经平面浅侧进行解剖分离（虚线）。下甲状旁腺（A），喉返神经（B），环甲肌（C）

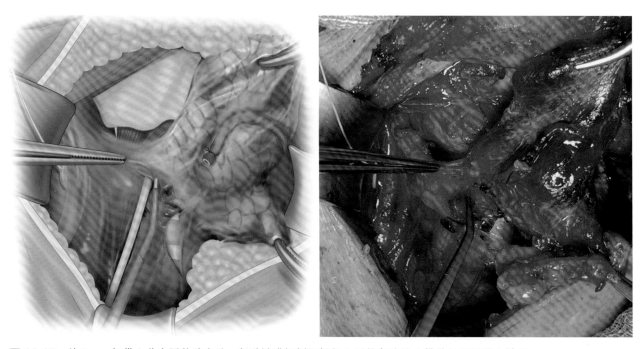

图 11.17　从 Berry 韧带上分离甲状腺右叶。紧贴被膜解剖以保留上甲状旁腺的血供并且避开喉上神经

术后病理与术中冰冻病理一致，显示甲状腺右叶腺体内的一个 10 mm 大小、无周围结缔组织粘连的病灶为甲状腺髓样癌，中央区淋巴结阴性（0/6）。患者顺利康复，术后第二天患者的血清降钙素已降至 5.1 pg/ml（< 8.4 pg/mL），达到生化指标治愈。

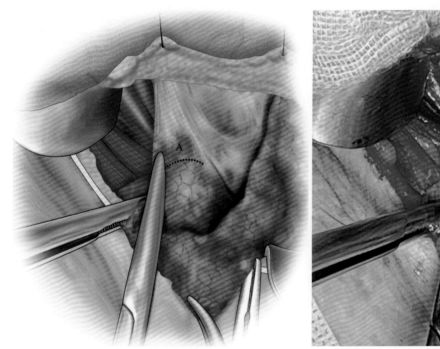
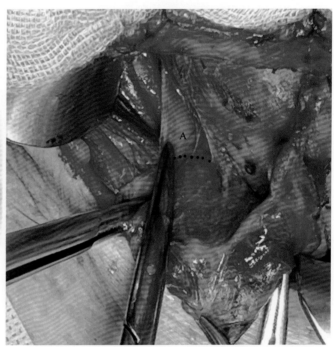

图 11.18　上甲状旁腺的内侧视角以及预计的分离线（点线）。甲状旁腺（A）

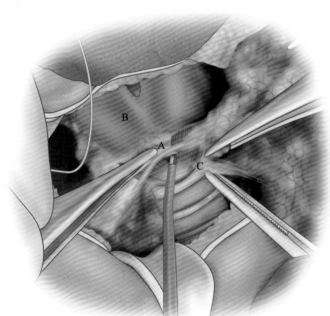
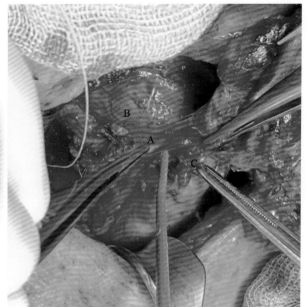

图 11.19　右侧喉返神经高位入喉，需要仔细解剖附近的甲状腺和淋巴组织。喉返神经（A），环甲肌（B），淋巴组织（C）

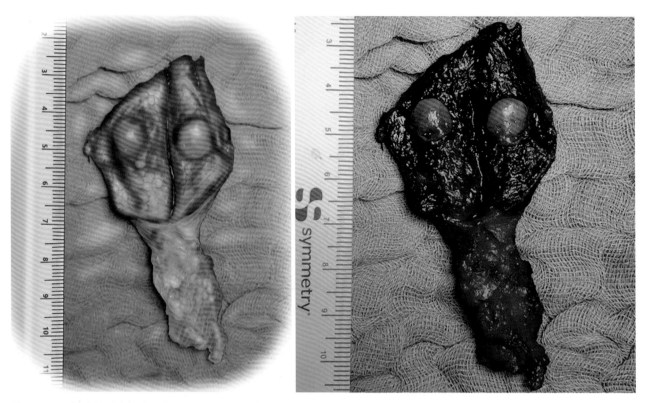

图 11.20　　切除的手术标本包括甲状腺右叶和右侧中央区淋巴结，随后送冰冻病理分析

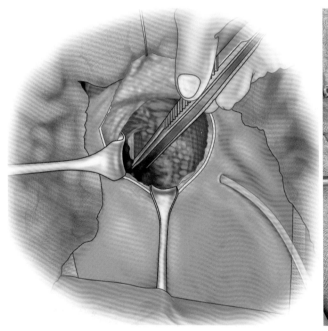

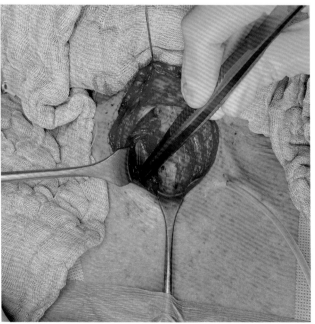

图 11.21　　关闭切口前安置引流管

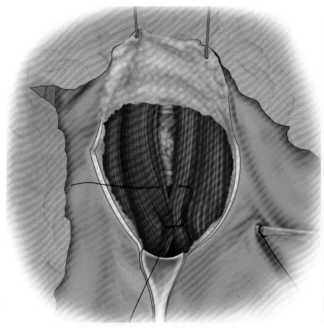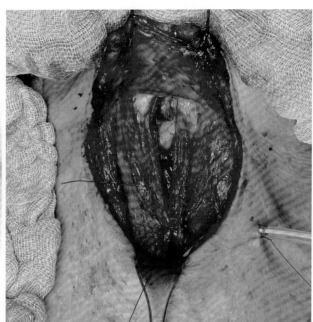

图 11.22 用 4-0 可吸收缝线间断缝合带状肌

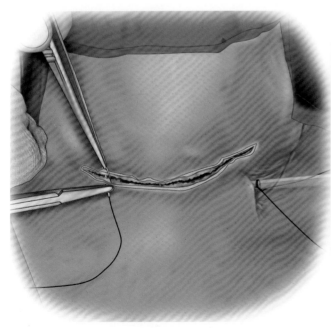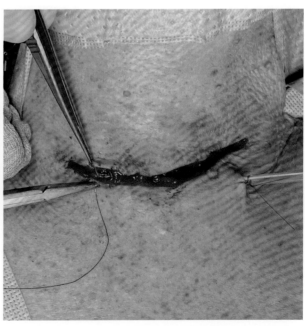

图 11.23 用 4-0 可吸收缝线间断缝合皮下组织

参考文献

［1］ Welch HG, Doherty GM. Saving thyroids-overtreatment of small papillary cancers. N Engl J Med. 2018; 379: 310-2.

［2］ Hartl DM, Hadoux J, Guerlain J, Breuskin I, Haroun F, et al. Risk-oriented concept of treatment for intrathyroid papillary thyroid cancer. Best Pract Res Clin Endocrinol Metab. 2019; 33(4): 101281.

［3］ Haugen BR, Alexander EK, Bible KC, Doherty GM, Mandel SJ, Nikiforov YE, et al. American Thyroid Association management guidelines for adult patients with thyroid nodules and differentiated thyroid cancer. Thyroid. 2016; 26(1): 1-133.

［4］ Lorenz K, Machens A, Dralle H. Extent of resection in intrathyroidal medullary thyroid cancer. Chirurg. 2020; 91: 1017-24.

［5］ Machens A, Lorenz K, Dralle H. Prediction of biochemical cure in patients with medullary thyroid cancer. Br J Surg. 2020; 107: 695-704.

［6］ Koperek O, Scheuba C, Cherenko M, Neuhold N, De Micco C, Schmid KW, et al. Desmoplasia in medullary thyroid carcinoma: a reliable indicator of metastatic potential. Histopathology. 2008; 52: 623-30.

视频辅助甲状腺切除术

12

馬尔科·拉法埃利,卡梅拉·德·克雷,弗朗西斯科·佩内斯特里,切莱斯蒂诺·皮奥·隆巴尔迪,罗科·贝兰托尼(Marco Raffaelli, Carmela De Crea, Francesco Pennestrì, Celestino Pio Lombardi, and Rocco Bellantone)

引言

颈部内分泌疾病的手术入路采用传统的 Kocher 入路,这意味着较大的皮肤切口和明显的颈部巨大瘢痕[1]。20 多年来,微创外科的发展引起了普通外科各个领域的关注,包括内分泌外科[2]。事实上,在 1996 年 Gagner[3] 描述了首例内镜下甲状旁腺切除术的成功案例后,出现了多种甲状腺切除术和甲状旁腺切除术的微创手术方法[1,4-11]。甲状腺切除术的不同方法包括内镜技术[1,5,6,9,10]、视频辅助手术和小切口非内镜手术[11],后一种方法是指不使用内镜而通过更小的切口进行手术,因此没有内镜放大视野以充分显示颈部结构的优势。根据是否需要 CO_2 充气,内镜下的方法可分为单纯内镜下手术[3,5,9,12]和视频辅助手术[6,7,13]。全内镜技术包括颈部入路[1,9]和颈外入路[5,12],这需要使用外部设备(牵引器)来创建和维持工作空间,以便进行手术切除和穿刺器定位[9]。

视频辅助甲状腺切除术(VAT)是一种正中入路、完全无充气的方法,它重现了传统手术的所有步骤。内镜成为一种工具,允许外科医生通过更小的皮肤切口来进行相同的手术[6]。这种方法类似于 Miccoli 及其同事最初描述的甲状旁腺切除术,并成功用于甲状腺切除术中[7,14]。

在首次描述后的 20 年间,VAT 现已成为最广泛传播的微创甲状腺切除手术方法之一[15-17]。

VAT 的成功得益于其在不同临床环境下的安全性和可重复性。此外,VAT 与传统甲状腺切除术的相似性,使得人们在无须对手术技术进行重大改变的情况下,可以在美容效果和术后恢复方面发挥微创手术的典型优势[18-21]。在最初的报道之后,VAT 一直在不断发展[22]。事实上,在符合其可选择标准的范围内,该术式已经由最初局限于特定良性甲状腺病变应用,发展到现在成为广泛应用于甲状腺疾病外科治疗的非常重要的一种术式[17,20]。

经视频辅助,VAT 在直视和内镜下均可进行[6],大多数关键手术步骤中都可以从视野放大的优势中获益。的确,通过内镜放大可以充分识别和保护喉返神经(recurrent laryngeal nerve,RLN)和甲状旁腺[23,24]。此外,在大多数 VAT 病例中,内镜可以轻松地显示喉上神经外支(EBSLN)[25]。

在首次报道微创甲状腺切除术经验后的早期,几项小的单独机构报告[1,4-6,12,13,26]、两项多中心研究[19,27]和几项大型回顾性研究[16,28-31]已经发表并证实了 VAT 的可重复性和安全性。与传统甲状腺切除术相比,VAT 具有更好的美容效果和更轻的术后疼痛[32,33]。Gal 等人[34] 和 El-Labban[35] 在两项精心设计的随机对照试验中的结果,进一步验证了 VAT 在美容效果和减轻术后疼痛方面优于传统手术。

值得一提的是，与传统手术相比，VAT 的额外优势是降低了甲状腺切除术后早期嗓音问题和吞咽困难症状的发生率及严重程度[36]。此外，最近的一项回顾性成本分析表明，VAT 的花费似乎与常规甲状腺切除术相当[37]。最近的一项荟萃分析表明，VAT 可降低免疫抑制，这可认为是其微创性的证据[38]。VAT 的低侵袭性和与传统手术的相似性使其具有可行性，尤其适合经验丰富的医生在局部区域麻醉（颈丛阻滞）[39] 下进行，并在有全身麻醉相对禁忌证的患者中显示出最佳效果。

本章中描述了自 1998 年[6] 以来我们科室常规开展的微创 VAT 技术，并说明了该手术的特定适应证。

适应证

准确筛选合适的患者是成功完成 VAT 的关键。在该技术的早期经验中，适应证相当有限（最大直径 < 3 cm 的单发结节，甲状腺估算体积 ≤ 20 ml，细胞学结果为可疑或不确定的小结节，小的毒性腺瘤或毒性前腺瘤）。禁忌证包括甲状腺炎和既往颈部手术史[20]。随着经验的积累，VAT 的选择标准也有所放宽。扩展的适应证包括曾接受视频辅助甲状腺腺叶切除术、需要完成甲状腺切除术的甲状腺炎和特定的 Graves 病的患者。在这些患者中 VAT 可以安全地进行，其效果与传统手术相当[40]。

细针穿刺活检在临床实践中被广泛应用，增加了细胞学结果为不确定或可疑的小甲状腺结节的诊断。这组患者可能是 VAT 的理想候选者。事实上，有几项研究证明了 VAT 在选定的甲状腺乳头状癌（PTC）病例中的安全性，消除了人们最初对 VAT 治疗 PTC 是否充分的担忧[41-43]。2005 年，我们证明了 VAT 与传统甲状腺切除术在甲状腺操作上并无显著差异，且没有增加与手术技术相关的甲状腺包膜破裂和甲状腺细胞种植的

风险[21]。

此外，在经过选择的 PTC 病例中，VAT 获得了与传统手术相似的完整切除，在中短期随访中复发率相当[43,44]。这些结果在近期一系列接受 VAT 治疗的 PTC 患者中得到了进一步证实，这些患者随访时间超过 10 年，统计到与传统手术相当的极低复发率[17]。

在获得了充分的技术经验，并得到之前的手术切除在安全性和完整性方面的最佳结果支持后，我们标准化了视频辅助的中央区淋巴结清扫术[43,45]。从纯粹的技术角度来看，应该认为内镜显示出了特定的优势。事实上，它允许对颈中央区进行细致的探查，并能够识别即使是在开放手术中也可能被忽视的、轻微肿大的淋巴结。

在有需要时，视频辅助正中入路可以进行颈中央区淋巴结清扫术，并在肿瘤切除的完整性和切除的淋巴结数量方面提供最佳结果，总体结果与开放手术相当[43,46,47]。然而，术前颈部中央区淋巴结转移的证据仍然是视频辅助手术的禁忌证[46,47]。携带 RET 基因突变的家族型甲状腺髓样癌患者，在没有表现出该疾病（缺乏可检测的结节和正常范围内的基础 / 刺激降钙素）时也是 VAT 的优选[48]。

总之，根据我们的经验，目前 VAT 的纳入标准包括直径 ≤ 35 mm 的甲状腺结节、估计甲状腺体积 ≤ 30 ml、特定的 PTC 病例、RET 基因突变携带者、合并甲状腺炎以及特定的 Graves 病的患者[20]。

手术步骤

患者和手术团队的位置

患者仰卧在手术台上，颈部轻度伸展，双臂分别收拢于两侧。与传统手术相比，更小角度的颈部伸展可能更有助于减少 VAT 术后疼痛。备皮是从下唇到乳头的方式，类似传统的甲状腺切除术。不过手术切口区域也可以用透明敷料覆盖，以保护

皮缘。

手术团队由外科医生和两名助手组成，其中一名助手负责内镜操作（图 12.1）[49]。显示器放置在外科医生的前方，外科医生位于患者的右侧。第二个显示器通常放在助手的前面，助手在患者的左侧。由于没有任何外部支撑，因此可以根据解剖的不同步骤调节内镜的位置。这是视频辅助手术相对于单纯内镜手术的一个重要优势。内镜的尖端通常朝向患者头部，但当需要同时进行中央区淋巴结清扫时，可以改变尖端朝向以便探查上纵隔。

麻醉

甲状腺手术和 VAT 通常在气管插管全身麻醉下进行。然而，随着经验的增加，局部麻醉下颈部浅表阻滞行 VAT（LA-VAT）的可行性已得到证实（图 12.2）[39]。根据我们的经验，LA-VAT 的适应证除了存在特定全身麻醉禁忌证的患者外，主要取决于患者和外科医生的意愿。

外科器械

VAT 所需的大多数手术器械通常可以在手术室获得，不需要产生额外的费用。在常规甲状腺切除术中不使用的唯一工具是小而特殊的刮匙和刮匙形状的吸引器（直径 2~3 mm），它们在 VAT 中是有用的。它们来自耳、鼻、喉和整形外科，可重复使用（图 12.3）。凝闭系统已被证明在 VAT 中是有效的，因为它们可以使外科医生减少手术时间[50]。从技术角度来看，考虑到皮肤切口较小，理想的凝闭系统应该具有长且可自由滚动的阀杆，类似于 CS-14 超声刀® 模组，然而该模组已停产。

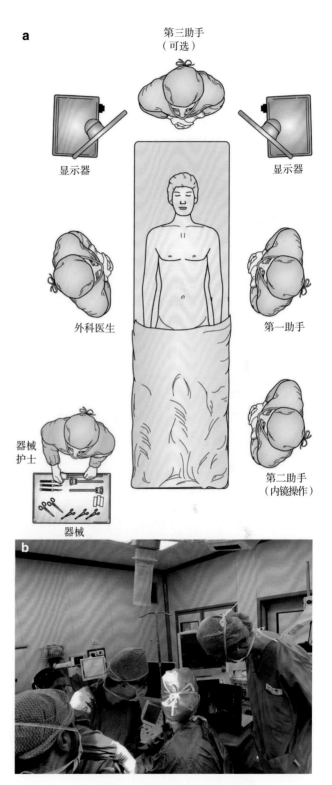

图 12.1　a. 手术室设置及手术团队位置（已获 Raffaelli 等人许可）。b. 手术团队在 VAT 中的位置，该设备是一种小型（1.9 mm）一次性摄像系统，结合了成像传感器、LED 灯以及图像和手术室集成与控制（未发表）

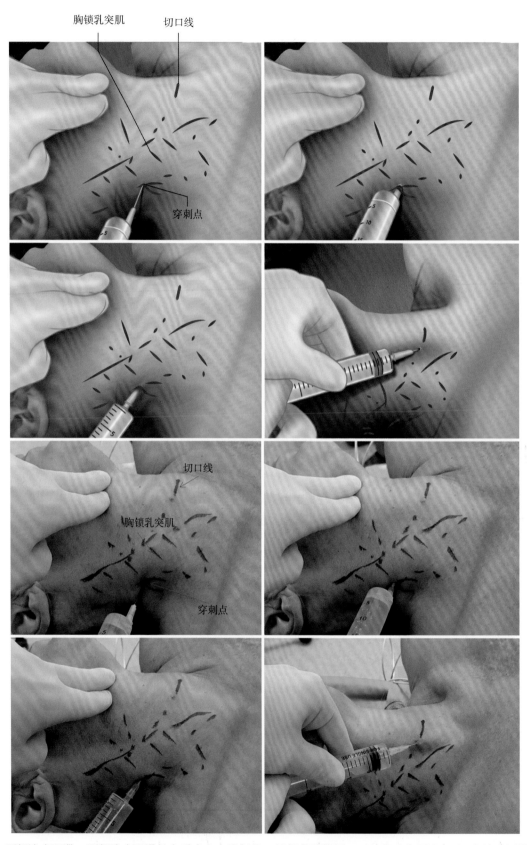

图 12.2 颈部浅表阻滞。颈部浅表阻滞是在手术室内进行的，局部麻醉使用 0.25% 布比卡因和 0.5% 卡波卡因的混合液。在患侧胸锁乳突肌后缘的中点插入一根 4 cm 的 23 号针，针尖指向前方。首先，回吸后注射 10 ml 布比卡因 – 卡波卡因混合液。然后将针指向中线，并在拔出针时注入额外的 5 ml 局麻药。最后在胸骨切迹与环状软骨中线之间的切口处注射 5 ml 局麻药

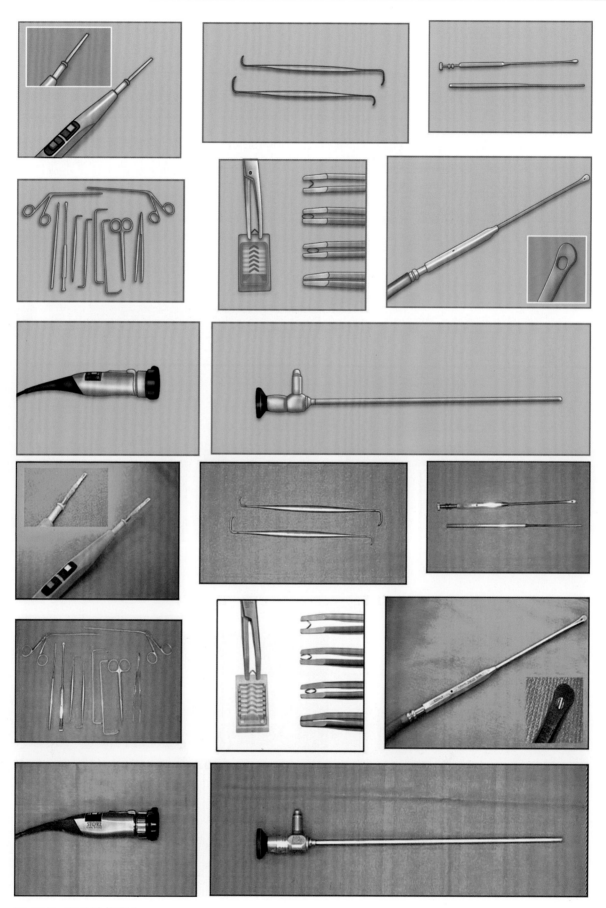

图 12.3 VAT 手术器械

外科技术

在环状软骨和胸骨切迹之间做一个小（1.5~2 cm）的正中皮肤切口（图12.4、12.5）。皮肤切口通常高于常规颈部开放手术，也可根据颈部形态和甲状腺位置进行调整。然而，皮肤切口通常在环状软骨下方1 cm，以获得最佳的暴露和对甲状腺上极血管蒂的安全控制。理想的皮肤切口将放置于现有的皮纹处，以优化美学结果。切开颈阔肌（图12.6），准备上、下皮瓣（图12.7）后

尽可能打开颈白线（图12.8），注意避免出血。然后通过小型常规牵开器（Farabeuf牵引器）将甲状腺腺叶（患侧）与带状肌分离，该牵引器也用于保持手术空间的开放（图12.9）。向内侧牵拉甲状腺腺叶，同时使用两个小型牵引器将带状肌向外侧牵拉。此时，可以通过单个皮肤切口引入内镜（5 mm-30°）和专用的小型手术器械（直径2 mm）。手术的第一步是完全游离甲状腺以便充分暴露椎前筋膜，它代表着解剖的后界。甲状腺中静脉（如果存在）需离断以获得到达椎前筋膜

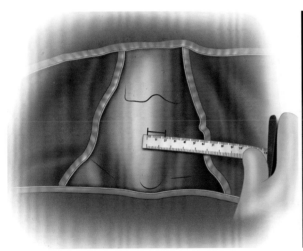

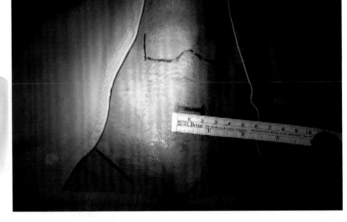

图12.4 小的皮肤切口（1.5~2 cm）

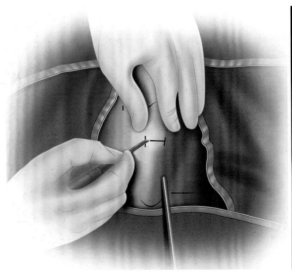

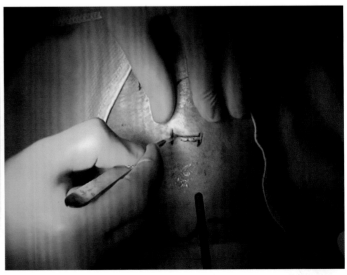

图12.5 用手术刀切开皮肤和皮下脂肪组织

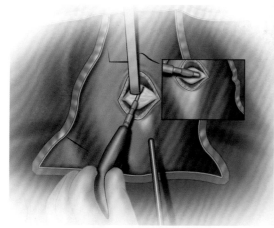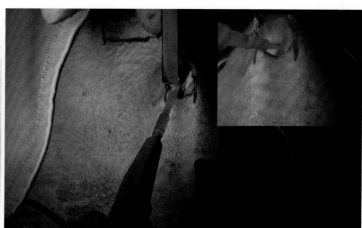

图 12.6　切开颈阔肌，准备上、下皮瓣

a

b

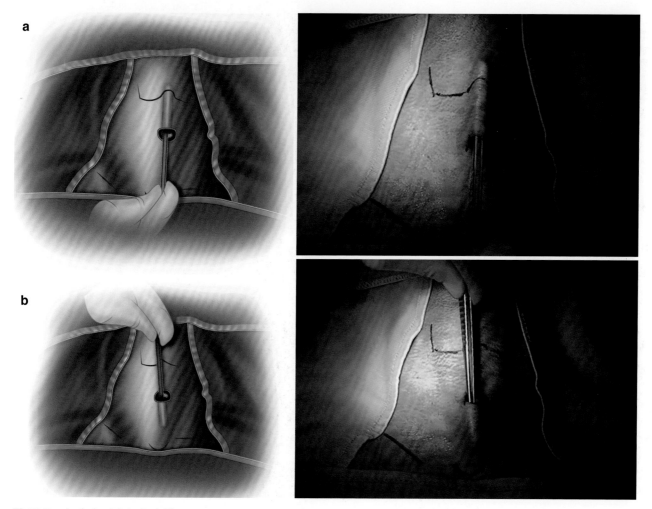

图 12.7　上（a）、下（b）皮瓣

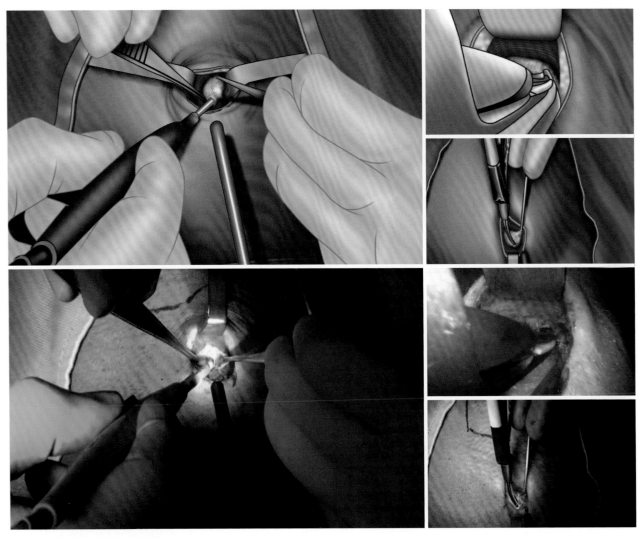

图 12.8　尽可能地打开颈白线

的完整通道。手术的内界和外界分别为气管食管沟和颈总动脉的内侧。如果使用了术中神经监测，那么识别和刺激迷走神经是手术的第一步（图 12.10a）。如果使用持续的术中神经监测，则将自动周期刺激（APS）电极置于已游离的约 1 cm 长的迷走神经处（图 12.10b）。

　　手术的实施是通过使用两个专用器械（刮匙）钝性分离完成的，其中一个设备与吸引系统相连。在与肌肉完全分离后，将甲状腺腺叶向下牵拉，暴露上极血管；使用刮匙和刮匙形状的吸引器进行分离（图 12.11）。在此阶段，通过内镜的放大通常可以识别 EBSLN（图 12.12）。然后，使用凝闭系统对上极血管进行选择性的凝和切，或直接切割（图 12.13）。在此步骤中应特别注意控制能量装置的尖端，以避免造成咽部或喉部的热损伤。完全剥离上极后，通过牵引器将甲状腺腺叶向内侧牵拉以便在内镜下识别 RLN（图 12.14）。在内镜的放大下（2~3 倍）可以直接识别喉返神经。为了避免对 RLN 产生无意的牵拉损伤，轻微的向内牵拉甲状腺腺叶并向外牵拉带状肌可以使甲状腺下动脉显露得更充分，从而便于识别 RLN（其走行通常与甲状腺下动脉相交

右侧 左侧

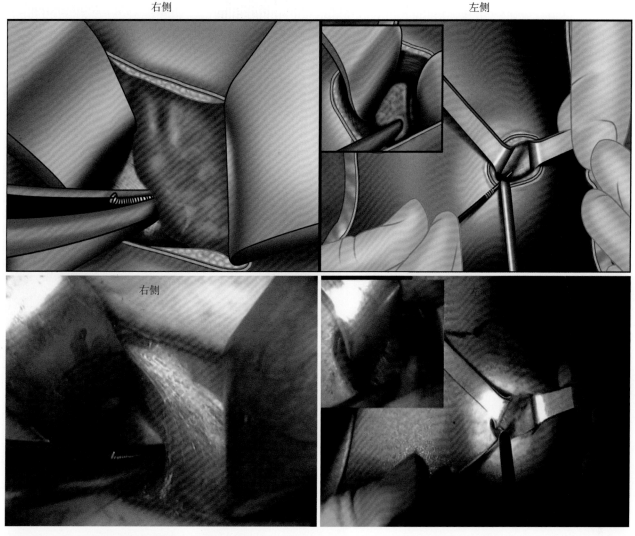

右侧

图 12.9 用钝性分离法将甲状腺腺叶与带状肌剥离。然后通过两个传统的小型牵引器将甲状腺腺叶向内侧牵拉、将带状肌向外侧牵拉，以保持足够的工作空间。需要注意的是，手术区域的外界是颈总动脉，通过外侧牵引器很容易暴露。创建手术空间后，5 mm-30°内镜和 2 mm 专用器械通过相同的正中通道进入。在使用术中神经监测的情况下，可以很容易地将切除前的迷走神经刺激作为手术的第一步完成

叉）。Zuckerkandl 结节可以作为识别 RLN 的另一个有用的标志，就像在常规手术中一样。如果使用了术中神经监测，一旦发现 RLN 后就应立即刺激，以检查其在神经解剖前的功能（图 12.15、12.16）。接着，在内镜视野下从纵隔端向上朝入喉端钝性解剖 RLN（图 12.17）。此时，可在甲状腺腺体背侧平面识别上甲状旁腺（图 12.18）。在内镜放大作用的辅助下，甲状旁腺被识别，有助于保障充足的血液供应。

然后经皮肤切口取出甲状腺腺叶（图 12.19），随后的手术过程在内镜和直视下完成（图 12.20）。在取出甲状腺腺叶的过程中最重要的是避免过度牵拉，以防造成神经的意外牵拉损伤。

在识别并保留下甲状旁腺后（图 12.21），利用传统的结扎、血管夹或能量装置选择性地切断下极血管。通过使用刮匙形状的吸引器进行完全无血的解剖非常重要。在手术的这一步，再次检查确认喉返神经和甲状旁腺才是最重要的。虽然通常使用凝

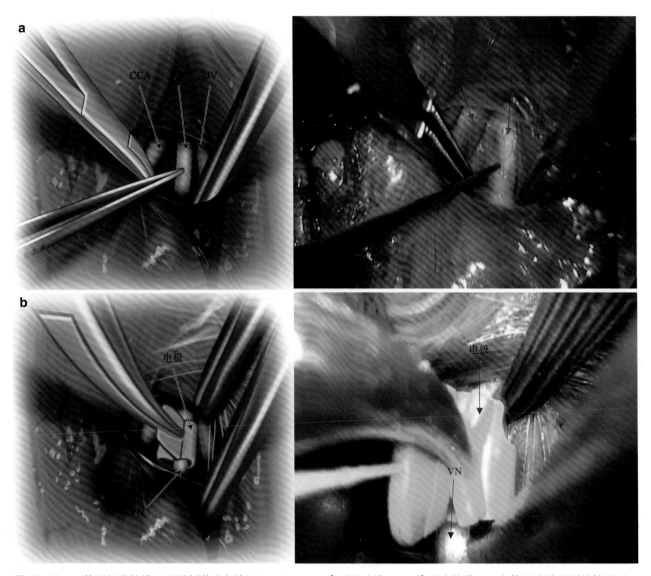

图 12.10　a. 使用间歇性神经监测刺激迷走神经（VN）；CCA 为颈总动脉，IJV 为颈内静脉。b. 在使用连续监测的情况下，需要将自动周期刺激（APS）电极放置在已游离的约 1 cm 长的 VN 处

闭系统分离甲状腺与气管（图 12.22），但为了避免热损伤 RLN 的风险，靠近神经的分离可以通过钛夹或传统的结扎来完成。在甲状腺腺叶切除术结束时，刺激 RLN 和同侧迷走神经（切除后刺激信号）。

　　在甲状腺腺叶切除术中，采用凝闭系统对峡部进行切割。如果计划行甲状腺全切除术，对侧也需进行同样的步骤，但在进行对侧叶解剖之前，为了优化手术工作空间，需将已切除的腺叶放回其颈部原位。检查止血情况后，将带状肌和颈阔肌沿中线缝合。用不可吸收缝线行皮下连续缝合（图 12.23）或用皮肤密封剂闭合皮肤。一般情况下不

需要引流管，可以在手术创面放置止血剂。

结论

　　从我们 20 多年的经验来看，我们可以重申 VAT 是一种安全的手术，不会增加并发症的发生率或额外费用。此外，该技术在美容效果和术后疼痛方面具有优势。对于"低危的"甲状腺乳头状癌，VAT 也是一种有效的选择，具有良好的肿瘤学结果。

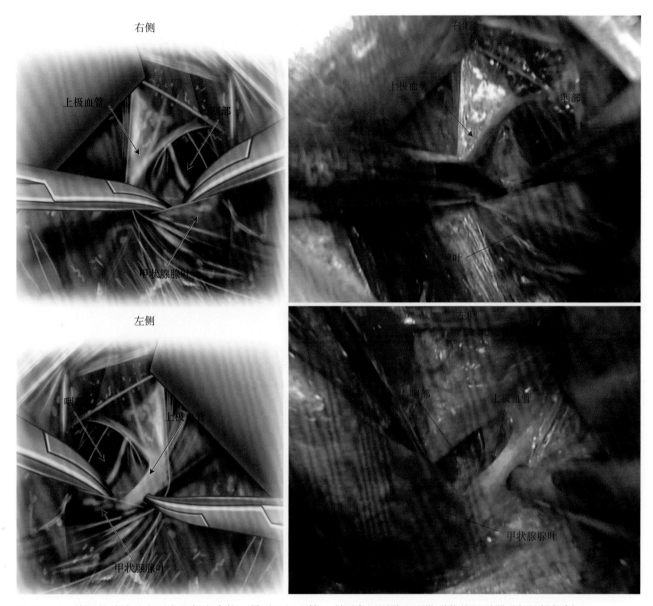

图 12.11 将甲状腺腺叶向下方和侧方牵拉，暴露上极血管，利用专用刮匙和刮匙形状的吸引器进行钝性解剖

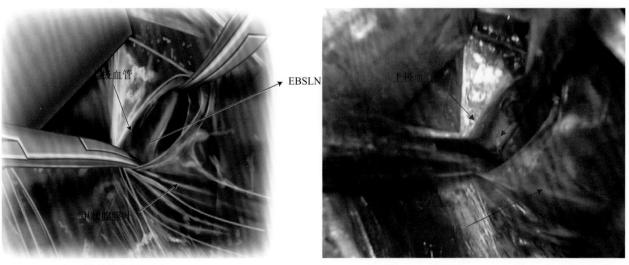

图 12.12 喉上神经外支的识别

右侧

左侧

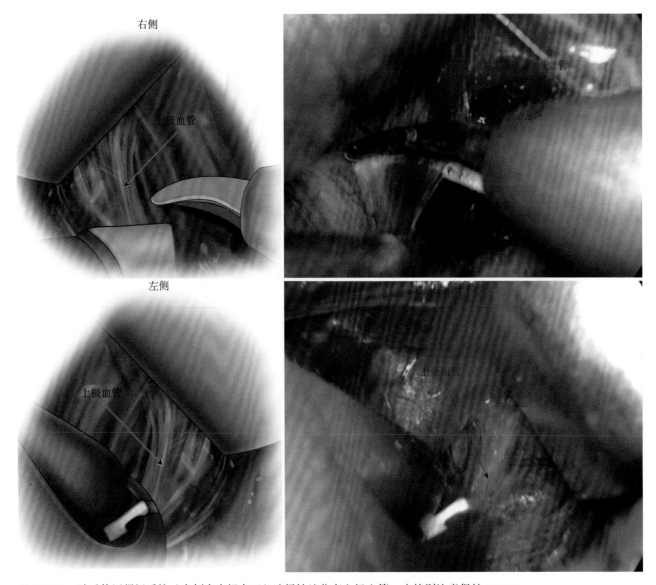

图 12.13　随后使用凝闭系统（本例中为超声刀）选择性地分离上极血管，应特别注意保护 EBSLN

右侧

左侧

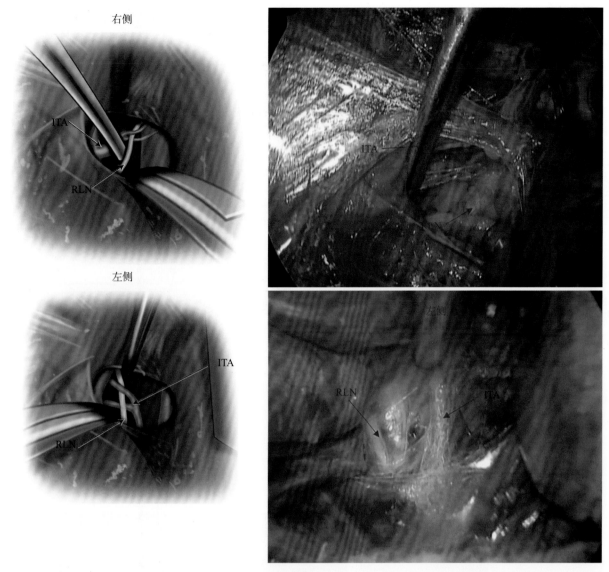

图 12.14　内镜下识别喉返神经（RLN）。ITA 为甲状腺下动脉

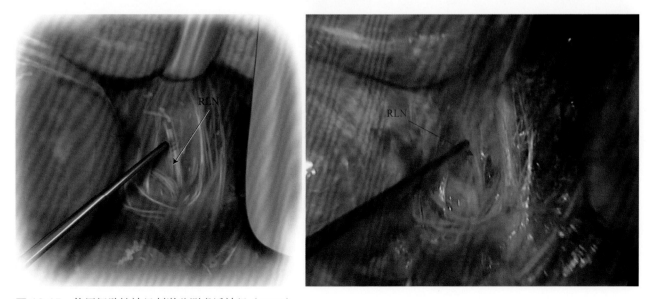

图 12.15　使用间歇性神经刺激监测喉返神经（RLN）

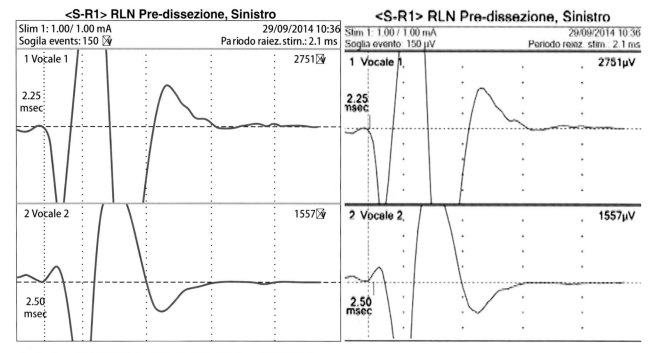

图 12.16　刺激喉返神经（RLN）后肌电图的电位双相曲线

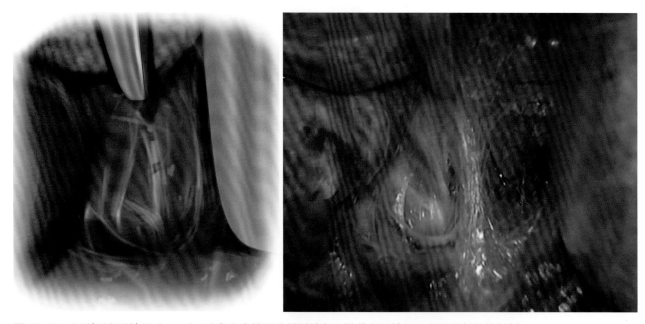

图 12.17　识别了喉返神经（RLN），准备在内镜下从纵隔端向上沿着喉返神经入喉处进行钝性解剖

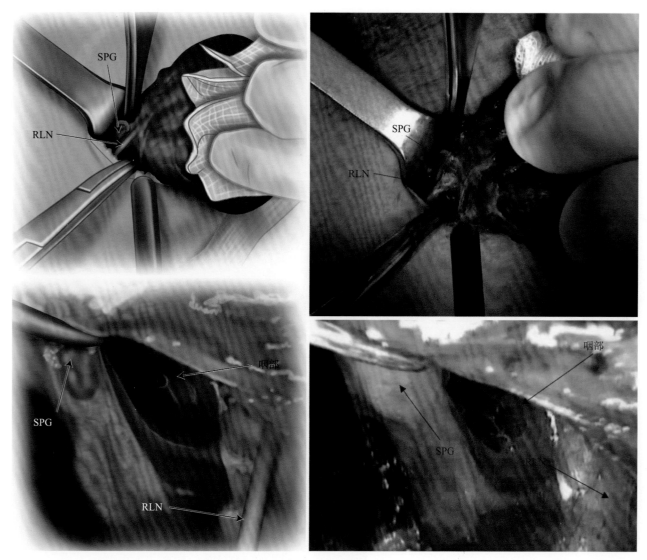

图 12.18 上甲状旁腺（SPG）位于甲状腺腺叶背侧平面。RLN 为喉返神经

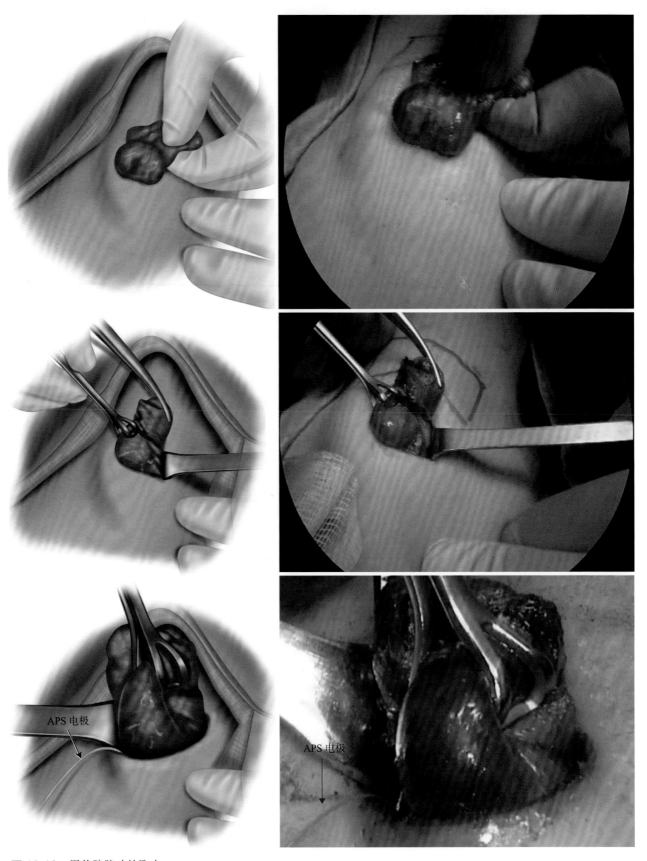

图 12.19　甲状腺腺叶的取出

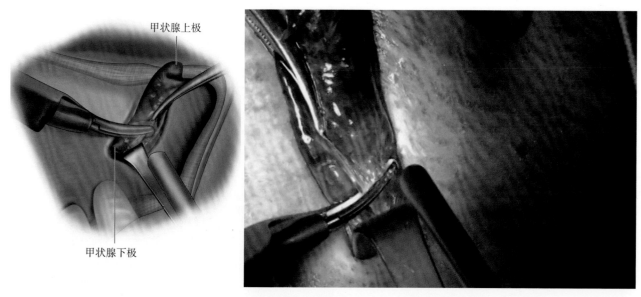

图 12.20 此时手术可在内镜和直视下进行

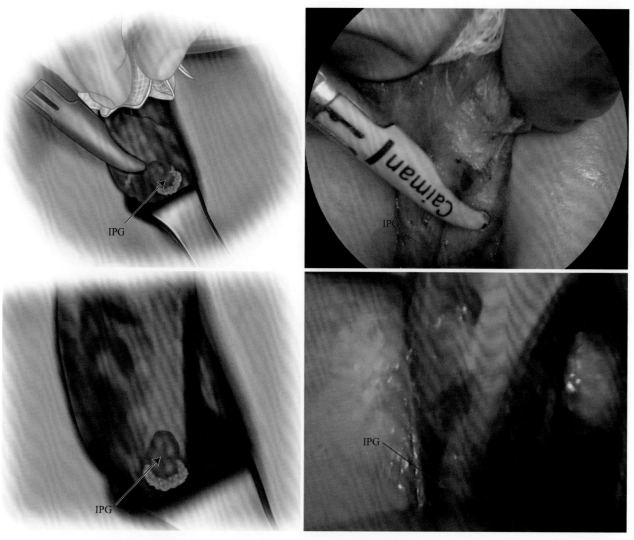

图 12.21 可在甲状腺腺叶的前下方找到下甲状旁腺（IPG）。选择性地用血管夹夹闭并切断甲状腺下极血管或采用凝闭系统直接切断

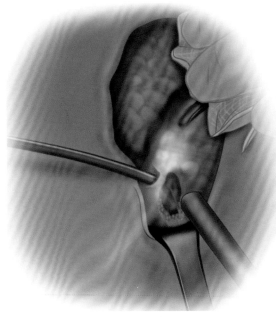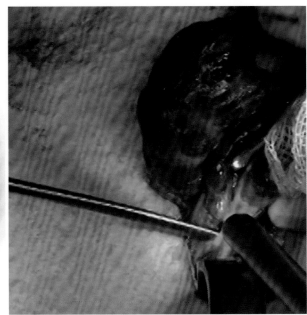

图 12.21 （续）

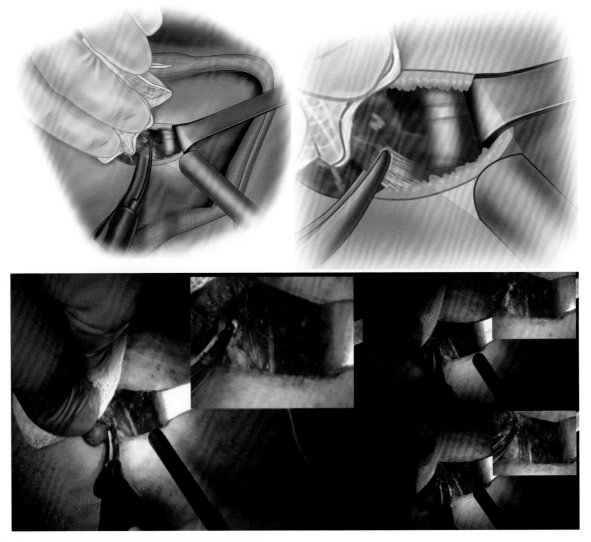

图 12.22　通常使用凝闭系统将甲状腺腺叶与气管分离

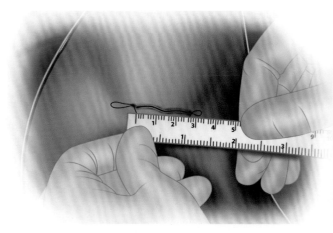
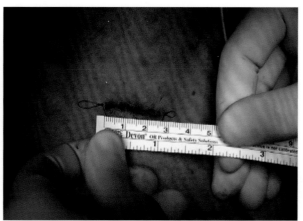

图 12.23　用不可吸收缝线在皮下连续缝合闭合皮肤

参考文献

[1] Yeung GH. Endoscopic surgery of the neck: a new frontier. Surg Laparosc Endosc. 1998; 8(3): 227–32. http: //www.ncbi.nlm.nih.gov/pubmed/9649050. Accessed 11 Dec 2018.

[2] Duh Q-Y. Presidential address: minimally invasive endocrine surgery--standard of treatment or hype? Surgery. 2003; 134(6): 849–57. https: //doi.org/10.1016/S0039.

[3] Gagner M. Endoscopic subtotal parathyroidectomy in patients with primary hyperparathyroidism. Br J Surg. 1996; 83(6): 875. http: //www.ncbi.nlm.nih.gov/pubmed/8696772. Accessed 11 Dec 2018.

[4] Inabnet WB III, Jacob BP, Gagner M. Minimally invasive endoscopic thyroidectomy by a cervical approach. Surg Endosc. 2003; 17(11): 1808–11. https: //doi.org/10.1007/s00464-002-8760-7.

[5] Ikeda Y, Takami H, Tajima G, et al. Total endoscopic thyroidectomy: axillary or anterior chest approach. Biomed Pharmacother. 2002; 56 Suppl 1: 72s–8s. http: //www.ncbi.nlm.nih.gov/pubmed/12487257. Accessed 11 Dec 2018.

[6] Bellantone R, Lombardi CP, Raffaelli M, Rubino F, Boscherini M, Perilli W. Minimally invasive, totally gasless video-assisted thyroid lobectomy. Am J Surg. 1999; 177(4): 342–3. http: //www.ncbi.nlm.nih.gov/pubmed/10326857. Accessed 11 Dec 2018.

[7] Miccoli P, Berti P, Conte M, Bendinelli C, Marcocci C. Minimally invasive surgery for thyroid small nodules: preliminary report. J Endocrinol Investig. 1999; 22(11): 849–51. https: //doi.org/10.1007/BF03343657.

[8] Mourad M, Ngongang C, Saab N, et al. Video-assisted neck exploration for primary and secondary hyperparathyroidism. Surg Endosc. 2001; 15(10): 1112–5. https: //doi.org/10.1007/s004640090017.

[9] Gagner M, Inabnet WB. Endoscopic thyroidectomy for solitary thyroid nodules. Thyroid. 2001; 11(2): 161–3. https: //doi.org/10.1089/105072501300042848.

[10] Miccoli P, Pinchera A, Cecchini G, et al. Minimally invasive, video-assisted parathyroid surgery for primary hyperparathyroidism. J Endocrinol Investig. 1997; 20(7): 429–30. https: //doi.org/10.1007/BF03347996.

[11] Ferzli GS, Sayad P, Abdo Z, Cacchione RN. Minimally invasive, nonendoscopic thyroid surgery. J Am Coll Surg. 2001; 192(5): 665–8. http: //www.ncbi.nlm.nih.gov/pubmed/11333106. Accessed 11 Dec 2018.

[12] Ohgami M, Ishii S, Arisawa Y, et al. Scarless endoscopic thyroidectomy: breast approach for better cosmesis. Surg Laparosc Endosc Percutan Tech. 2000; 10(1): 1–4. http: //www.ncbi.nlm.nih.gov/pubmed/10872517. Accessed 19 Dec 2018.

[13] Mourad M, Saab N, Malaise J, et al. Minimally invasive video-assisted approach for partial and total thyroidectomy. Surg Endosc. 2001; 15(10): 1108–11. https://doi.org/10.1007/s004640090018.

[14] Miccoli P, Bendinelli C, Conte M, Pinchera A, Marcocci C. Endoscopic parathyroidectomy by a gasless approach. J Laparoendosc Adv Surg Tech – Part A. 1998; 8(4): 189–94. https://doi.org/10.1089/lap.1998.8.189.

[15] Miccoli P, Biricotti M, Matteucci V, Ambrosini CE, Wu J, Materazzi G. Minimally invasive video-assisted thyroidectomy: reflections after more than 2400 cases performed. Surg Endosc. 2016; 30(6): 2489–95. https://doi.org/10.1007/s00464-015-4503-4.

[16] Lombardi CP, Raffaelli M, De Crea C, D'Amore A, Bellantone R. Video-assisted thyroidectomy: lessons learned after more than one decade. Acta Otorhinolaryngol Ital. 2009; 29(6): 317–20. http: //www.ncbi.nlm.nih.gov/

pubmed/20463836. Accessed 15 Dec 2018.

[17] Bellantone R, Raffaelli M, De Crea C, et al. Video-assisted thyroidectomy for papillary thyroid carcinoma: oncologic outcome in patients with follow-up ≥10 years. World J Surg. 2018; 42(2): 402-8. https://doi.org/10.1007/s00268-017-4392-x.

[18] Bellantone R, Lombardi CP, Bossola M, et al. Video-assisted vs conventional thyroid lobectomy: a randomized trial. Arch Surg. 2002; 137(3): 301-4; discussion 305. http://www.ncbi.nlm.nih.gov/pubmed/11888453. Accessed 13 Dec 2018.

[19] Miccoli P, Bellantone R, Mourad M, Walz M, Raffaelli M, Berti P. Minimally invasive video-assisted thyroidectomy: multiinstitutional experience. World J Surg. 2002; 26(8): 972-5. https://doi.org/10.1007/s00268-002-6627-7.

[20] Sessa L, Lombardi CP, De Crea C, Raffaelli M, Bellantone R. Video-assisted endocrine neck surgery: state of the art. Updat Surg. 2017; 69(2): 199-204. https://doi.org/10.1007/s13304-017-0467-3.

[21] Lombardi CP, Raffaelli M, Princi P, et al. Safety of video-assisted thyroidectomy versus conventional surgery. Head Neck. 2005; 27(1): 58-64. https://doi.org/10.1002/hed.20118.

[22] Bakkar S, Materazzi G, Biricotti M, et al. Minimally invasive video-assisted thyroidectomy (MIVAT) from A to Z. Surg Today. 2016; 46(2): 255-9. https://doi.org/10.1007/s00595-015-1241-0.

[23] Bellantone R, Lombardi CP, Raffaelli M, Boscherini M, De Crea C, Traini E. Video-assisted thyroidectomy. J Am Coll Surg. 2002; 194(5): 610-4. http://www.ncbi.nlm.nih.gov/pubmed/12022601. Accessed 11 Dec 2018.

[24] Miccoli P, Fregoli L, Rossi L, et al. Minimally invasive video-assisted thyroidectomy (MIVAT). Gland Surg. 2020; 9(Suppl 1): S1-5. https://doi.org/10.21037/gs.2019.12.05.

[25] Berti P, Materazzi G, Conte M, Galleri D, Miccoli P. Visualization of the external branch of the superior laryngeal nerve during video-assisted thyroidectomy. J Am Coll Surg. 2002; 195(4): 573-4. https://doi.org/10.1016/S1072-7515(02)01338-8.

[26] Wilhelm T, Metzig A. Endoscopic minimally invasive thyroidectomy: first clinical experience. Surg Endosc. 2010; 24(7): 1757-8. https://doi.org/10.1007/s00464-009-0820-9.

[27] Terris DJ, Angelos P, Steward DL, Simental AA. Minimally invasive video-assisted thyroidectomy: a multi-institutional North American experience. Arch Otolaryngol Head Neck Surg. 2008; 134(1): 81-4. https://doi.org/10.1001/archoto.2007.22.

[28] Miccoli P, Berti P, Frustaci GL, Ambrosini CE, Materazzi G. Video-assisted thyroidectomy: indications and results. Langenbeck's Arch Surg. 2006; 391(2): 68-71. https://doi.org/10.1007/s00423-006-0027-7.

[29] Lombardi CP, Raffaelli M, Princi P, De Crea C, Bellantone R. Video-assisted thyroidectomy: report of a 7-year experience in Rome. Langenbeck's Arch Surg. 2006; 391(3): 174-7. https://doi.org/10.1007/s00423-006-0023-y.

[30] Lombardi CP, Raffaelli M, Princi P, De Crea C, Bellantone R. Video-assisted thyroidectomy: report on the experience of a single center in more than four hundred cases. World J Surg. 2006; 30(5): 794-800; discussion 801. https://doi.org/10.1007/s00268-005-0390-5.

[31] Minuto MN, Berti P, Miccoli M, et al. Minimally invasive video-assisted thyroidectomy: an analysis of results and a revision of indications. Surg Endosc. 2012; 26(3): 818-22. https://doi.org/10.1007/s00464-011-1958-9.

[32] Miccoli P, Berti P, Raffaelli M, Materazzi G, Baldacci S, Rossi G. Comparison between minimally invasive video-assisted thyroidectomy and conventional thyroidectomy: a prospective randomized study. Surgery. 2001; 130(6): 1039-43. https://doi.org/10.1067/msy.2001.118264.

[33] Miccoli P, Rago R, Massi M, et al. Standard versus video-assisted thyroidectomy: objective postoperative pain evaluation. Surg Endosc. 2010; 24(10): 2415-7. https://doi.org/10.1007/s00464-010-0964-7.

[34] Gal I, Solymosi T, Szabo Z, Balint A, Bolgar G. Minimally invasive video-assisted thyroidectomy and conventional thyroidectomy: a prospective randomized study. Surg Endosc. 2008; 22(11): 2445-9. https://doi.org/10.1007/s00464-008-9806-2.

[35] El-Labban GM. Minimally invasive video-assisted thyroidectomy versus conventional thyroidectomy: a single-blinded, randomized controlled clinical trial. J Minim Access Surg. 2009; 5(4): 97-102. https://doi.org/10.4103/0972-9941.59307.

[36] Lombardi CP, Raffaelli M, De Crea C, et al. Long-term outcome of functional post-thyroidectomy voice and swallowing symptoms. Surgery. 2009; 146(6): 1174-81. https://doi.org/10.1016/j.surg.2009.09.010.

[37] Byrd JK, Nguyen SA, Ketcham A, Hornig J, Gillespie MB, Lentsch E. Minimally invasive video-assisted thyroidectomy versus conventional thyroidectomy: a cost-effective analysis. Otolaryngol Head Neck Surg. 2010; 143(6): 789-94. https://doi.org/10.1016/j.otohns.2010.08.002.

[38] Zheng C, Liu S, Geng P, et al. Minimally invasive video-assisted versus conventional open thyroidectomy on immune response: a meta analysis. Int J Clin Exp Med. 2015; 8(2): 2593-9.

[39] Lombardi CP, Raffaelli M, Modesti C, Boscherini M, Bellantone R. Video-assisted thyroidectomy under local anesthesia. Am J Surg. 2004; 187(4): 515-8. https://doi.org/10.1016/j.amjsurg.2003.12.030.

[40] Berti P, Materazzi G, Galleri D, Donatini G, Minuto M, Miccoli P. Video-assisted thyroidectomy for Graves? Disease: report of a preliminary experience. Surg Endosc. 2004; 18(8): 1208-10. https://doi.org/10.1007/s00464-003-9225-3.

[41] Miccoli P, Elisei R, Materazzi G, et al. Minimally invasive video-assisted thyroidectomy for papillary carcinoma: a prospective study of its completeness.

Surgery. 2002; 132(6): 1070−4. https: //doi.org/10.1067/msy.2002.128694.

[42] Bellantone R, Lombardi CP, Raffaelli M, et al. Videoassisted thyroidectomy for papillary thyroid carcinoma. Surg Endosc. 2003; 17(10): 1604−8. https: //doi.org/10.1007/s00464−002−9220−0.

[43] Lombardi CP, Raffaelli M, de Crea C, et al. Report on 8 years of experience with video−assisted thyroidectomy for papillary thyroid carcinoma. Surgery. 2007; 142(6): 944−51. https: //doi.org/10.1016/j.surg.2007.09.022.

[44] Miccoli P, Pinchera A, Materazzi G, et al. Surgical treatment of low− and intermediate−risk papillary thyroid cancer with minimally invasive video−assisted thyroidectomy. J Clin Endocrinol Metab. 2009; 94(5): 1618−22. https: //doi.org/10.1210/jc.2008−1418.

[45] Lombardi CP, Raffaelli M, De Crea C, Sessa L, Rampulla V, Bellantone R. Video−assisted versus conventional total thyroidectomy and central compartment neck dissection for papillary thyroid carcinoma. World J Surg. 2012; 36(6): 1225−30. https: //doi.org/10.1007/s00268−012−1439−x.

[46] Bellantone R, Lombardi CP, Raffaelli M, Boscherini M, Alesina PF, Princi P. Central neck lymph node removal during minimally invasive video−assisted thyroidectomy for thyroid carcinoma: a feasible and safe procedure. J Laparoendosc Adv Surg Tech − Part A. 2002; 12(3): 181−5. https: //doi.org/10.1089/10926420260188074.

[47] Miccoli P, Elisei R, Donatini G, Materazzi G, Berti P. Video−assisted central compartment lymphadenectomy in a patient with a positive RET oncogene: initial experience. Surg Endosc Other Interv Tech. 2007; 21(1): 120−3. https: //doi.org/10.1007/s00464−005−0642−3.

[48] Miccoli P, Elisei R, Berti P, et al. Video assisted prophylactic thyroidectomy and central compartment nodes clearance in two RET gene mutation adult carriers. J Endocrinol Investig. 2004; 27(6): 557−61. https: //doi.org/10.1007/BF03347478.

[49] Raffaelli M, Traini E, Lombardi CP, Bellantone R. Minimally invasive video−assisted parathyroidectomy: how to correctly approach of the adenoma. In: Shifrin A, editor. Atlas of parathyroid surgery. New York: Springer; 2020.

[50] Miccoli P, Berti P, Raffaelli M, Materazzi G, Conte M, Galleri D. Impact of Harmonic Scalpel on operative time during video−assisted thyroidectomy. Surg Endosc. 2002; 16(4): 663−6. https: //doi.org/10.1007/s00464−001−9117−3.

双侧腋-乳入路机器人甲状腺全切除术 **13**

徐玄世（Hyunsuk Suh）

引言

双侧腋-乳入路（BABA）机器人甲状腺全切除术是最全面的远程入路或"无瘢痕"甲状腺手术技术之一。机器人平台和4个宽间距且对称的胸部切口的组合提供了最理想的三角测量以及完善的器械操作性。此外，它提供了最熟悉的甲状腺中线方位和视角。易分离延展的颈阔肌下皮瓣，可以为更大的甲状腺肿及进展性甲状腺癌（包括侧颈部淋巴结转移的患者）提供更加充分的空间，消除相对较大的颈部可见瘢痕，进而改善整体生活质量，特别是对那些有增生性瘢痕或瘢痕疙瘩形成史的患者而言[1,2]。

2004年韩国首尔国立大学的尹博士首次描述了BABA机器人技术。该技术最初在内镜下进行，但仅仅几年后，机器人平台就因其优势而被采用，例如10倍放大的强化3D可视化、具有卓越灵活性的内镜下可旋转手臂功能以及外科医生的自主性[3]。多年来，它的安全性和有效性已经得到了很好的证实，这得益于其优秀的外科学和肿瘤学效果以及患者满意度[4,5]。

BABA机器人技术的学习曲线相对陡峭（35~40例）[6]，但其总体疗效和安全性已在亚洲以及美国（首批200例已于近期提交发表）得到很好的证实。这些基于结果的研究表明，BABA机器人技术是甲状腺良恶性疾病的一种非常全面的治疗选择，适用于美国患者人群，具有相当好的治疗效果，常规的、技术特异性的并发症发生率也较低。

手术步骤

32岁女性患者，因甲状腺左叶及峡部有直径3.5 cm和1.6 cm的多灶性甲状腺乳头状癌就诊于内分泌外科。在检查中，发现患者有对侧颈部Ⅲ区淋巴结转移。根据检查结果，患者选择了BABA机器人甲状腺全切除术伴双侧中央区及右侧改良根治性颈清扫术。

在BABA技术中，患者的体位与开放式甲状腺切除术非常相似，颈部伸展，手臂放松，暴露腋窝前的皮肤褶皱（图13.1）。喉返神经的神经监测通常用于辅助早期神经定位和整个手术过程中神经功能的评估。根据设备的不同，神经刺激器可以连接到机器人臂上，例如钩式电刀。使用稀释（1∶200 000）的肾上腺素溶液进行皮下注射，然后沿腋窝前皮肤褶皱和乳晕边缘做4个8 mm的皮肤切口。随后使用血管钳进行钝性剥离。插入穿刺器并在直视下完成空间建立。机械臂对接，通过机械臂2连接的摄像头和机械臂3的能量装置（即电钩、超声刀等），保持大角度的分离（图13.2）。抓持钳和分离钳（即双极）插入机械臂1和4，通过这两个反向的器械来实现理想的牵引和反牵引。通过暴露颈前带状肌和双侧胸锁乳突肌，获得外科医生所熟悉的颈前视角（图13.3）。

手术的其余步骤类似于开放式甲状腺切除术。切开颈白线，用能量装置切开裸露的峡部（图13.4）。然后进行外侧剥离，将带状肌分离至颈动脉鞘，同时使用对侧抓持钳将甲状腺向内侧牵拉。

定位下甲状旁腺及其血管蒂（图13.5a）。暴露颈总动脉，使用机器人电钩测定迷走神经。随后定位喉返神经，沿着喉返神经向定位点的远端解剖（图13.5b）。

定位喉返神经后，将下甲状旁腺从甲状腺上剥离出来。从尾侧至颅侧解剖喉返神经并且锐性分离Berry韧带。结扎甲状腺下动脉，同时应保留所有下甲状旁腺和上甲状旁腺的分支血管。将甲状腺向前内侧牵拉，剥离保护上甲状旁腺。探查环甲间

隙，环周游离上极。在离断上极血管前，应清晰地分离和探查上极血管和喉上神经外支。以类似的方式切除对侧腺叶。将双侧腋窝器械（抓持钳和分离钳）交换，使其可以在对侧腺叶切除时发挥相应的作用（图13.6）。可以使用机器人施夹器夹住并切断甲状腺上极血管（图13.7）。两个乳房穿刺器内的器械（机器人摄像头和能量器械）可以根据术者的习惯进行交换。

完成甲状腺切除术后，进行治疗性中央区淋

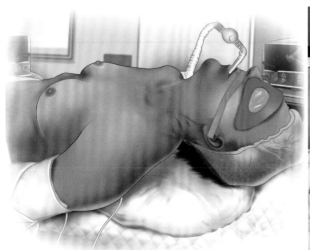
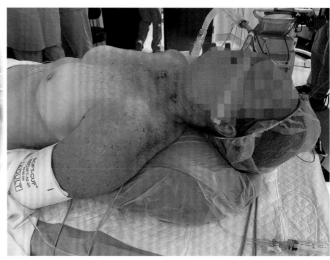

图13.1　患者体位与开放式甲状腺手术非常相似。颈部伸展，手臂放松，暴露腋窝前的皮肤褶皱

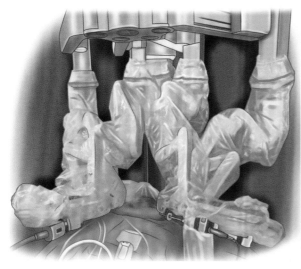
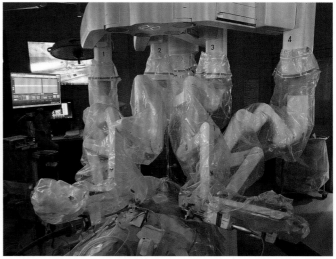

图13.2　机械臂间距很大，提供了理想的三角测量、深度感知和工作空间。这将机械臂碰撞的可能性降到了最低

巴结清扫术。右颈部中央区淋巴结清扫时先清扫前内侧淋巴结（图 13.8a）。然后行后外侧淋巴结清扫（图 13.8b）。随后，继续分离颈阔肌皮瓣以暴露胸锁乳突肌，行右侧改良根治性颈清扫术（图 13.9）。使用外部固定牵开器固定经皮缝线，以向外侧牵开胸锁乳突肌（图 13.10）。使用 Cardiere 钳解剖颈总动脉和颈内静脉，同时注意保护迷走神经（图 13.11a）。解剖颈内静脉旁和椎前淋巴结

（图 13.11b）。清扫侧颈部Ⅱ、Ⅲ区淋巴结时应定位和保护副神经（图 13.12）。

完成解剖切除并彻底止血后，缝合带状肌（图 13.13）。样本使用内镜下样本提取袋，通常通过左腋窝穿刺孔取出。一般而言，腋窝皮肤富有弹性和适应性，但对于较大的样本，可以延长皮肤切口、扩大穿刺孔。

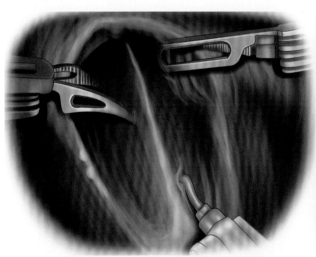
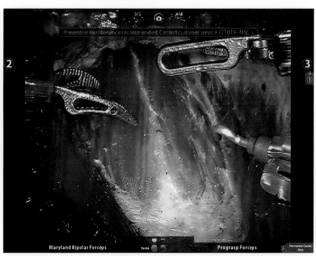

图 13.3　游离颈阔肌皮瓣，建立显露颈前带状肌及双侧胸锁乳突肌的中线视角。用两种相对的器械（左侧分离钳和右侧抓持钳）和一种能量装置（单极电钩）建立三角测量

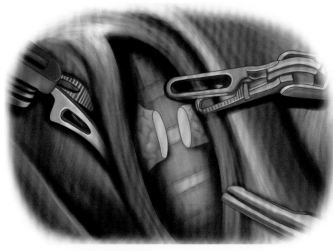
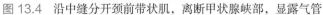
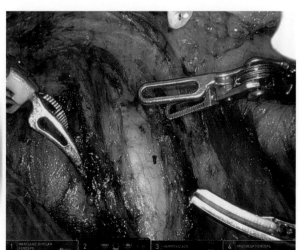

图 13.4　沿中缝分开颈前带状肌，离断甲状腺峡部，显露气管

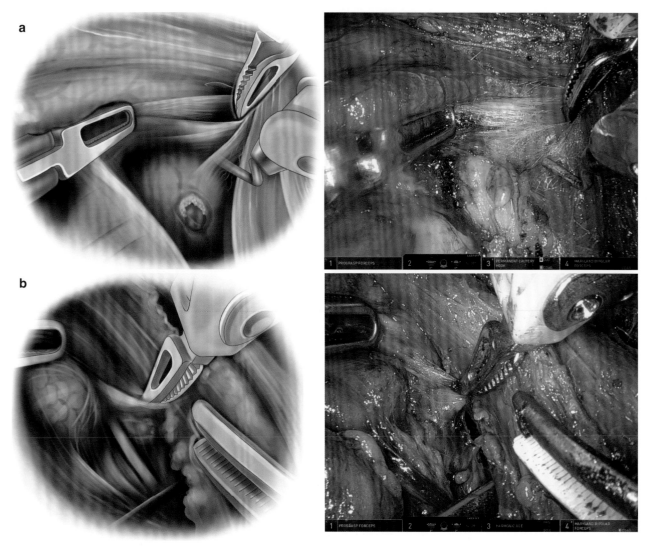

图 13.5   a. 向侧面解剖带状肌，显露下甲状旁腺。b. 定位喉返神经并向定位点远端解剖，同时将甲状腺向前内侧牵拉、游离上甲状旁腺

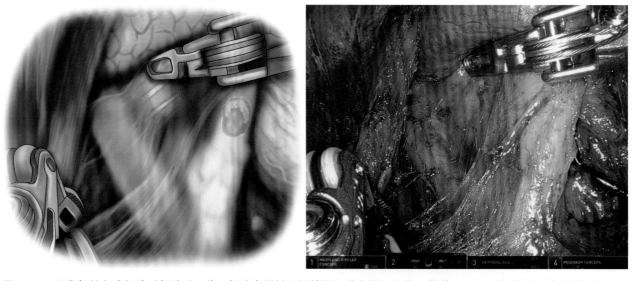

图 13.6   以类似的方式切除对侧腺叶。将双侧腋窝器械（抓持钳和分离钳）交换，使其可以在对侧腺叶切除时发挥相应的作用

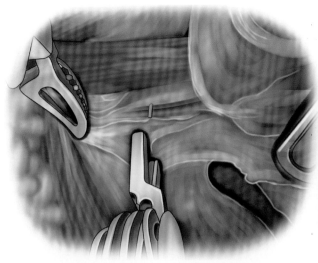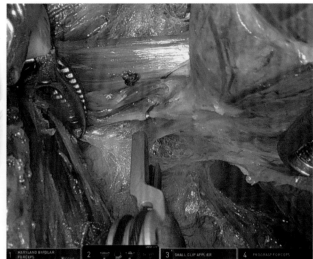

图 13.7　使用机器人施夹器夹住并切断甲状腺上极血管

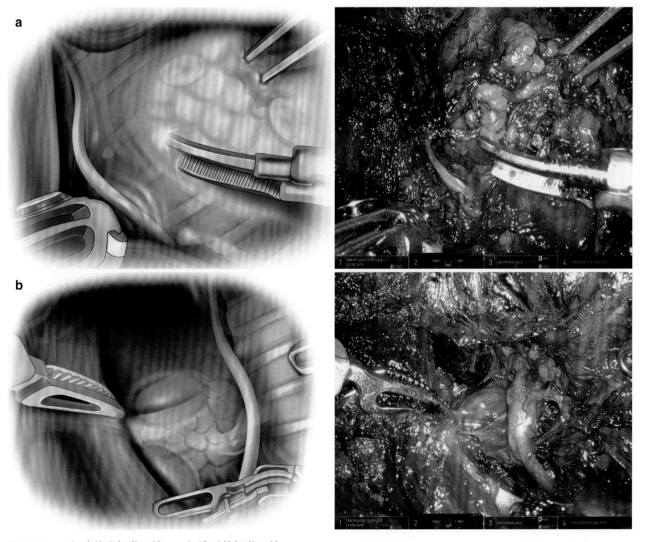

图 13.8　a. 切除前内侧淋巴结。b. 切除后外侧淋巴结

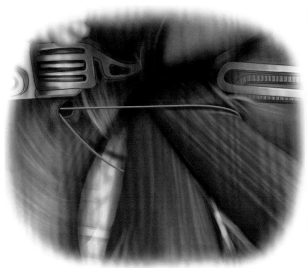
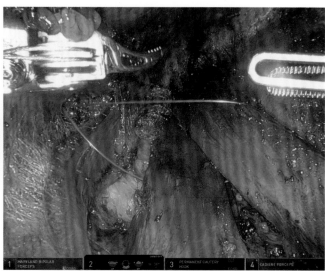

图 13.9   分离颈阔肌皮瓣以暴露胸锁乳突肌，行右侧改良根治性颈清扫术

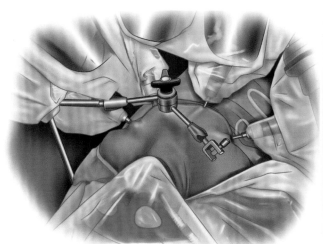
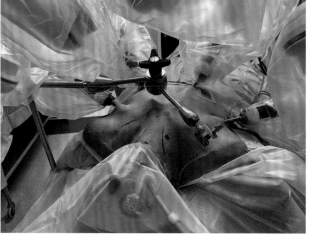

图 13.10   使用外部固定牵开器固定经皮缝线，以向外侧牵开胸锁乳突肌

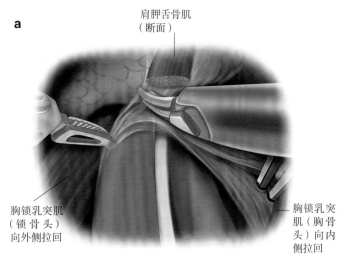
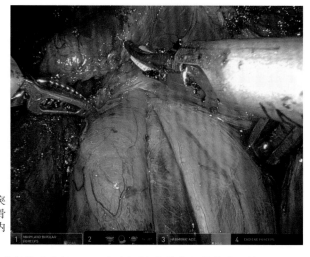

图 13.11   a. 使用 Cardiere 钳解剖颈总动脉和颈内静脉，同时注意保护迷走神经。b. 解剖颈内静脉旁和椎前淋巴结

b

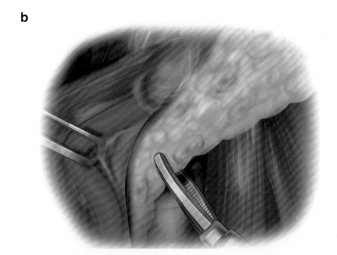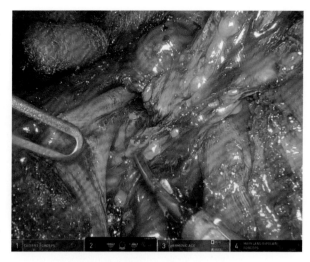

图 13.11 （续）

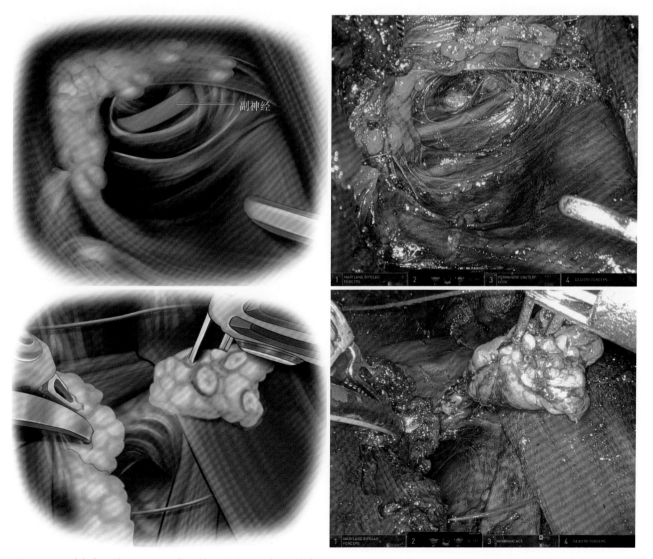

图 13.12 清扫侧颈部 Ⅱ、Ⅲ 区淋巴结时应定位和保护副神经

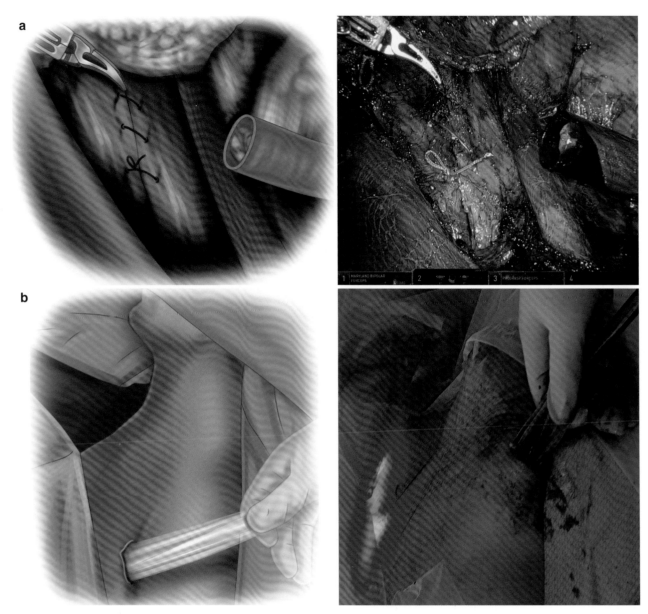

图 13.13 完成解剖切除并彻底止血后，缝合带状肌

参考文献

[1] Choi Y, Lee JH, Kim YH, et al. Impact of post thyroidectomy scar on the quality of life of thyroid cancer patients. Ann Dermatol. 2014; 26: 693-9.

[2] Arora A, Swords C, Garas G, et al. The perception of scar cosmesis following thyroid and parathyroid surgery: a prospective cohort study. Int J Surg. 2016; 25: 38-43.

[3] Choe JH, Kim SW, Chung KW, et al. Endoscopic thyroidectomy using a new bilateral axillo-breast approach. World J Surg. 2007; 31: 601-6.

[4] Lee KE, Kim E, Koo DH, et al. Robotic thyroidectomy by bilateral axillo-breast approach: review of 1026 cases and surgical completeness. Surg Endosc. 2013; 27: 2955-62.

[5] Chai YJ, Suh H, Woo JW, et al. Surgical safety and oncological completeness of robotic thyroidectomy for thyroid carcinoma larger than 2 cm. Surg Endosc. 2017; 31: 1235-40.

[6] Liu SYW, Kim JS. Bilateral axillo-breast approach robotic thyroidectomy: review of evidence. Gland Surg. 2017; 6: 250-7.

经口腔前庭入路内镜下甲状腺全切除术 14

李俊孝，李思勋，柴英俊（Joon-Hyop Lee, Sihoon Lee, and Young Jun Chai）

引言

经口甲状腺切除术是第一个真正意义上的"无瘢痕"微创入路，与此前的入路（如经腋下、双侧腋下乳房和耳后入路）不同，它没有任何皮肤切口。Witzel 在 2008 年首次提出经口甲状腺切除术，并在人类尸体和动物上进行了验证[1]。在早期，经口的入路为舌下（图 14.1），即通过下颌骨内的口腔进入[1-3]。但由于其临床应用初期出现了多例喉返神经和颏神经损伤，舌下入路[4]作为首要口腔入路的地位被口腔前庭入路（图 14.1）取代，口腔前庭入路于 2011 年首次报道，定位于下颌骨外侧、颈阔肌深面[5]。这种方法在内分泌外科医生中逐渐流行，2016 年 Anuwong 发表了第一

个大样本的经口腔前庭入路内镜下甲状腺切除术（TOETVA）研究结果，纳入了 60 例患者[6]。在这项具有里程碑意义的研究中，这种新方法的术后并发症发生率与传统的开放式和微创甲状腺切除术相当。该团队随后又发表了通过倾向评分匹配的 432 例 TOETVA 和开放式甲状腺切除术病例的比较研究[7]，该研究也得到了相似的术后并发症发生率。目前 TOETVA 在 30 多个国家的 80 多个机构得到开展[8]。TOETVA 的优点除了无瘢痕外，还包括中线的对称视野，可以在不需要额外切口的情况下进行甲状腺全切除术；最轻的经口特异性并发症，如颏神经损伤和（或）口腔感染；并且手术时术者是从头侧向尾侧观察，易于清扫中央区淋巴结[8]。

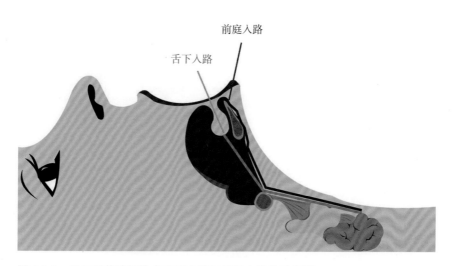

图 14.1 经口甲状腺切除术舌下入路与前庭入路的示意图

TOETVA 的适应证和禁忌证

TOETVA 作为一种可行的手术方法，刚刚经过了其发展的初级阶段，并在世界范围内推广开来。然而，与开放式或其他微创甲状腺切除术相比，该手术的范围仍相对局限。TOETVA 没有绝对的纳入和排除标准，根据外科医生对 TOETVA 的经验水平可能有所不同。总的来说，其标准与其他微创甲状腺切除术[8]相似。可能的适应证：①最大直径 ≤ 3 cm 的良性肿瘤或滤泡性肿瘤；②最大直径 ≤ 2 cm 且无淋巴结转移证据的分化型甲状腺癌。然而，对于有经验的外科医生，适应证可扩大到包括已控制的格雷夫斯病和直径 > 2 cm 且有可疑中央区淋巴结转移证据的分化型甲状腺癌。另外，对于经验较少的外科医生，甲状腺全切除术应仅限于不需要中央区淋巴结清扫的疾病，以预防双侧喉返神经麻痹或甲状旁腺功能减退等并发症。排除标准包括：①有头部、颈部或上纵隔放疗史或既往颈部手术史；②有可疑侧颈部淋巴结转移、远处转移或气管/食管/甲状腺后方浸润的证据；③组织学上表现为髓样和低分化/未分化。

手术步骤

体位及准备

全麻后，患者取截石位，颈部过伸（图 14.2）。经鼻或经口气管插管均可。显示器位于患者两腿之间。外科医生在患者头侧面对显示器，外科医生为右利手时助手和护士分别位于左侧和右侧（外科医生为左利手时则相反）。术前使用预防性抗生素的类型和剂量与开放式甲状腺切除术没有区别。

应在颈部皮肤上做标记，包括甲状软骨切迹、环状软骨、胸锁乳突肌前缘、胸骨切迹和中线，以便定位（图 14.3）。用洗必泰浸泡过的纱布消毒口腔。消毒液不宜直接倒入口腔，其可能流入鼻腔并影响嗅神经功能。

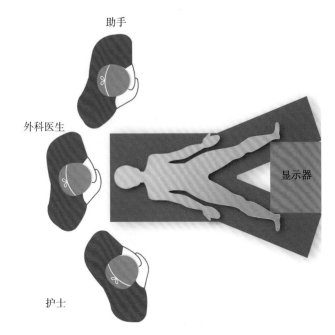

图 14.2 手术室设置。患者取截石位，显示器置于其两腿之间。外科医生在患者头侧面对显示器，助手和护士分别位于左侧和右侧

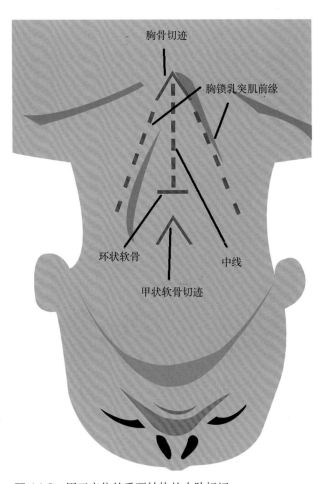

图 14.3 用于定位的重要结构的皮肤标记

切口

切口位于下颊黏膜。主切口为 11 mm，位于口腔前庭正中，两侧辅助切口为 5 mm（图 14.4a）。注意主切口应靠近唇而不是颊侧下牙龈，且在下方保留至少 1 cm 的备用颊黏膜，以方便术中相机的角度设置和手术结束时缝合黏膜。此外，5 mm 穿刺器切口应位于尖牙外侧，以免损伤颏神经。

对于无心血管病史的患者，切开前可将 0.5 ml 1:100 肾上腺素溶液和 4.5 ml 生理盐水混合后注入切口部位，以减少黏膜出血（图 14.4b）。

建立皮瓣

切开颏肌后，通过中间切口可见颏隆突的骨膜。在确定骨膜层后，可以用血管移植隧道器来建立皮瓣的开始部分，从下颌骨至喉水平。当隧道器滑过下颌骨时，应该是像用器械刮骨头的感觉，以确保能到达颈阔肌深面。然后通过这个隧道置入一个钝头 10 mm 穿刺器，并连接 CO_2 将术腔充气。充气压力不应高于 6 mmHg，以防止皮下气肿。两支 5 mm 穿刺器从两侧切口置入，在越过颏部前应笔直向尾侧插入，并在越过下颌骨后转向中间（图 14.5）。当越过颏部时，须特别注意防止穿刺器穿破皮肤。在这一阶段，可以通过主穿刺器插入 10 mm 30° 刚性内镜，目视检查两侧 5 mm 穿刺器是否均可进入颈阔肌深面的工作区域。

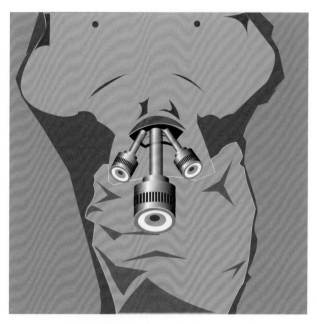

图 14.5 穿刺器的放置

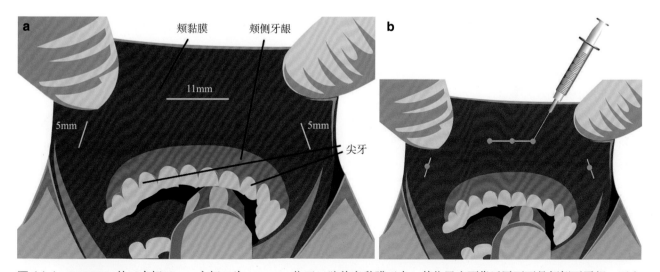

图 14.4 TOETVA 的口内切口。a. 主切口为 11 mm，位于口腔前庭黏膜正中。其位置应更靠近唇而不是颊侧下牙龈，至少保留 1 cm 的颊黏膜，以方便相机成角和缝合黏膜。5 mm 穿刺器切口应位于尖牙外侧，以免损伤颏神经。b. 切开前注射生理盐水/肾上腺素溶液的点位。在红点处均匀注射 5 ml 溶液减少黏膜出血

皮瓣的范围应是上至喉尖，下至胸骨切迹，外侧缘为两侧胸锁乳突肌前缘。对于颏部突出的患者，由于这个部位形成锐角很难获得下方区域的视野。在这种情况下，将30°刚性内镜旋转180°可能更容易获得视野（图14.6）。

分离颈中线和峡部切除

创造出手术空间后，从甲状软骨切迹到胸骨切迹切开带状肌（舌骨下肌群）的中线。尽量高地解剖分离中线非常重要，有利于显露甲状腺上极。分离带状肌中线后显露甲状腺峡部。行甲状腺全切除术的病例中，如果峡部没有病变，建议从中间切开峡部，可以在进行双侧峡叶切除时向内侧牵拉留下的组织。在锥状叶与腺体的连接部位，将锥状叶从喉部游离至一侧腺体以便后续整体切除。

解剖分离甲状腺侧面

通过向内侧牵拉峡部残端，可以很容易地沿无血管平面将带状肌与甲状腺分离。术中应注意保护腺体表面的血管，特别是合并甲状腺炎的病例，防止大量出血。在分离侧面的时候，应按从甲状腺下极至上极的步骤进行，同时应注意结扎甲状腺中静脉。甲状腺峡部与气管之间也要进行分离，可以增加接下来手术中腺体的活动度。

结扎上极

侧面解剖完成后，可以显露上极。有的患者上极位置较高，肌肉遮挡视野，可以用4-0尼龙缝线向尾侧牵拉带状肌（同时需要两种器械结扎上血管）（图14.7）。缝针穿过环甲软骨水平与工作空间外侧的交叉点附近的皮肤，缝合钩住胸骨舌骨肌后穿出皮肤，由助手向尾侧牵拉缝线，显露出上极。在大多数情况下这样牵拉就足够显露上极了，但如果甲状腺上极非常高，则需要以同样的方式进行缝合和向侧方牵拉胸骨甲状肌（图14.7）。

用抓钳夹住甲状腺上极，向外侧和腹侧牵拉，同时分离钳小心地分离甲状腺上极与附着在甲状软骨上的环甲肌之间的无血管平面（也称为Joll间隙）（图14.8a、b）。此间隙可以发现甲状腺上极血管和某些类型的喉上神经外支（Cernea 2型）[9]。切断周围结缔组织时尽量靠近腺体（图14.8c、d），一点一点地逐步向上极血管分离，这对保护上甲状旁腺和喉上神经外支极为重要（图14.8e、f）。甲状腺上血管的每一根主支都要分别结扎。上极背侧向腹侧切开时不要低于环甲软骨，以防喉返神经（RLN）损伤。

识别并保护喉返神经

从对侧用钳子将结扎后的甲状腺上极向中线、

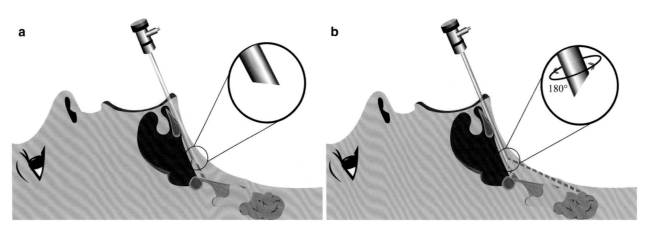

图14.6 建立皮瓣。a.在开始建立皮瓣时，可能难以看到较深的胸骨侧。b.将30°刚性内镜旋转180°，可以更容易地获得下方区域的视野

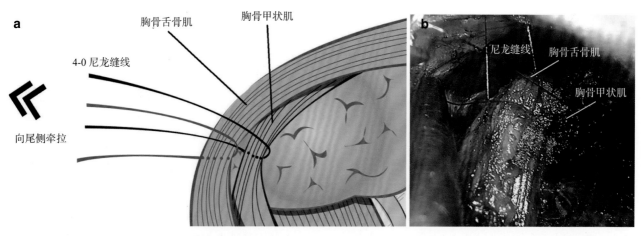

图 14.7　使用 4-0 尼龙缝线向尾侧牵拉带状肌

尾侧和腹侧牵拉，显露 Berry 韧带（图 14.9a、b）。TOETVA 中识别 RLN 的关键在于安全地暴露 Berry 韧带附近喉返神经入喉点的组织，并保护喉返神经在腺体切除过程中免受热损伤。小心翼翼地使用同侧的分离钳，如内镜直角钳，显露 RLN 且不破坏邻近血管（图 14.9c、d）。在此区域要更审慎地使用能量器械，这对防止神经意外热损伤至关重要。建议用纱布覆盖已暴露的 RLN，并在神经入喉点附近使用能量装置时将神经稍向侧面推移（图 14.9e、f）。这些办法有助于防止能量器械产生的高温液体直接接触神经。

结扎甲状腺下极并切除甲状腺

分离保护 Berry 韧带附近的 RLN 后，可沿着 RLN 的走行向下分离暴露神经至甲状腺下极。在此过程中，下方的每个甲状腺血管应尽可能靠近甲状腺进行分离结扎，以保护下甲状旁腺及其功能。至此可以从附着的气管上完全切除甲状腺腺叶。

取出标本

切除甲状腺腺叶后，立即取出内镜，并将一个去除丝线的内镜及取物袋通过 10 mm 穿刺套管非直视下放入术腔。重新插入内镜后，稍打开取物袋，放入标本和纱布等异物（图 14.10）。取物袋无法通过穿刺套管取出，所以应随套管一起拔出。取出取物袋和标本后，重新插入套管。

切除对侧腺叶

用同样的方式切除对侧甲状腺腺叶。然而，手术开始时应该仔细考虑从哪侧开始手术。在某些病例中，主要病变过大可能需要扩大正中切口以取出标本。而这会导致在后续的对侧叶切除中出现漏气。因此，外科医生可以选择从对侧甲状腺腺叶开始。

缝合和拆线

取出双侧甲状腺并确定术腔没有出血后，应该缝合带状肌中线。取出穿刺套管后，经中线切口用 4-0 可吸收缝线将切开的颈肌缝合 3 针。用 4-0 可吸收缝线将口腔黏膜轻轻缝合 5 针。两侧的侧切口只需要用 4-0 可吸收缝线将黏膜层缝合 1 针。缝合时线头长度留 0.5 cm，以便 5~7 天后拆线时识别线结。术后 1~2 天出院，随后仅需常规口腔卫生护理。

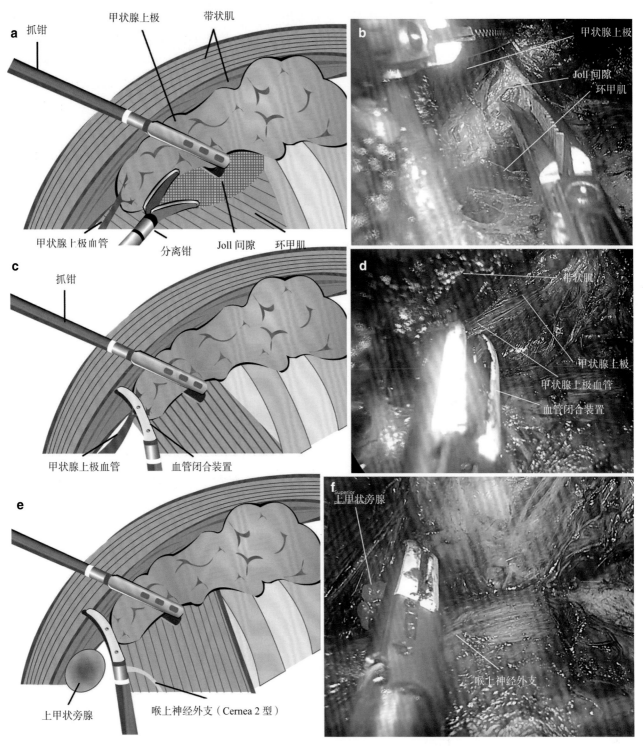

图 14.8 结扎上极的示意图及术中照片。此步骤中最重要的是一点一点地操作直到暴露甲状腺上极血管。a、b. 钳夹甲状腺上极,将腺体向远离环状软骨的腹侧和外侧牵拉。用分离钳分离 Joll 间隙(绿色区域)。c、d. 尽可能地靠近甲状腺结扎甲状腺上极血管。e、f. 通过尽可能地靠近腺体切断血管和结缔组织,可以保护上甲状旁腺和喉上神经外支

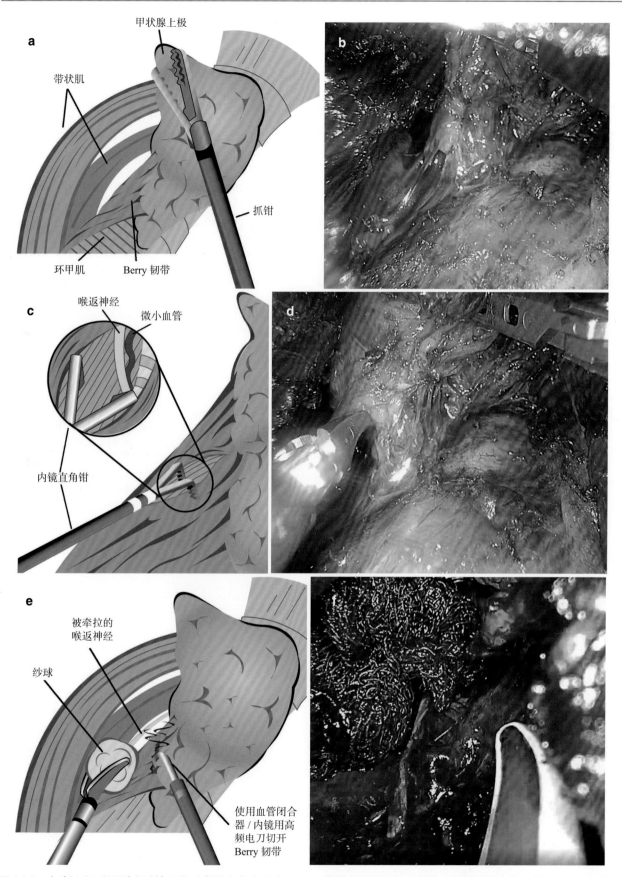

图 14.9　切断上极后识别喉返神经的示意图和术中照片。a、b. 将游离后的上极向中线、腹侧尾侧牵拉，暴露 Berry 韧带。c、d. 用内镜直角钳仔细地解剖 Berry 韧带，显露喉返神经。e、f. 切除 Berry 韧带处的甲状腺时，使用纱布球横向压迫牵拉 RLN，以减少能量器械的热损伤

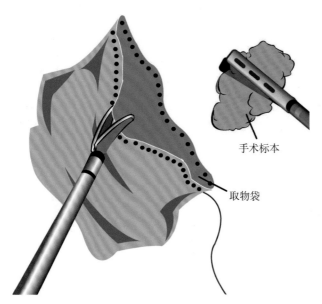

手术标本

取物袋

图 14.10　取出标本。将去除丝线的取物袋通过 10 mm 穿刺套管非直视下放入术腔。重新插入内镜后，通过穿刺套管梢打开取物袋，放入标本

总结

　　TOETVA 是微创甲状腺切除术发展的下一阶段，其在选定患者中的可行性已通过许多临床研究得到证实。虽然 TOETVA 在技术上可能比开放手术要求更高，但它有潜力在某些病例中成为一种有利的术式。TOETVA 需要更多的经验和证据来验证，并可拓展新的领域，以充分发挥其潜力。

参考文献

［1］　Witzel K, von Rahden BH, Kaminski C, Stein HJ. Transoral access for endoscopic thyroid resection. Surg Endosc. 2008; 22: 1871-5.

［2］　Benhidjeb T, Wilhelm T, Harlaar J, Kleinrensink GJ, Schneider TA, Stark M. Natural orifice surgery on thyroid gland: totally transoral video-assisted thyroidectomy (TOVAT): report of first experimental results of a new surgical method. Surg Endosc. 2009; 23: 1119-20.

［3］　Karakas E, Steinfeldt T, Gockel A, Westermann R, Kiefer A, Bartsch DK. Transoral thyroid and parathyroid surgery. Surg Endosc. 2010; 24: 1261-7.

［4］　Wilhelm T, Metzig A. Endoscopic minimally invasive thyroidectomy (eMIT): a prospective proof-of-concept study in humans. World J Surg. 2011; 35: 543-51.

［5］　Richmon JD, Pattani KM, Benhidjeb T, Tufano RP. Transoral robotic-assisted thyroidectomy: a preclinical feasibility study in 2 cadavers. Head Neck. 2011; 33: 330-3.

［6］　Anuwong A. Transoral endoscopic thyroidectomy vestibular approach: a series of the first 60 human cases. World J Surg. 2016; 40: 491-7.

［7］　Anuwong A, Ketwong K, Jitpratoom P, Sasanakietkul T, Duh QY. Safety and outcomes of the transoral endoscopic thyroidectomy vestibular approach. JAMA Surg. 2018; 153: 21-7.

［8］　Lee J-H, Chai YJ. Up-to-date evidence of transoral thyroidectomy on how to overcome the obstacles?—A review. Ann Thyroid. 2020; 5: 13.

［9］　Cernea CR, Ferraz AR, Nishio S, Dutra A Jr, Hojaij FC, dos Santos LR. Surgical anatomy of the external branch of the superior laryngeal nerve. Head Neck. 1992; 14: 380-3.

经口腔前庭入路内镜下甲状腺切除术

15

古斯塔沃·奥古斯托-郎飞，盖斯·阿尔阿瓦，丹尼拉·格瓦拉
（Gustavo Fernández-Ranvier, Ghayth Al Awwa, and Daniela Guevara）

简介

传统的经颈开放式甲状腺手术自1906年问世以来，一直是一种标准的手术方式。随着外科技术、全身麻醉、止血和神经监测技术等方面的进步及临床应用，其已成为一种安全可靠、发病率及死亡率低的手术。但是该手术会在患者颈部留下瘢痕，对于肤色较深及瘢痕体质的患者来说，这是十分痛苦的。为了避免颈部瘢痕的产生，可采用内镜及机器人的微创技术，这两种方式均需要进行广泛的皮瓣剥离，使手术切口远离颈部。目前，这两种手术方式并没有被广泛接受。自2008年起，经口腔前庭入路内镜下甲状腺术（TOETVA）已逐步发展起来，它是真正的体表无瘢痕手术，并得到了普及和接受。该技术采用标准的腹腔镜器械进行操作，可清晰显示重要结构，并允许同时行双侧叶手术。该技术也已被证实具有与传统开放式甲状腺手术相当的术后效果。外科医生只要掌握开放式甲状腺手术和腹腔镜手术技能，就能在临床中应用该技术[1-5]。

步骤

患者进入手术室，取仰卧位，颈部轻度后仰（图15.1）。经鼻插管行全身麻醉（经口气管插管亦可）（图15.2）。麻醉后，无菌布包头，手术医生站在患者头侧，腹腔镜影像系统置于患者尾侧

（图15.3）。通过下唇前庭的牙槽黏膜在口内做三个切口：与门牙相对，一个5 mm长的横向内侧切口，以及两个5 mm的垂直切口。两个纵向切口正好在犬牙的内侧，即下唇的内侧，不会伤到颏神经（图15.4）。在戳卡（PORT）放置前，使用电刀或钝性分离颏肌建立腔隙（图15.5），注意不要损伤表面皮肤。随后，用 Veress 针进行水解，注入约60 ml含有肾上腺素的生理盐水混合液（500 ml 水中含1 mg NaCl）入颈阔肌下方间隙内，然后用器械（Anuwong dilator, Kelly Wick tunneler, or Hegar dilators）钝性分离扩大（图15.6）。鉴于腔镜图像质量提升，较小的戳卡增加了手术的可操作性，使用3个5 mm的戳卡对大多数病例来说是足够的。如果需要的话，在手术的初期或后期扩大中央戳卡都很容易，首先经中央切口放置一个5 mm的戳卡，置于下颌骨上，将戳卡向远端推进约2 cm至下颏，注意避免穿破颏部皮肤。接着，在两个侧面放置5 mm的戳卡（图15.7）。然后充入6 mmHg的 CO_2 气体形成手术空间，通过中央戳卡放置30° 5 mm的摄像机，其两侧可使用马里兰解剖器和双极或超声能量装置进一步扩大手术空间。朝胸骨切迹方向进行解剖，始终在颈阔肌下方操作（图15.8）。在侧面，解剖双侧胸锁乳突肌进一步加强暴露。当充分暴露带状肌后，沿中线打开，暴露甲状腺（图15.9）。将带状肌的深面与甲状腺分离，使其间形成一个分离空间，如果这样不能很好地暴露甲状腺腺体，可以将带状肌侧缘向外侧缝合，使其向外扩（图15.10）。从甲状腺中静脉开

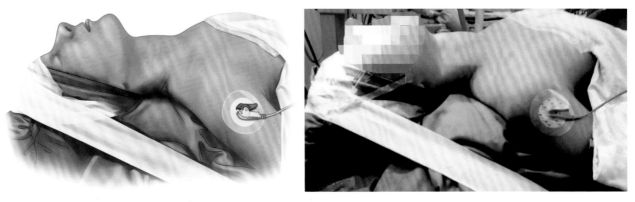

图 15.1   患者颈部轻度过伸位侧视图。用垫肩支撑颈部及肩部，并用胶带来保持稳定

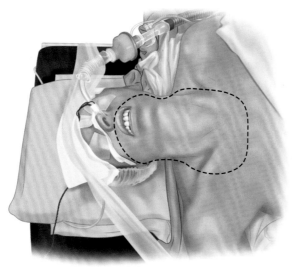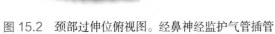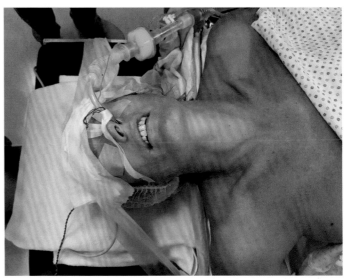

图 15.2   颈部过伸位俯视图。经鼻神经监护气管插管

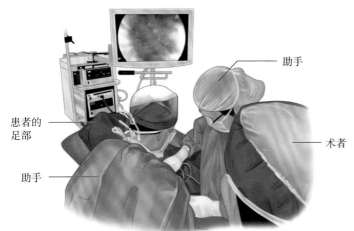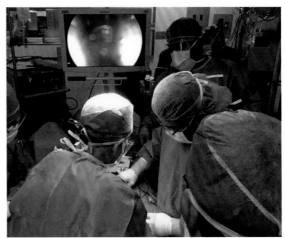

图 15.3   术者位于患者头侧，两位助手分别在患者两侧。内镜系统置于患者尾侧

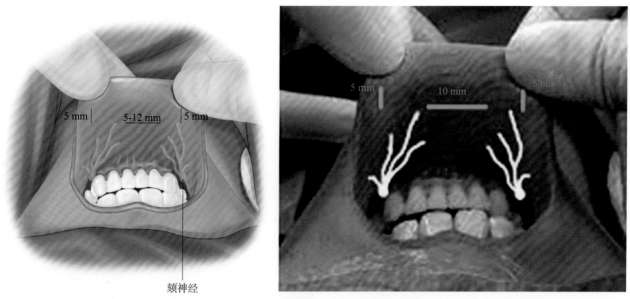

图 15.4　沿着下唇的内侧缘做 3 个切口。在犬齿的内侧做切口，有助于避开颏神经

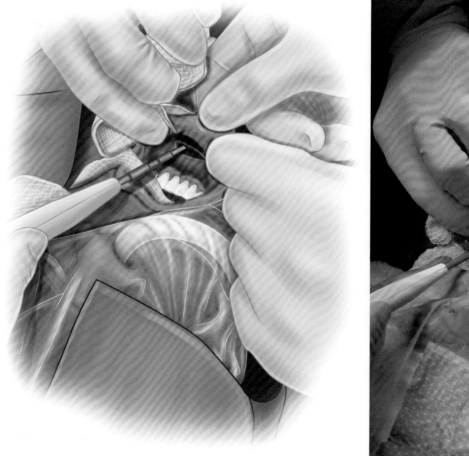

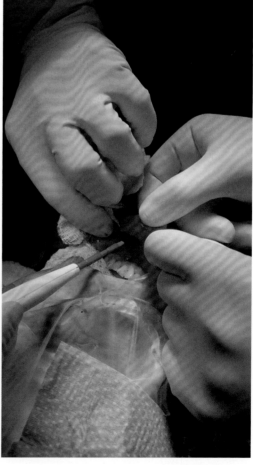

图 15.5　用电刀和止血钳钝性分离颏肌

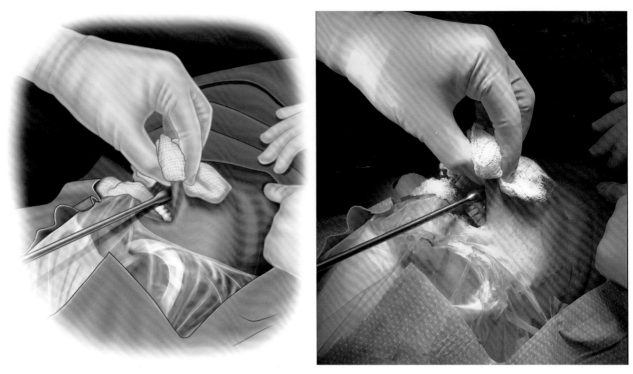

图 15.6　将含有约 60 ml 氯化钠与肾上腺素混合物的 Veress 针通过中央切口注入颈阔肌下方手术间隙。图中所示的扩张器通过切口使腹腔镜套管针更容易放置

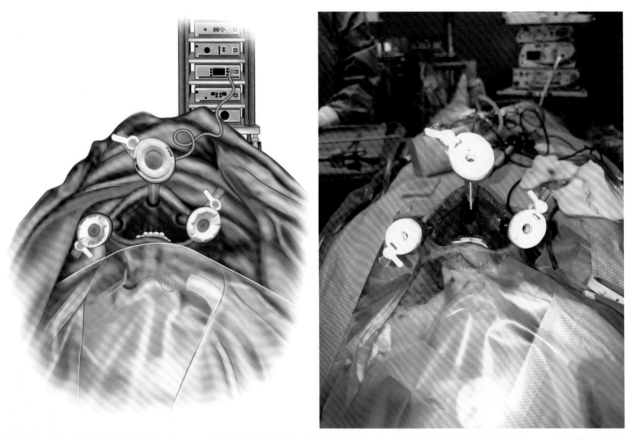

图 15.7　主刀医生角度显示了 3 个 5 mm 戳卡的最终位置，有需要的话，中央戳卡可以根据需要调整扩大，以便使用更大的相机或者取出更大的标本。这个可以在手术初期或后期根据需要调整

始，依次分离凝闭甲状腺血管，使甲状腺外侧缘松解，然后分离凝闭甲状腺上血管束，注意避免损伤喉上神经外支（图 15.11）。这时甲状腺上极可翻动，通常上甲状旁腺是可以原位保留的。而喉返神经位于上甲状旁腺的后内侧。可以使用神经监测仪来辅助定位，但这并不是必须的（图 15.12）。随后解剖甲状腺下极，可以发现下甲状旁腺并原位保留。分离下甲状旁腺可以识别甲状腺下动脉，并对其进行分离（图 15.13）。同样的方法和技术也适用于对侧，最后将切下的腺体放入内镜袋中并从中心戳卡拉出（图 15.14~15.16）。可以采用 3-0 自锁缝线缝合带状肌，可以用 5-0 可吸收线缝合黏膜切口（图 15.17）。患者术后恢复良好，当天出院。术后检查显示效果很好（图 15.18）。

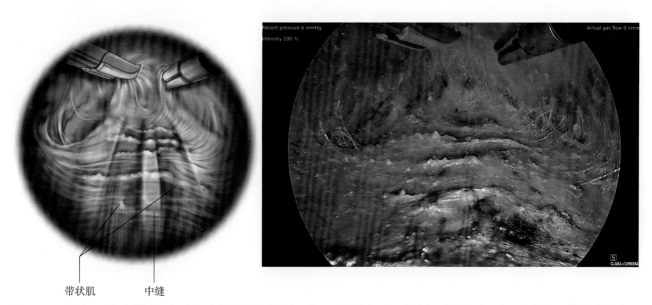

图 15.8 用马里兰解剖器和双极或超声能量器械来进行颈阔肌的解剖，向下解剖至胸骨切迹下方，向外侧可辨认胸锁乳突肌内侧缘。沿带状肌可以深入操作空间

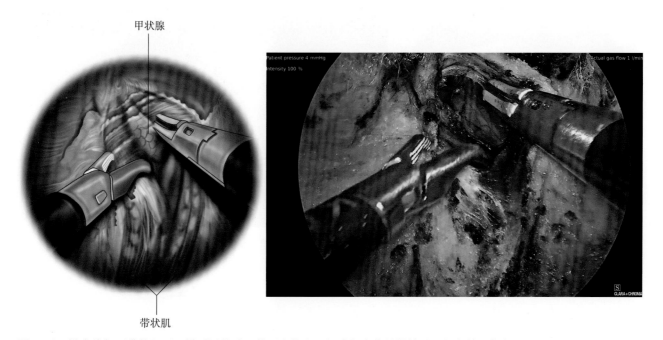

图 15.9 沿中线打开带状肌可以暴露甲状腺。使用电钩和双极或超声能量器械可以很容易地完成

带状肌

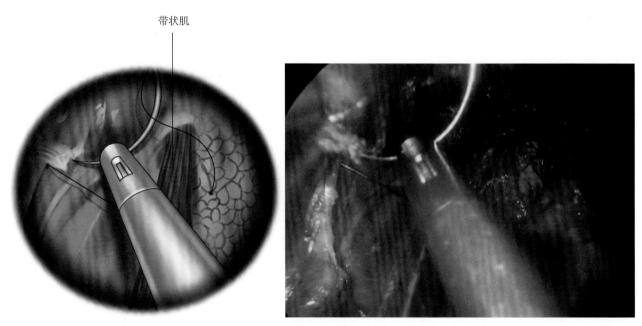

图 15.10　将带状肌深面与甲状腺分离并推向外侧，如果仍暴露不佳，可将带状肌向外侧缝合固定，来扩大暴露区域

中间的甲状腺
动脉

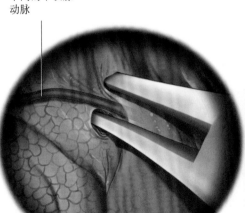
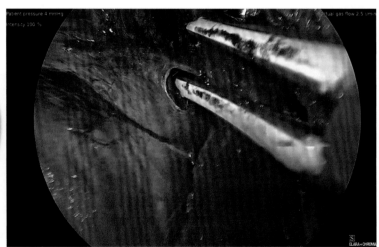

图 15.11　现在依次进行甲状腺血管解剖并凝闭。图中示用双极或超声能量器械来凝闭右侧中间的甲状腺动脉

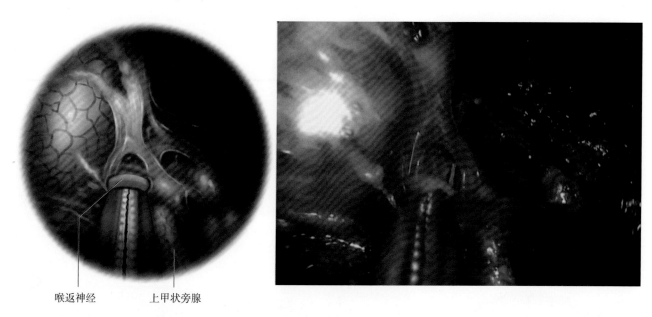

喉返神经　　　上甲状旁腺

图 15.12　当甲状腺上极被游离后，可以使用连接在马里兰解剖器上的神经检测仪来识别定位喉返神经。也可以使用神经监测系统，但是这并不是必须的

甲状腺下动脉

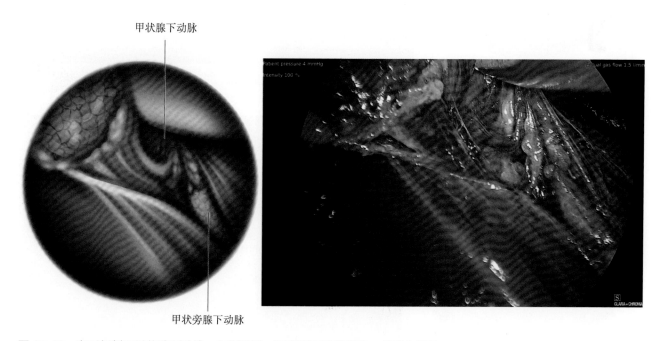

甲状旁腺下动脉

图 15.13　向下解剖至甲状腺下动脉，如图所示，可看到下甲状旁腺，并原位保留

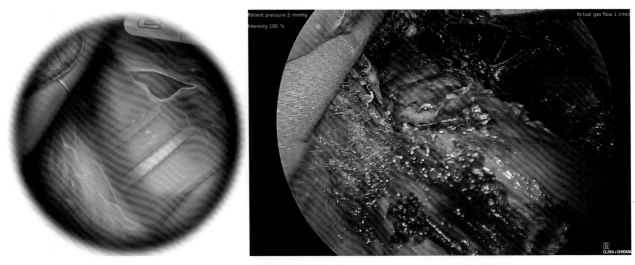

图 15.14 重复同样步骤完成对侧解剖，甲状腺被游离到图中的左上方，我们可以看到解剖的范围

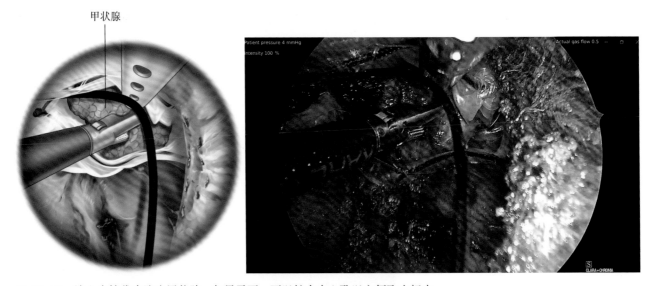

图 15.15 放入内镜袋来取出甲状腺，如果需要，可以扩大中心孔以方便取出标本

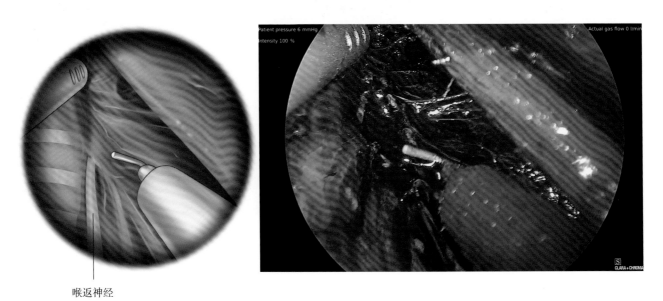

图 15.16 电钩和神经监测仪协同使用，可以辅助定位气管食管沟内完整的喉返神经

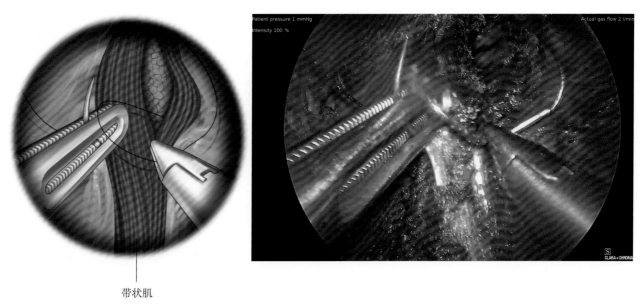

带状肌

图 15.17   用可吸收缝线缝合带状肌。用 5-0 可吸收缝线（一般是羊肠线）缝合口腔内切口

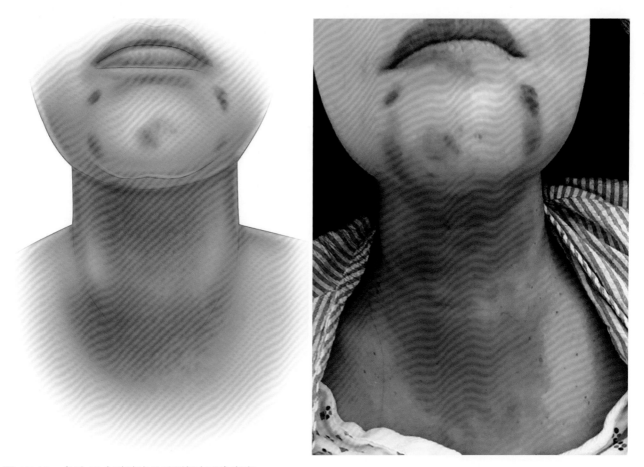

图 15.18   术后 48 小时随访显示颈部有正常瘢痕

参考文献

［1］ Russell JO, et al. Minimally invasive and remote-access thyroid surgery in the era of the 2015 American Thyroid Association guidelines. Laryngoscope Investig Otolaryngol. 2016; 1(6): 175-9.

［2］ Richmon JD, Kim HY. Transoral robotic thyroidectomy (TORT): procedures and outcomes. Gland Surg. 2017; 6(3): 285-9.

［3］ Anuwong A, et al. Safety and outcomes of the transoral endoscopic thyroidectomy vestibular approach. JAMA Surg. 2018; 153(1): 21-7.

［4］ Zhang D, et al. Indications, benefits and risks of transoral thyroidectomy. Best Pract Res Clin Endocrinol Metab. 2019; 33(4): 101280.

［5］ Fernandez-Ranvier G, et al. Transoral Endoscopic Thyroidectomy Vestibular Approach. JSLS: Journal of the Society of Laparoendoscopic Surgeons. 2019; 23(4): e2019.00036. https://doi.org/10.4293/JSLS.2019.00036.

在中低收入国家安全实施甲状腺切除术

16

谢尔托·克鲁伊夫，玛丽安·罗伯塔·弗雷德里克·博舍，皮姆·约翰·邦格（Schelto Kruijff, Marianne Roberta Frederiek Bosscher, and Pim Johan Bongers）

引言

- 在中低收入国家（LMICs）中，治疗甲状腺病变的基本要素包括对当地流行病学充分了解、具备文化敏感性、了解患者病史和进行颈部超声检查。
- 在中低收入国家，只有在具备高质量术后护理条件、有治疗结果报告，以及致力于为当地医疗保健系统扩展外科设施的情况下，才应考虑进行短期手术任务。
- 甲状腺病变的治疗应遵循国际甲状腺管理指南，但考虑到当地缺乏设备或药物等实际情况可能需要采取非手术或减少手术范围的策略。
- 与高收入国家的甲状腺全切除术不同，在甲状腺激素替代治疗受限的地区，甲状腺腺叶切除术或扩大甲状腺腺叶切除术是针对巨大甲状腺肿和可切除恶性肿瘤的首选术式。
- 如果患者在他处有望获得更好的治疗效果，应考虑进行转诊。

病例：一名年轻的晚期甲状腺癌患者

一位 28 岁的肯尼亚女性患者步行就诊于当地医院，她居住在离医院 300 km 远的一个小村庄。多年来她饱受左颈部严重畸形的折磨，可感受到局部受压，并且吞咽困难日益加重，颈部巨大肿块导致她在村里被孤立（图 16.1）。患者为求诊治来院。

经检查，患者为无（已知）病史的年轻女性。在体格检查时，我们看到并扪及左侧颈部 II、III、IV 和 V 区明显的淋巴结肿大，以及颈部正中甲状腺左叶上极平面一个可活动的结节。经移动式超声检查证实，左侧颈部广泛淋巴结肿大和右侧颈部轻微淋巴结肿大，以及一个在甲状腺左侧叶上极的病变，该病变根据影像学特征高度怀疑为甲状腺癌（TIRADS 6 级）。

考虑到近处和远处区域均无法行放射性碘治疗，因此我们决定行左侧甲状腺腺叶切除术和 II～Vb 区侧颈部淋巴结清扫术。通过这种方式，我们旨在控制左侧颈部和原发肿瘤病变，并减少压迫和吞咽的不适。

基于以下考虑，我们决定不进行甲状腺全切除术、中央区淋巴结清扫术和右侧颈部淋巴结清扫术：避免在没有钙剂的情况下发生甲状旁腺功能减退，避免在没有甲状腺激素替代治疗时出现甲状腺功能减退，以及避免在没有重症监护室（ICU）的情况下发生双侧喉返神经麻痹。该患者术后恢复很快，没有任何并发症。术后 4 天出院，患者同意如果右侧颈部淋巴结肿大加重，将返回我院接受额外的手术治疗。

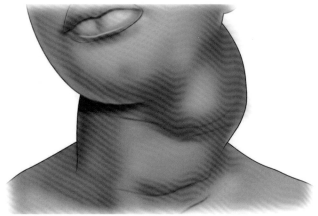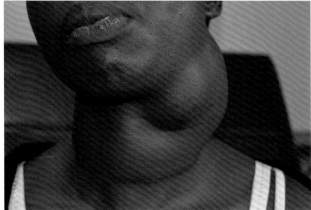

图 16.1　晚期癌（颈部巨大肿块）

中低收入国家

人们普遍认为，"第三世界"和"发展中国家"这两个词都已经过时。一般来说这两个术语都用来指经济和社会地位相对较差的国家。

目前，世界银行将国家（也称为经济体）分为 4 个收入组别：低收入、中低收入、中高收入和高收入[1]。每年都会计算人均国民总收入（GNI），并确定收入组别，以方便此项分类。国际货币基金组织（IMF）和联合国采用了不同的经济分组体系。联合国开发计划署（UNDP）创建了人类发展指数（HDI），以评估一个国家的发展情况，而不仅基于经济增长[2]。根据包括收入、教育和健康在内的多维福利指标，国家被分为"非常高""高""中""低"4 个层次的人类发展水平。2020 年，151 个国家被归为中低收入国家。

在本章中，我们遵循世界银行使用的划分，将使用"中低收入国家"（LMICs）一词。

医疗保健系统的限制因素各不相同，可能是由于医疗保健的可获得性差、缺乏合格和积极的工作人员、缺乏诊断和治疗设备、缺乏基础设施、药物和医疗物资不足、官僚主义及领导或治理不善。传统上，中低收入国家的医疗保健系统侧重于急性病治疗而不是慢性病治疗。因此，与急性疾病相比，治疗如医源性甲状腺功能减退或甲状旁腺功能减退等慢性疾病的药物更难获得。

贫穷与营养不良、教育机会少、电力供应不足、卫生条件差和缺乏医疗保健紧密相关。缺乏收入或医疗保险的公民往往由于必须个人付费而无法获得医疗保健服务。

作为一名医生，特别是甲状腺外科医生，在中低收入国家工作时，需要注意到这些国家之间及其内部差异可能是很大的，不止经济方面，还有医疗保健标准方面。此外，当地甲状腺疾病的流行病学也有所不同。因此，在中低收入国家，一个成功的医生或外科医生应具备的重要特征是在面对文化差异时的适度期望和开放态度。

对非洲和亚洲的许多国家来说，如科技进步、初级卫生保健的引进、识字率的提高、安全饮水的获取、卫生设施和住房的改善等变化，都使得健康和预期寿命得到了显著的改善[3]。尽管如此，政治不稳定、环境灾害、经济表现下滑、治理不善、公共卫生基础设施薄弱，以及全球化的发展，都对贫困人群的福利产生了巨大影响。在大多数中低收入国家，针对特定疾病的项目获得了大量的外部资金；然而，更广泛的医疗基础设施仍然资金不足。城市地区的人口密度较高，因此，公共卫生措施将覆盖这些地区的更多人口。在农村地区，由于路途遥远，难以获得医疗保健服务仍然是一个问题。

手术任务

2015 年，在权威医学杂志《柳叶刀》上发表的一篇令人痛心的文章，指出世界上最贫穷的地区对外科护理的需求目前尚未得到广泛的认可[4]。在 2010 年，全球约有 1690 万人（占全球死亡人数的 32.9%）死于需要外科治疗的疾病。这一数字远远超过了艾滋病（160 万人）、结核病（120 万人）和疟疾（120 万人）造成的死亡人数之和。为了防止这些死亡，我们的外科医生队伍需要在 15 年内增加一倍，这意味着需要额外培训共约 220 万名外科医生、麻醉师、整形外科医生、助产士和妇科医生并派往农村地区。外科疾病的负担主要涉及基本的手术形式，如开放性骨折治疗、剖宫产、疝气、空腔脏器穿孔和肠梗阻，以及甲状腺手术[5]。

外科疾病负担可通过不同方式减轻。一种选择是进行外科手术。传统上，来自高收入国家（HICs）的外科医生规划短期的外科志愿任务。然而，这类特定手术任务的成果报道缺乏。在这些任务中，来自高收入国家的训练有素的医生可以在一个医疗保健欠发达的国家进行医疗干预。他们可以提供基本的医疗干预，如果没有这些医生，许多患者是无法得到这些医疗干预的。然而，他们所提供的医疗服务只能在短期内开展，这也是一个很大的不利因素。缺乏随访、评估和知识转移。

为了提供长期贡献，这些措施应满足一定的条件。

（1）应该制订一个涉及当地诊所的确切构想。开展的外科手术是否也会教授给当地医生？是否存在知识转移，使得当地医疗机构最终能够自己开展这种外科手术？预计需要多长时间来实现？

（2）开展医疗任务的组织必须报告自己的结果。Hendriks 等人对短期外科志愿任务的结果进行了回顾性研究[6]。在他们找到的 41 篇文章中，有 9 个外科志愿任务组织没有报告关于并发症的信息，只有 10 个组织对他们的患者进行了长达 6 个月的跟踪监测。该研究只调查了那些对结果进行记录和发表的外科志愿任务组织。因此，它很可能高估了外科志愿任务的积极影响。

（3）外科志愿任务组织需要与当地医疗健康提供者密切合作。一些外科志愿任务组织对当地文化和医疗保健系统了解不足，而当地经验对于提供适当的治疗至关重要。在高收入国家进行的标准医疗，在其他环境下有时可能会产生不良后果。烧伤的治疗就是一个例子，我们习惯使用皮肤移植等技术，但较高的感染风险使它不总是一种明智的治疗方法。

（4）连续的术后护理是至关重要的。许多志愿任务都是在农村地区进行。由于任务的暂时性，一些监测术后并发症的工作应立即做到位。这样在志愿任务的医务工作者离开后，可及时将患者妥善转送到条件更好的城市医院。

（5）最后，为了发展当地社区的可持续护理，必须有一个长期的财政计划。向患者提供免费医疗会造成结构性依赖。需要护理的人必须愿意付出努力来获得这种护理。这最终也为当地政府参与提供特定护理提供了可能性。

需要强调的是，只有建立了可持续的伙伴关系后，外科志愿任务组织才能持续存在。这些伙伴关系应提供高质量的术后护理、进行结果研究，并提高当地医疗系统的外科手术能力。

中低收入国家与高收入国家在甲状腺手术方面的差异

甲状腺手术的可及性和需求取决于不同的基础：当地的甲状腺病理学、可用的诊断方法、治疗选择和随访。

病理

在高收入国家中，甲状腺手术主要是针对甲状腺肿或（可疑的）恶性肿瘤，而在中低收入国家中则存在不同的适应证。相反，一些在高收入国家需要手术的疾病，在中低收入国家可能更倾向于保守治疗。应该注意的是，中低收入国家的患者就诊时往往已经是疾病晚期，这常常与他们对治疗的恐惧或者所涉及的费用有关。因此，医生经常在中低收入国家遇到大的甲状腺肿或晚期疾病的患者，这在高收入国家中很少见。

甲状腺肿

甲状腺肿在病理上存在差异性，特别是在有地方性甲状腺肿的地区。例如，现在在缺碘地区虽然较少见到胶质甲状腺肿，但大多数病例（98%）在超过3个月的碘治疗后会消退。在2017年，全球碘缺乏的地区减少至19%[7]。当患者出现呼吸困难或吞咽梗阻时，可能需要进行扩大的单侧甲状腺峡叶切除术（图16.2）。12~20岁女性的生理性甲状腺肿表现为甲状腺均匀、光滑、无痛性肿大，应给予保守治疗。随着激素活动高峰期过去，这些甲状腺肿会自行消退。

甲状腺毒症和自身免疫性疾病

甲状腺毒症是一种由三碘甲状腺原氨酸（T3）和甲状腺素（T4）过量分泌引起的临床综合征，在中低收入国家中有两个主要的潜在病因。第一与地方性甲状腺肿（特发性）地区引入加碘盐有关。第二个原因是自身免疫性，产生抗促甲状腺激素

（TSH）受体的抗体。弥漫性毒性甲状腺肿（Graves病）在非洲地区变得越来越普遍，该地区正在从碘缺乏向碘充足过渡。与欧洲或北美国家相比，自身免疫性甲状腺功能减退症的患病率较低[8]。在没有实验室检测的情况下，如果出现甲状腺肿大（弥漫性或结节性）和甲状腺功能亢进的临床体征，如体重减轻、震颤、出汗、焦虑、易激动、心悸、心动过速或突眼，则应怀疑甲状腺毒症。有时出现的症状很明显，并以心力衰竭等并发症为特征。与高收入国家一样，在中低收入国家几乎所有病例的首选治疗都是普萘洛尔（快速控制心动过速）和卡比马唑（使患者的甲状腺功能在一定时间内恢复正常）。放射性碘治疗是一些高收入国家对老年患者的标准治疗方法，但往往在中低收入国家中无法获得，并且放射性碘治疗可能导致甲状腺功能减退和需要终身甲状腺激素替代治疗。在几乎无法获得慢性药物治疗的情况下，放射性碘治疗并不可取。手术适应证仅是少数情况下的治疗选择：普萘洛尔和卡比马唑方案长期治疗后症状复发，且不存在其他可替代的抗甲状腺药物或存在严重甲状腺毒症[9]。患者在手术前甲状腺功能应正常。

甲状腺恶性肿瘤

世界各地的甲状腺恶性肿瘤流行情况各有不同，在高收入国家与中低收入国家之间及各自内

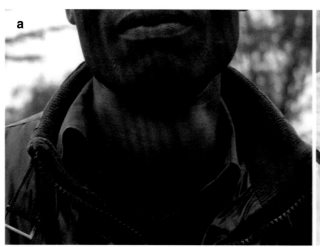
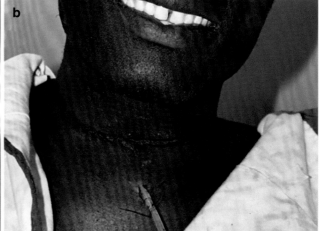

图 16.2　甲状腺肿。a. 术前；b. 术后

部也存在差异，但仍可以观察到一些规律。甲状腺乳头状癌（PTC）往往在高收入国家最常见，而甲状腺滤泡癌（FTC）在碘缺乏地区最常见[10]。在撒哈拉以南的非洲和尼泊尔，多结节性甲状腺肿（13%~22.9%）的恶性发生率较高，因此结节性甲状腺肿可能选择手术更好。患者治疗延误往往会导致大的浸润性肿瘤出现。源于甲状腺的淋巴瘤很少见[11]。在没有细针穿刺活检（FNAB）或经验丰富的超声检查的情况下，大多数时候单个结节是甲状腺腺叶切除术的手术指征，而具有侵袭性的恶性结节则需要行甲状腺全切除术（由经验丰富的外科医生执行）。

感染

甲状腺感染非常罕见，但当甲状腺发热、触痛并伴有白细胞增多时，应怀疑甲状腺脓肿。甲状腺脓肿常与免疫抑制有关，或者是结核病在肺外的罕见表现。在治疗原发病的基础上，穿刺引流（以防止开放性结核病）和静脉内给予抗生素治疗即可。

诊断

甲状腺疾病的诊断方法，如超声检查、FNAB和生化检测，其可及性在中低收入国家之间，以及在农村与城市之间差异很大。

临床症状

提示可疑恶性肿瘤的症状包括声音嘶哑、实性结节和淋巴结肿大。在农村地区，通常需要采取实用的办法：没有甲亢征象的孤立性结节很可能是恶性的[9]。

颈部平片可以提供有关气管受压和偏斜的重要信息。胸部 X 线检查可能有肿瘤延续至胸骨后、心脏肥大或肺结核病的迹象。

超声

超声设备在资源匮乏的环境中被广泛使用，对于许多热带疾病来说，这是当地最好的诊断工具[12]。虽然需要专业知识，但即使仅为短期课程，超声课程也可以对当地的耳鼻喉科医师产生有效影响[13]。在没有 FNAB 的情况下，一些简单的超声线索可能会有所帮助：它至少可以显示结节是实性的还是囊性的，是单发还是多发。如果在抽吸囊肿时发现有清澈的液体，那么它就不太可能是恶性的。超声还有助于识别淋巴结肿大。手持式超声探头越来越普及，而且价格也相对实惠。这些探头在资源匮乏的环境中特别有用，因为他们可以与智能手机连接并且不需要稳定的电源。但需要记住：没有经验的人进行超声检查可能会导致错误的诊断。我们认为在资源匮乏的情况下，超声检查是甲状腺手术前不可或缺的诊断方法。当无法进行超声检查时，应将患者转诊至较大的医疗中心。

细胞学 / 组织学

术前细胞学诊断通常只能在大型医疗中心进行，在此病理学家和医生可以实施 FNAB 获取足够的组织用于诊断。一般来说，在没有 FNAB 或病理学检查的情况下，外科医生应该意识到，与高收入国家相比，在中低收入国家中甲状腺结节和甲状腺肿中出现恶性的可能性要更高。可能是因为在医疗保健缺乏的情况下，患者只会在症状严重时（即患恶性肿瘤）就诊。

手术

与高收入国家相比，中低收入国家的甲状腺手术适应证基本上没有什么不同。最常见的诊断是阻塞性多结节病甚至部分恶性的甲状腺肿、甲状腺毒症和孤立性甲状腺结节。在决定进行甲状腺手术之前，周全考虑围手术期的能力是很重要的。每个诊疗机构的麻醉设施不同。尽管大多数外科医生和患者更倾向于全身麻醉，但甲状腺手术是可以在局部麻醉下进行的（图16.3）。

外科医生应该带上自己所熟悉的工具。建议带上自己的头灯、手术放大镜，有时甚至需要特定的手术器械。由于甲状腺和甲状腺周围组织血供丰富，电刀的使用极为重要。然而，高收入国家常用的先进电凝仪器通常无法获得。止血材料只有浸润了肾上腺素溶液的纱布。用可吸收缝线连续缝合，将甲状腺"囊"固定到气管前筋膜上；将引流管放在甲状腺床旁边。也不太可能会有喉返神经监测仪。因此，通常的策略是要识别喉返神经。

在中低收入国家中甲状腺手术范围通常仅限于甲状腺腺叶切除术或扩大甲状腺腺叶切除术，以降低术后发生甲状旁腺功能减退症和甲状腺功能减退

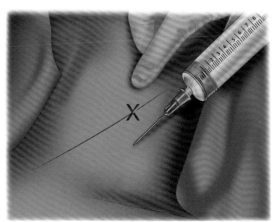

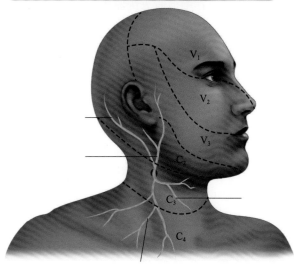

图16.3 局部麻醉：颈丛的感觉神经支配来源于C2~4。表面支包括枕小神经、耳大神经、颈横神经和锁骨上神经

症的风险。中低收入国家通常缺乏术后病情的分析和钙、维生素D或甲状腺素的替代治疗。因此，当多结节性甲状腺肿有手术指征时，尽管考虑到扩大甲状腺腺叶切除术的10年复发风险比甲状腺全切除术更高（8.6%对0.6%）[14]，但仍然更倾向于选择扩大甲状腺腺叶切除术。

对于单侧甲状腺结节或甲状腺肿不应进行经典的甲状腺次全切除术，因为这将在双侧均留下残余的甲状腺组织，对于（通常是未知的）恶性肿瘤来说是不当的（图16.4）。甲状腺全切除术仅适用于双侧压迫气管的大型多结节性甲状腺肿或晚期甲状腺癌。此类手术应在设备完善、有丰富经验的甲状腺外科医生并可获得长期药物治疗（即治疗低钙血症和甲状腺功能减退症）的医疗中心进行。通常情况下，晚期甲状腺癌的治疗难点是肿瘤的不可切除。

手术治疗的目的是获得与高收入国家相似的疗效。然而治疗方案受到可用资源的限制（图16.5）。除了有经验的外科医生和训练有素的人员外，最基本的可用设备应该包括可吸收纱布、吸引装置、电凝器和紧急气管切开装置。

对于伴有急性呼吸道梗阻、生长迅速的晚期不可活动的癌肿，姑息性舒适医疗是首选治疗方式。损毁性控制性手术或气管切开术会导致严重的并发症。中低收入国家通常缺乏护理气管造口患者的经验，尤其是当患者出院回家时。

总体而言，有证据表明，即使在设施有限的偏远教会医院，甲状腺手术也可以安全地进行，并且很少有并发症。可以根据手术结局制订标准，例如死亡率（0%）、永久性喉返神经（RLN）损伤（<2%）、血肿再探查（<2%）、永久性低钙血症（<5%）和伤口感染（2.5%）[15]。

随访

中低收入国家医院的术后监测质量不佳。病房往往过于拥挤，医护人员缺乏专业训练，通常无法进行钙或甲状腺激素水平的实验室检测。因此，患

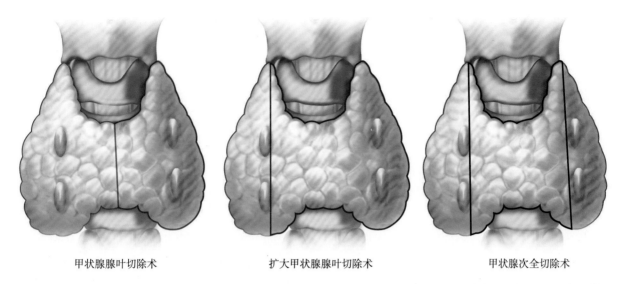

甲状腺腺叶切除术   扩大甲状腺腺叶切除术   甲状腺次全切除术

图 16.4 甲状腺腺叶切除术（绿色）、扩大的甲状腺腺叶切除术（红色）和甲状腺次全切除术（蓝色）的不同切除范围示意图

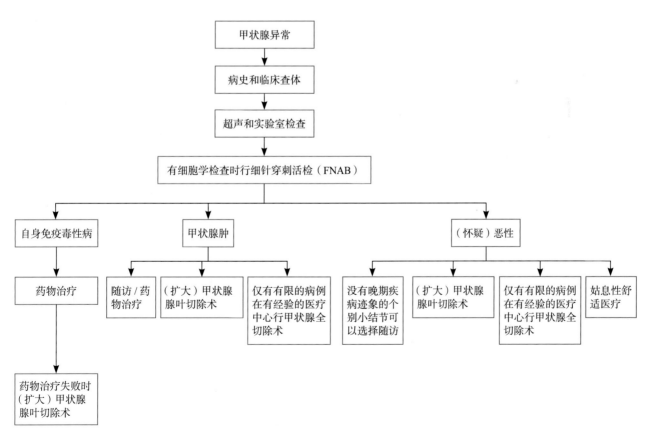

图 16.5 适合中低收入国家的修订版甲状腺疾病管理流程

者应清楚地向病房护士汇报低钙血症或甲状腺功能减退症的症状。

对于颈部血肿和双侧喉返神经麻痹引起的急性气道梗阻，需要充分识别并及时处理。当患者出现喘鸣和颈部肿胀时，应怀疑筋膜下出血。病房护士应该要知道如何识别。因此，在进行甲状腺手术前对病房护士进行培训至关重要。在甲状腺手术后24小时内，外科医生应待在医院附近。为了确保术后第一个阶段是在白天，在上午进行甲状腺手术也是一种选择。

出现术后出血时，应尽快重新打开切口（皮肤和筋膜）以清除血凝块、防止气道梗阻。在这种紧急情况下，外科医生应该谨慎地识别基本的解剖结构。手术光线差加上术后的解剖改变，可能导致识别困难，并继发喉返神经或甲状旁腺的损伤。

在中低收入国家医院内康复更为常见，因为患者的住处通常远离医院，家里的卫生条件较差，且出现术后并发症时返回医院的可能性有限。甲状腺功能减退症会经过长期发展，其特征是疲劳、体重增加、不耐寒、月经不调或心动过缓。只有患者出现这些症状时，主动就诊进行评估，才能识别出甲状腺功能减退症。甲状腺功能减退症应行左旋甲状腺素治疗，并根据主诉调整药物剂量。

缺乏随访的情况也参与了手术决策。在高收入国家，低风险分化型甲状腺癌的治疗有下降的趋势，然而这需要用到高质量超声检查进行长期随访。当患者存在相当小的甲状腺肿或甲状腺结节，但没有晚期疾病的迹象时，如果患者愿意并能够定期返回医院，那么非手术治疗可以作为治疗方案之一。

重要信息

（1）若计划在中低收入国家工作，在开始对甲状腺疾病进行任何治疗之前，对可用的设备和诊断工具进行评估是非常重要的。如果没有必要的用于诊断、治疗、术后护理或随访的设备，应考虑转诊到设备更好的医疗机构。

（2）只有当患者（及其家属）在身体上和经济上能够耐受长途跋涉，并且预计可以获得更好的疗效时，才应将患者转诊。

（3）来访的外科医生应与熟悉当地医疗困境和文化敏感话题的当地医生一起工作。应对当地医护人员进行术后护理方面的培训。

（4）在资源匮乏的情况下进行甲状腺手术时，与甲状腺全切除术相比，（扩大）甲状腺腺叶切除术是首选的、更安全的策略。因为它可降低并发症的风险，缩短术后恢复时间，减少术后对药物的依赖。

（5）对于晚期甲状腺癌，姑息性舒适护理治疗应作为首选方案，因为不充分治疗比姑息性治疗的结果更糟糕。

参考文献

[1] How does the World Bank classify countries? https://datahelpdesk.worldbank.org/knowledgebase/articles/378834-how-does-the-world-bank-classify-countries. Accessed 27 Oct 2020.

[2] Human Development Index (HDI). http://hdr.undp.org/en/content/human-development-index-hdi. Accessed 27 Oct 2020.

[3] Rosling H. Factfulness: ten reasons we're wrong about the world-and why things are better than up think. First. New York: Flatiron Books; 2016. 341 p.

[4] Sullivan R, Alatise OI, Anderson BO, Audisio R, Autier P, Aggarwal A, et al. Global cancer surgery: delivering safe, affordable, and timely cancer surgery. Lancet Oncol. 2015; 16(11): 1193-224.

[5] O'Neill KM, Greenberg SLM, Cherian M, Gillies RD, Daniels KM, Roy N, et al. Bellwether procedures for monitoring and planning essential surgical care in low- and middle-income countries: caesarean delivery, laparotomy, and treatment of open fractures. World J Surg. 2016; 40(11): 2611-9.

[6] Hendriks TCC, Botman M, Rahmee CNS, Ket JCF, Mullender MG, Gerretsen B, et al. Impact of short-term reconstructive surgical missions: a systematic review. BMJ Glob Health. 2019; 4(2): e001176.

[7] UNICEF. UNICEF global databases, based on MICS, DHS and other nationally representative household surveys, with additional analysis by UNICEF, 2010-2018. https://data.unicef.org/topic/nutrition/iodine. Accessed 27

Oct 2020.

［8］Ojo O, Ikem R, Kolawole B, Ojo O, Ajala M. Prevalence and clinical relevance of thyroid autoantibodies in patients with goitre in Nigeria. J Endocrinol Metab Diabetes S Afr. 2019; 24(3): 92-7.

［9］King M, Bewes P, Cairns J, Thornton J. Primary surgery. Volume 1: non-trauma. UK: Oxford University Press; 2013. p. 348-50.

［10］Kalk W, Sitas F, Patterson A. Thyroid cancer in South Africa-an indicator of regional iodine deficiency. S Afr Med J. 1997; 87: 735-8.

［11］Ukekwe FI. Patterns of thyroid cancers in southeastern Nigeria: a 15 year histopathologic review (2000-2014). J Clin Diagn Res. 2017; 11(8): EC16-9.

［12］Stewart KA, Navarro SM, Kambala S, Tan G, Poondla R, Lederman S, et al. Trends in ultrasound use in low and middle income countries: a systematic review. Int J MCH AIDS. 2020; 9(1): 103-20.

［13］Wood CB, Yancey KH, Okerosi SN, Wiggleton J, Seim NB, Mannion K, et al. Ultrasound training for head and neck surgeons in rural Kenya: a feasibility study. J Surg Educ. 2020; 77(4): 866-72.

［14］Barczyński M, Konturek A, Hubalewska-Dydejczyk A, Gołkowski F, Nowak W. Ten-year follow-up of a randomized clinical trial of total thyroidectomy versus dunhill operation versus bilateral subtotal thyroidectomy for multinodular non-toxic goiter. World J Surg. 2018; 42(2): 384-92.

［15］Watters DAK, Wall J. Thyroid surgery in the tropics. ANZ J Surg. 2007; 77(11): 933-40.

分化型甲状腺癌的甲状腺全切联合中央区及颈侧区淋巴结清扫术

17

马尔科·拉法埃利，卡梅拉·德·克雷，卢卡·塞萨，罗科·贝兰托尼（Marco Raffaelli, Carmela De Crea, Luca Sessa, and Rocco Bellantone）

引言

甲状腺全切联合中央区及颈侧区淋巴结清扫术是分化型甲状腺癌（DTC）伴颈侧区淋巴结侵犯（N1b）的标准手术治疗方法[1-7]。

淋巴结转移可能对30%~80%的甲状腺乳头状癌（PTC）[8,9]和很少的（1%~8%）滤泡性甲状腺癌[10]患者的复发率和生存率产生不利影响[1-3]。

临床评估和术前检查对于制定正确的首次手术、评估肿瘤和淋巴结的完全切除，同时最大限度地降低并发症发生率至关重要。

由外科医生亲自进行的超声检查，对于甲状腺肿瘤及淋巴结状态的精确评估至关重要[11]。淋巴门结构消失、钙化灶、周围血流信号、高回声、圆形而非椭圆形、囊性变、肿大均是超声提示淋巴结可疑转移的特征[4]。术前细针穿刺细胞学检查可证实许多可疑淋巴结受累的患者。细针抽吸液中甲状腺球蛋白的测定有助于淋巴结阳性（N1）DTC的诊断，特别是在抽吸细胞通常较少的囊性侧颈部肿块的病例中[4]。在没有细胞学/组织学证实的淋巴结转移病例中，对可疑肿大的淋巴结进行术中冰冻切片检查，可减少对疾病进展/复发而进行进一步手术的需要[11]。

横断面影像检查（CT或MRI）有时有助于识别特别是在上纵隔、咽后间隙和咽旁间隙淋巴结的侵犯[1,4]，并有助于确认或排除邻近器官及结构的侵犯，包括食管、气管、喉部和特定病例中的血管（巨大肿瘤，表现为意外快速生长的肿瘤，局部侵犯的体征和症状，如发音困难、吞咽困难、呼吸困难，以及术前超声检查提示可疑表现）。在可疑病例中，术前可通过食管胃十二指肠镜和（或）气管内镜确认或排除肿瘤局部侵犯。

术前检查应包括喉返神经的评估，可通过直接喉镜检查来完成。术前声带麻痹可能提示肿瘤和（或）淋巴结转移或既往手术损伤。在这种情况下，为了充分完整地切除肿瘤，可以自信地切除受影响的神经。相反，如果术前检查显示声带运动正常，即使有肿瘤本身或淋巴结结外生长的侵犯情况，也应尽一切努力保持喉返神经解剖和功能的完整性。

颈部淋巴结清扫是一项伴有几种并发症的具有挑战性的手术，因为在相对狭小的手术范围内进行手术清扫时，有一定的损伤许多解剖结构的风险。在颈中央区清扫术中，气管、食管、喉返神经和甲状旁腺被广泛暴露。此外，当进行侧颈清扫时，有损伤颈内静脉、颈总动脉、迷走神经、舌下神经、膈神经和副神经、交感神经干、臂神经丛和胸导管的风险。

熟悉解剖标志、命名、分类和手术技术对于开展精细的手术是必不可少的[7,8]。

颈部淋巴结由美国耳鼻咽喉头颈外科肿瘤学会（AAO-HNS）按级别分组，其主要目的是标准化颈部解剖的命名和报告系统。Ⅰ区包括颏下淋巴结（Ⅰa）和下颌下淋巴结（Ⅰb）。Ⅱ区包括颈内静脉上组淋巴结（以副神经斜穿为标志，将该组细分为神经上方和后方的Ⅱb和神经前下方的Ⅱa）。Ⅲ区包括颈内静脉中组淋巴结，Ⅳ区包括颈内静脉下组淋巴结。Ⅴ区包括颈后三角的淋巴结（这一区通过环状软骨下缘进一步细分为Ⅴa区（包括副神经淋巴结）和Ⅴb区（包括颈横淋巴结和锁骨上淋巴结）[12,13]。Ⅵ~Ⅶ区包括颈前腔室（Ⅵ级）和上纵隔淋巴结（既往称为Ⅶ区），可通过颈横切口到达，其更常用的名称为中央区。中央区的边界（Ⅵ区）由上面的舌骨、下面的胸骨切迹和侧面的颈动脉鞘内侧确定。经颈横入路可切除头臂静脉和无名动脉相关的上纵隔淋巴结（Ⅶ区淋巴结）。第Ⅶ区的边界上面是胸骨切迹，外侧是颈动脉鞘的内侧，右侧是无名动脉（在其气管交叉点处），左侧是相应的轴向面[14]。

对于手术技术而言，根据1906年最初由 G. Crile 对一系列成功接受根治性颈部清扫术（RND）患者的记录[15]，意味着该术式整体切除颈内静脉、胸锁乳突肌、副神经和Ⅰ~Ⅴ区颈部淋巴结得以实现。为了尽量减少 Crile 手术带来的不必要的后果和损伤，在过去的一个世纪里已经有些许改进。由于 RND 的高度变异和解剖畸形，在1963年 O. Suarez[16,17]，在其后数年 Bocca 和 Pignataro[16]及 Gavilan 等人[18-20]将一种改良的 RND（MRND）描述为功能性颈清扫术[16,21]，即在保留关键解剖结构（即副神经、颈内静脉和胸锁乳突肌）的同时，运用遵循颈部筋膜入路的清扫技术，可以获得令人满意的肿瘤治疗结果。

事实上，颈部淋巴结基本上均被包裹在肌肉筋膜和血管腱膜的特定空间中。因此，在没有直接的肌肉、血管和（或）神经侵犯的情况下，通过剔除包含淋巴结的纤维脂肪组织覆盖的筋膜，并同时保留肌肉、血管和神经结构，可以安全地进行颈部清扫术[16]。颈部有颈浅筋膜（SCF）和颈深筋膜（DCF），后者还包含了3层：浅层（SLDCF）、中层（MLDCF）和深层（DLDCF）[22,23]。

其实中央区淋巴结清扫（central neck dissection, CND）和颈侧区淋巴结清扫（leteral neck dissection, LND）的关键就是颈部的筋膜分离："包裹筋膜"（即整个腱膜系统）可以连同内容物（即其中包含的细胞和脂肪组织）一起被整块切除，同时保留重要的和未受侵犯的结构[16]。

CND 和 LND 应完整地切除相应区域纤维脂肪组织，以确保完整清扫所有受侵淋巴结，同时保留非淋巴结构的解剖和功能完整性。

目前，在 N1b 型 DTC 的病例中，CND 和选择性 LND（包括Ⅱa、Ⅲ、Ⅳ和Ⅴb区）被认为是在Ⅰ、Ⅱb和Ⅴa区没有淋巴结转移情况下的标准治疗方式[1]。

在本章，笔者通过从膜入路对 CND（Ⅵ和Ⅶ区）和 LND（Ⅱ~Ⅴb区）手术技术进行了全面的介绍。

手术步骤

甲状腺癌的淋巴结清扫是全面且尽可能地整体切除所有目标区域淋巴结：应包括 CND 中喉前、气管前和气管旁淋巴结，LND 中Ⅱa~Ⅴb区淋巴结。根据淋巴结的转移情况，需要选择性地清扫额外的淋巴结组（即咽后、食管后、Ⅰ区、Ⅱb区和Ⅴa区淋巴结）。

为了充分且全面地清扫目标区域，根据不同的筋膜层次入路非常有效，这些筋膜层通常无血管，并且使得目标淋巴结及其包绕的筋膜层可被整体切除。这就是由 O. Suarez 为 LND 提出而被人熟知的从膜解剖理论，并由 Bocca 和 Pignataro[16]及 Gavilan 等人在全世界推广[18,20,24]。尽管这一理论主要用于 LND 解剖，但由于中央（前）区淋巴结被筋膜包膜，它也适用于 CND。

患者的准备

患者需气管插管的全身麻醉。如有气管内的神经监测更好。患者取仰卧位，借助旋转肩部使颈部轻度过伸位（图 17.1）。检查确认神经监测系统后，患者就做好了常规准备。梯形术野内应包括下颏、下颌骨下缘、颅骨耳垂、外侧斜方肌前缘、尾侧胸骨切迹和锁骨（图 17.2a）。

在行 LND 时，患者的头部应旋转到相反的一侧，以最大限度地暴露术野。在操作中，最重要的是避免术中神经监测所需的气管插管及电极脱出。

切皮和皮瓣游离

在常规手术中，在自然的颈部折痕处胸骨切迹上方约 2 横指（4~5 cm）的颈横切口，足以为甲状腺全切除术和 CND 提供良好的暴露入口。在 LND 时，切口应向解剖的侧面延长（图 17.2b）。水平皮肤切口应延长至同侧 SCF 的后 1/3（后缘）。扩大的颈部切口可为甲状腺癌颈部手术提供足够的暴露。

单极电凝用于游离颈阔肌下层皮瓣（图 17.3），并保留颈深筋膜浅层（SLDCF）、颈外静脉和颈前静脉，以及耳大神经。如果计划进行 LND，皮瓣应向颅骨上延伸，以暴露中线的舌骨和外侧的颌下腺。皮瓣向下游离至中线的胸骨切迹

和侧面的锁骨。此外，也应将胸锁乳突肌的后缘游离出来（图 17.4）。

选择性侧颈清扫术：Ⅱ~Vb 区

应该强调的是，手术的顺序通常反映了外科医生的习惯和经验。一般来说，内科和内分泌外科医生习惯使用内侧到外侧入路，而头颈外科医生通常更习惯外侧到内侧入路。每种方法都有其优点。根据手术步骤、患者个体和肿瘤的不同，将外侧到内侧与内侧到外侧入路结合起来也是有用的。

最重要的是完整清扫所有包裹在筋膜平面内的纤维脂肪组织。

游离胸锁乳突肌

做垂直切口打开颈深筋膜浅层，沿着胸锁乳突肌肌束游离肌肉。切口最好靠近肌束的后缘（图 17.5），基于此步骤，将胸锁乳突肌完全游离出来。虽然大多数外科医生通常习惯于从肌肉的前缘进行筋膜下剥离，但更好的方式是先解剖锁骨下三角，并从后外侧方向进行解剖。然后用一对钳子将切开的筋膜抬高，并将筋膜在胸锁乳突肌远端 1/3

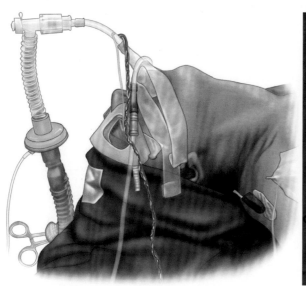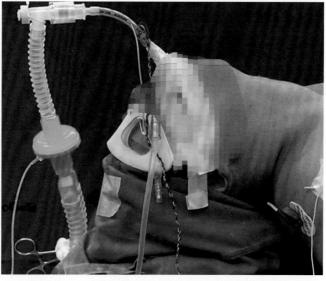

图 17.1　患者体位。患者取仰卧位，在肩垫的辅助下使颈部处于稍过伸位，全身麻醉后经口气管插管，建议使用气管内神经监测插管

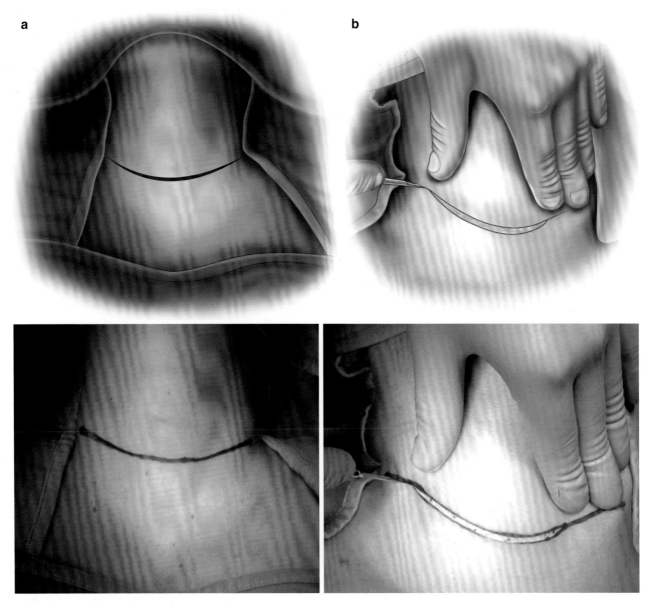

图 17.2 手术野应包括下颏、下颌骨下缘、颅骨耳垂、外侧斜方肌前缘、尾侧胸骨切迹和锁骨（a）。水平皮肤切口应在胸骨切迹上方约 2 指，最好在颈部自然皱褶处。行颈部清扫术同侧的切口应延长至该侧胸锁乳突肌后 1/3 或后缘（b）

的水平向后外侧牵拉。利用单极或双极电凝进行解剖，以避免任何微小的出血。

向下游离至颈深筋膜浅层与胸骨和锁骨内侧 1/3 的附着点。一旦到达胸锁乳突肌的后缘，筋膜剥离沿肌肉远端 1/3 的后侧向前进行，渐进式向前内侧方向剥离覆盖的筋膜（图 17.5）。然后定位肩胛舌骨肌的后腹，并从肌腱中间到与胸锁乳突肌交叉处打开筋膜浅层，再沿着后缘和胸锁乳突肌的下侧面（锁骨上三角）进行解剖（图 17.6）。在剥离过程中，将肩胛舌骨肌继续向前展开。尤其在解剖

锁骨上三角时，必须保护肌肉并获得足够的视野暴露。此外，应强调肩胛舌骨肌被颈深筋膜中层包裹，应将其整体切除以确保彻底的清扫效果。

将肩胛舌骨肌后腹游离后，颈深筋膜浅层就从锁骨下方和斜方肌后方分离，而锁骨和斜方肌会暴露出来。然后沿斜方肌前缘继续向上剥离，直到颈外静脉暴露，颈外静脉可以结扎或保留（图 17.7）。如果选择保留颈外静脉，则应避免对纤维脂肪组织的完全剔除。此时，锁骨上三角的浅层就剥离完成了。在这一层可以留下一小块纱布。

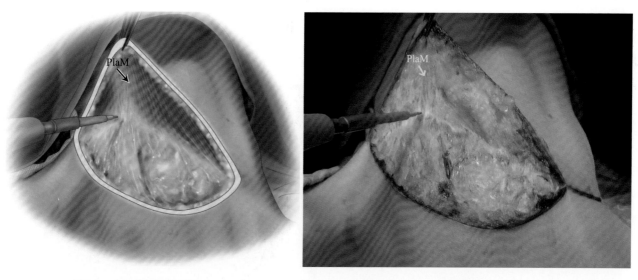

图 17.3　充分游离上方的颈阔肌下层皮瓣，注意保护颈深筋膜浅层的完整性。PlaM—颈阔肌

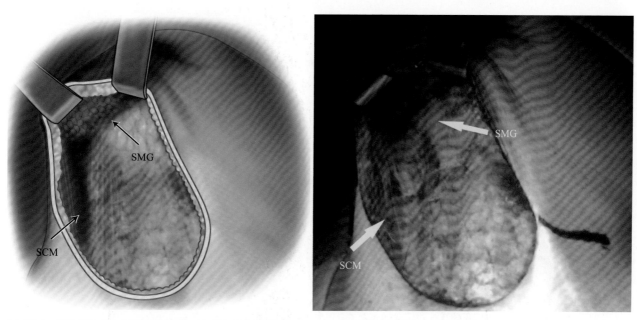

图 17.4　颈阔肌下层皮瓣游离完成，注意保护颈深筋膜浅层的完整性及颈前静脉。头侧应显露中线的舌骨和侧颈区的颌下腺，尾侧应显露中线的胸骨切迹和侧颈区的锁骨。应显露胸锁乳突肌后缘。SCM—胸锁乳突肌，SMG—颌下腺

　　然后向前方解剖。沿胸锁乳突肌的前缘分离颈深筋膜浅层。当剥离到达胸锁乳突肌的前边界时，将肌肉向后拉，继续在其内侧进行下方剥离，从尾部开始向上，目的是从胸锁乳突肌的后边界游离筋膜（图 17.8）。再往下，解剖延伸至先前解剖过的锁骨上三角，可见在该水平面上留下的纱布。

　　然后继续对胸锁乳突肌的内侧表面进行解剖，使胸锁乳突肌完全游离（图 17.9）。当剥离达到颅底肌肉的 1/3 时，应特别注意进入肌肉的副神经，

大约在其上 1/3 与中 1/3 的交界处。为了将副神经损伤的风险降到最低，最好在到达这样的危险区域之前停止解剖。在解剖下颌下三角和确认二腹肌后腹下近端的副神经后，可以更安全地进行解剖。

　　总而言之，手术的第一步包括完全解开胸锁乳突肌（图 17.9）和肩胛舌骨肌的下腹，并从其锁骨和胸骨附着处以及斜方肌的前边界剥离颈深筋膜浅层。在 Erb 点以下，解剖在胸锁乳突肌后方完成；在上 2/3，在胸锁乳突肌前面完成剥离。

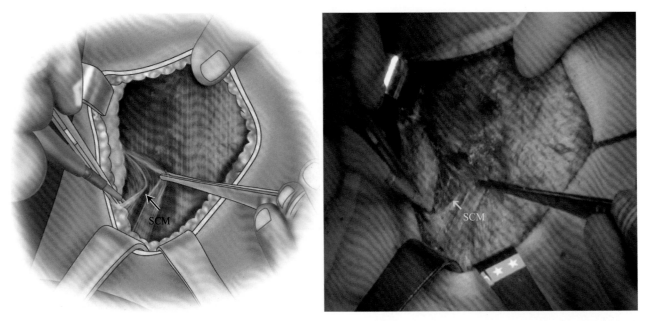

图 17.5　游离胸锁乳突肌。紧邻胸锁乳突肌后缘，使用单极或双极电凝器械，在筋膜下沿胸锁乳突肌垂直切开颈深筋膜浅层。在胸锁乳突肌的远侧 1/3，沿着胸锁乳突肌的后缘和下侧面（锁骨上三角）从前到后进行解剖。SCM—胸锁乳突肌

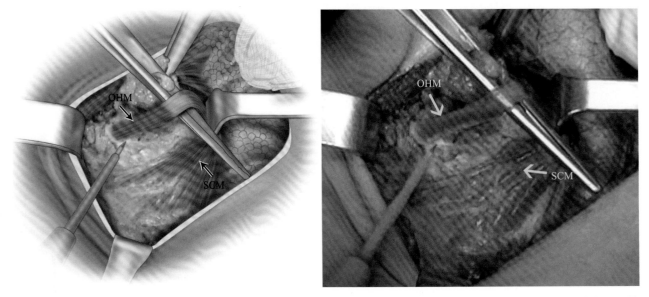

图 17.6　解剖锁骨上三角浅面。识别肩胛舌骨肌下腹，打开肩胛舌骨肌中间肌腱至其与胸锁乳突肌交点之间、来自颈深筋膜的中层封套筋膜。OHM—肩胛舌骨肌，SCM—胸锁乳突肌

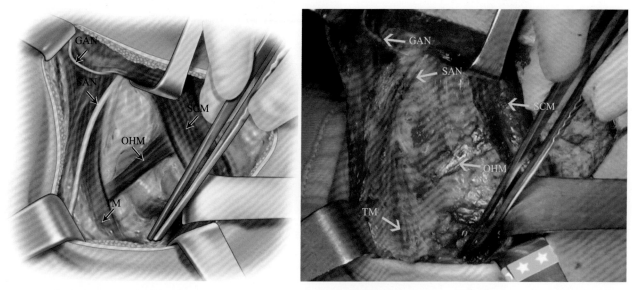

图 17.7　完成锁骨上三角浅面的解剖。GAN—耳大神经，OHM—肩胛舌骨肌，SAN—脊副神经，SCM—胸锁乳突肌，TM—斜方肌

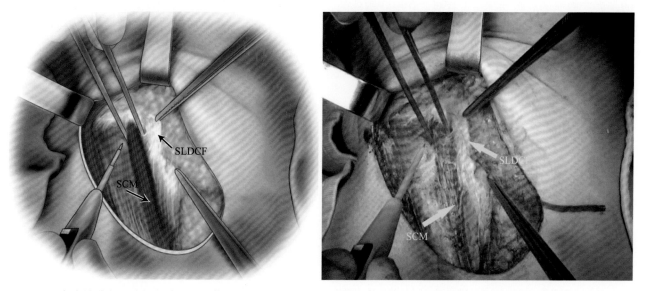

图 17.8　在胸锁乳突肌前份沿其前缘继续剥离颈深筋膜浅层。可使用两个镊子提高筋膜层、使用单极电凝切开。SLDCF—颈深筋膜浅层，SCM—胸锁乳突肌

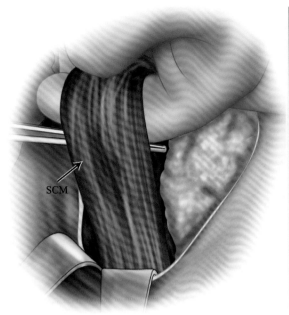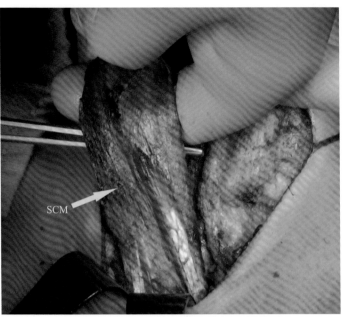

图 17.9　已完全打开来自颈深筋膜浅层的胸锁乳突肌封套筋膜，使胸锁乳突肌可以充分牵拉暴露。SCM—胸锁乳突肌

解剖下颌下三角

在此，沿着颌下腺的下缘切开颈深筋膜浅层（图 17.10a）。然后，在腺体向上拉开暴露出解剖的颅底二腹肌的后腹和茎突舌骨肌。在甲状腺癌的选择性淋巴结清扫术中，不需要结扎面静脉。但是，最好是将颈深筋膜浅层打开，因为在颌下腺下缘下方后部可能会遗漏小淋巴结。

解剖内侧边界

此时，沿着胸骨舌骨肌外侧边缘继续剥离颈深筋膜浅层可以保留颈内静脉。将颈深筋膜浅层从胸骨舌骨肌的前外侧剥离。这样就可以暴露 LND 的内侧边界，此时表现为胸骨甲状肌外侧边界的筋膜与颈动脉鞘相接续（图 17.11）。向后外侧方向推进，确认肩胛舌骨肌的上腹后，完全打开其表面筋膜（图 17.12）。这允许肌肉的完全活动，在解剖过程中非常有用，可以完全暴露颈动脉鞘和颈部的神经血管束。通过向后外侧拉开被剥离的颈深筋膜浅层的内侧边界，从尾侧到头侧打开神经纤维管束，直到到达神经维管束后方的矢状腱膜，随后与无血管平面的颈深筋膜深层相接续（图 17.13）。应该尽可能地保护颈袢的升支，它向上延伸直到舌下神经。此外，在解剖的最后部，其上升分支也应被保留，因为它是解剖最深层的重要标志（图 17.13）。在这个过程中，通常不需要结扎面部、舌部和甲状腺动静脉，但应使其完全游离出包裹其的筋膜。

在术野的尾端部分，应留意出现的静脉，直到其与锁骨下静脉（Pirogoff 干）汇合，最终也要保留颈外静脉和颈前静脉。在这一水平上，应注意避免伤及 Pirogoff 干上的左右胸导管及可能存在的右淋巴管。

在解剖神经纤维管束后侧时，应特别注意避免无意损伤交感神经链，从而导致霍纳综合征。

解剖 II 区

沿着二腹肌的后腹向上切开筋膜。由助手在颈总动脉的最上面进行反向牵拉，便于确认舌下神经和颈袢的降支（图 17.14）。然后继续向外侧剥离筋膜，以完全剥离颈内静脉前外侧面。此时，二腹肌后腹向内侧、胸锁乳突肌向外侧牵拉

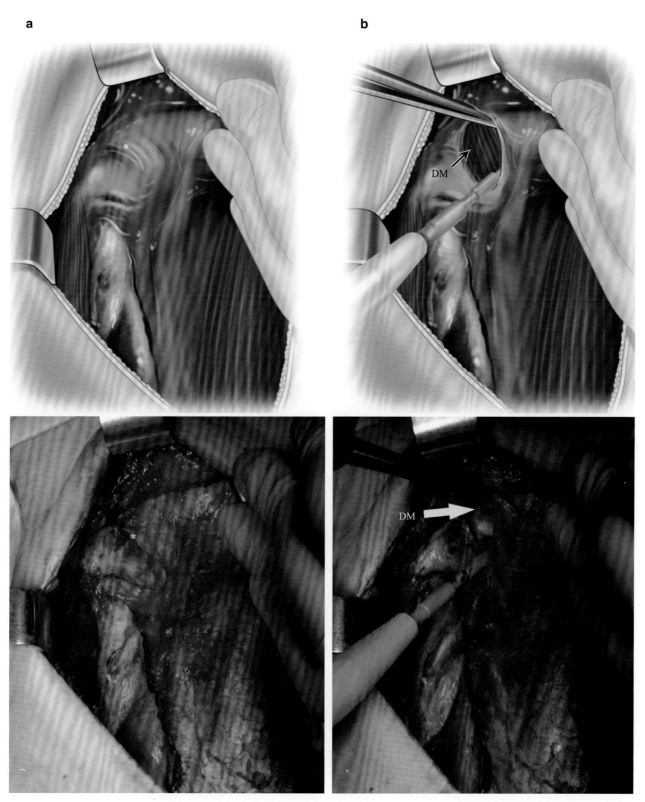

图 17.10 下颌下三角区的准备。沿颌下腺的下缘切开颈深筋膜浅层（a）。向上、内侧牵拉颌下腺，以显露以二腹肌（DM）后腹和茎突舌骨肌（b）

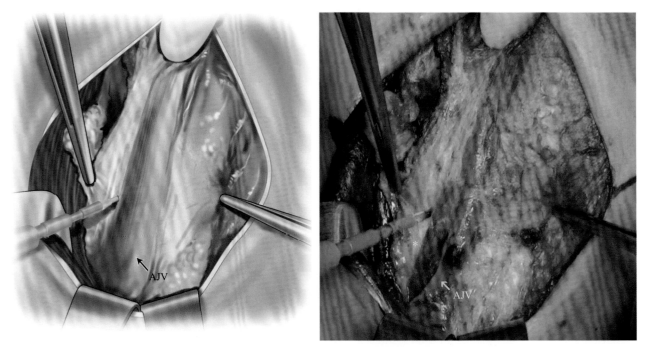

图 17.11　解剖侧颈淋巴结清扫的内侧边界：其表现为包裹胸骨乳突肌的筋膜与颈动脉鞘的筋膜融合（＊）。AJV—颈前静脉

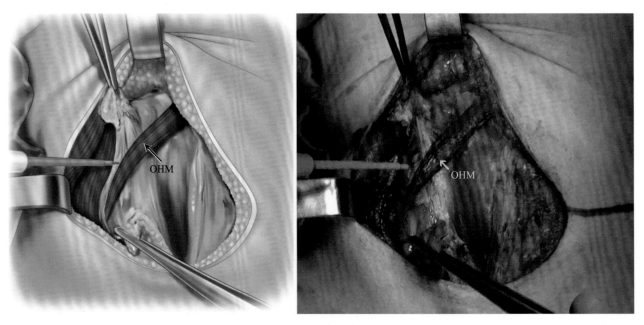

图 17.12　识别肩胛舌骨肌前腹，完全打开其来自颈深筋膜的封套筋膜。OHM—肩胛舌骨肌

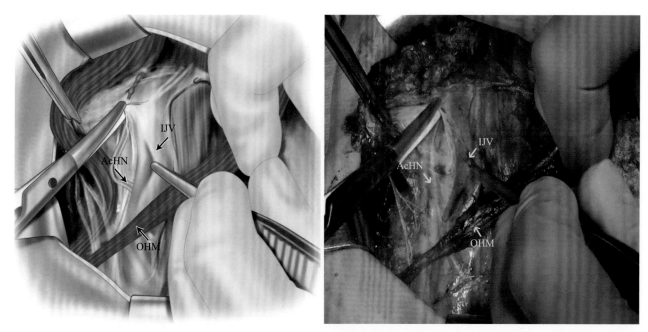

图 17.13　切开颈动脉鞘后方的矢状筋膜，暴露颈浅筋膜与颈深筋膜融合的层面。在这个无血管平面上继续解剖。识别并保护颈袢神经升支。AcHN—颈袢神经升支，IJV—颈内静脉，OHM—肩胛舌骨肌

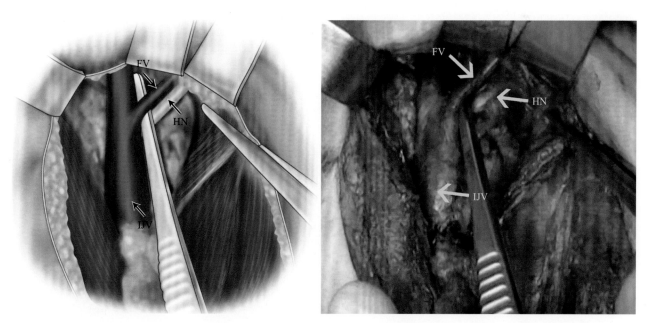

图 17.14　清扫Ⅱ区，下颌下三角 - 面静脉已游离，识别舌下神经。FV—面静脉，HN—舌下神经，IJV—颈内静脉

以使胸锁乳突肌与颈内静脉之间的副神经充分暴露。由于副神经横穿过筋膜，并且它完全被含有纤维脂肪组织的淋巴结所包裹，因此必须从周围组织中将其完全剥离出来。在未明显累及淋巴结的情况下，只需解剖神经前方的组织即可（Ⅱa区）。在需要解剖Ⅱb区的情况下，必须轻轻牵拉副神经以解剖颅骨和枕部纤维脂肪组织。然后，被清扫的Ⅱb区组织必须通过神经后方，与剩余的标本一起被移除。因此，在Ⅱb区解剖中，头夹肌和肩胛提肌在术野的颅部解剖结构的最后方（图17.15）。

Ⅲ区和Ⅳ区解剖

此时，当向外侧牵拉胸锁乳突肌，向内侧牵拉纤维血管鞘，向下牵引样本时，可以通过保留颈神经丛根部，沿着颈深筋膜浅层及深层（图17.16）的联合平面完成后边界的解剖（Ⅲ区）（图17.17）。然后将标本穿过肩胛舌骨肌，继续向下剥离（Ⅳ区）。沿着筋膜平面可完整保留膈神经和甲状颈干。同时，在确认膈神经后，可以安全地整体切除腱鞘下的淋巴结。必须结扎甲状颈干的小血管

分支。保留甲状颈干对于降低术后甲状旁腺功能减退的风险至关重要。

在这一步中，由于外侧和内侧边界都已经确认，因此可以沿着颈深筋膜深层安全地解剖背侧，注意避免超过颈深筋膜深层。此外，应该在无血管平面进行解剖，并应注意避免损伤膈神经（图17.18）。

完成Ⅴb区解剖（锁骨上三角）

在此步骤中，将胸锁乳突肌向内侧牵拉，标本经过后方并向后外侧转位（图17.19）。沿锁骨下静脉上方继续剥离，露出臂丛后方。然后沿斜方肌前缘完成解剖，取出样本（图17.20）。

中央颈部解剖（Ⅵ–Ⅶ区）

带状肌解剖

沿着带状肌中线尽可能广泛地从舌骨到胸骨切迹打开。在巨大浸润性肿瘤和（或）大面积淋巴结转移的情况下，建议整块切除胸骨甲状肌，因为这才能确保足够的暴露和彻底的清扫。在这

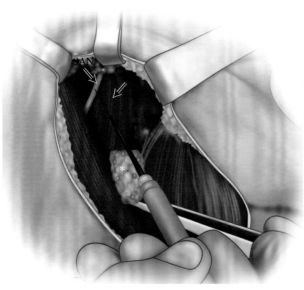

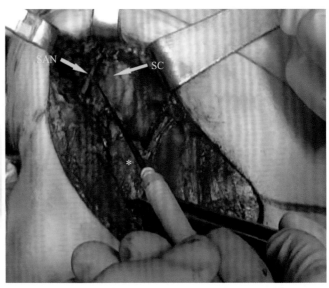

图 17.15　清扫区，由于脊副神经未沿筋膜平面走行，而是穿过筋膜内组织并完全嵌入含有脂肪纤维组织的淋巴结中，因此必须将其完全解剖出来。如果需要进行Ⅱb区淋巴结清扫，头夹肌和肩胛提肌代表了大多情况下头侧术野的清扫后界。SAN—脊副神经，SC—头夹肌

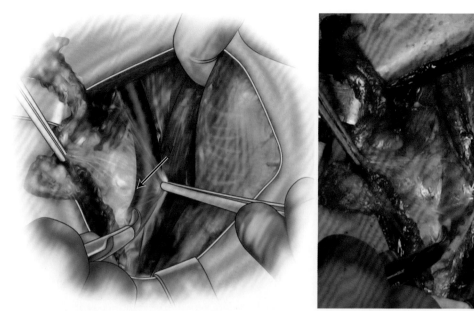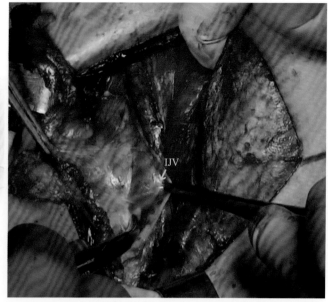

图 17.16   清扫Ⅲ区和Ⅳ区，后边界的解剖是沿着颈深筋膜的表层和深层的合并平面完成的，同时神经血管束向内侧缩回。IJV—颈内静脉

种情况下，通过从同侧胸骨甲状肌和甲状舌骨肌的前方解剖其后部以充分游离胸骨舌骨肌。此后，在其近端（甲状软骨）和远端（胸骨）连接处切开胸骨甲状肌（图 17.21）。如果需要或愿意，覆盖在前方的颈深筋膜浅层可与中央区一起切除。可以在舌骨水平和胸骨切迹的水平上切开颈深筋膜浅层，然后将胸骨舌骨肌由外侧向内侧展开。当剥离到达两侧胸骨舌骨肌的内侧边界时，如上所述改变方向，胸骨舌骨肌的后部将被剥离，留下筋膜沿中线与胸骨甲状肌和中央区"内容物"相接续。

外侧界解剖（暴露颈总动脉）

采用单极和（或）双极烧灼法，将胸骨甲状肌外侧缘沿颈动脉鞘进行剥离（图 17.22）。根据患者的形体特征，应使右侧无名干于甲状软骨完全暴露，左侧尽可能保持低位，但至少暴露于右侧无名干与气管相交的平面。

确认喉返神经与气管旁清扫

在确认喉上神经外支和选择性游离甲状腺上极后，向内侧牵拉甲状腺腺叶，显露气管食管沟。喉

返神经在穿过甲状腺下动脉或其分支的位置被识别，也可以使用术中神经监测来确认神经的位置。在右侧，应该沿从锁骨下动脉后的起点到喉入口解剖整个颈部周围的纤维脂肪组织（图 17.23）。此时，应切开颈动脉鞘后方的矢状腱膜，并沿喉返神经外侧由外侧至内侧方向解剖外侧纤维脂肪组织，保留连接的交感–喉下神经小分支[25]（图17.23）。此后，将神经的后部从纤维脂肪组织中游离出来。小心地向前外侧牵拉喉返神经，将气管旁淋巴结由其后外侧牵拉至后内侧（图 17.24）。然后在气管旁淋巴结的前内侧部分继续剥离，充分暴露食管的前外侧和气管的外侧。在大多数情况下，可能于术区的下外侧部分暴露同侧肺尖。在左侧，神经穿过甲状腺下动脉并尽可能深地进入上纵隔。此时，在颈动脉鞘膜后面切开矢状腱膜。通过牵拉外侧至前内侧，暴露食管和气管的外侧边缘，沿着喉返神经的前外侧完全游离含有纤维脂肪组织的淋巴结。应尽一切努力保护上甲状旁腺。首先，无出血的术野对甲状旁腺的识别至关重要，因为任何出血都可能影响颜色的改变。一旦发现，应尽可能保留甲状旁腺血管蒂。这是一个非常轻柔和谨慎的耗时的解剖过程。

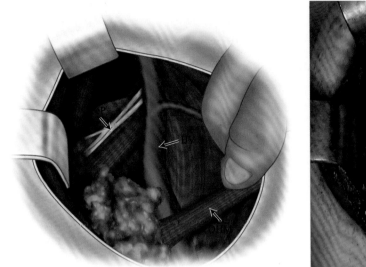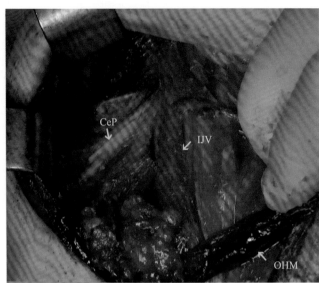

图 17.17　清扫Ⅲ区，沿着筋膜平面解剖以保留颈丛神经根。CeP—颈丛，IJV—颈内静脉，OHM—肩胛舌骨肌

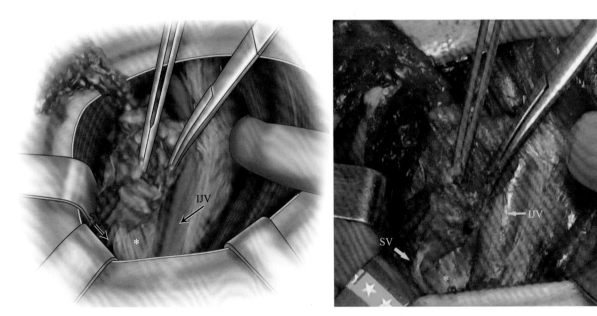

图 17.18　沿锁骨下静脉上缘完成Ⅳ区清扫。IJV—颈内静脉，SV—锁骨下静脉

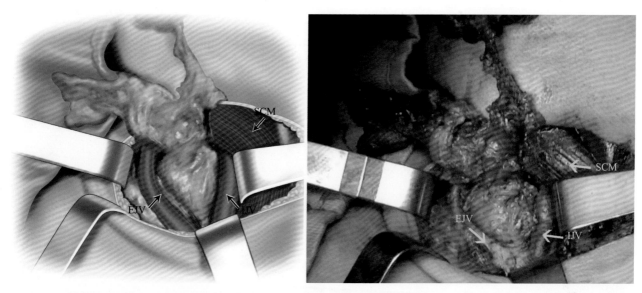

图 17.19　将胸锁乳突肌向内侧牵拉，标本从胸锁乳突肌后方穿过、转置到侧后方。SCM—胸锁乳突肌，EJV—颈外静脉，IJV—颈内静脉

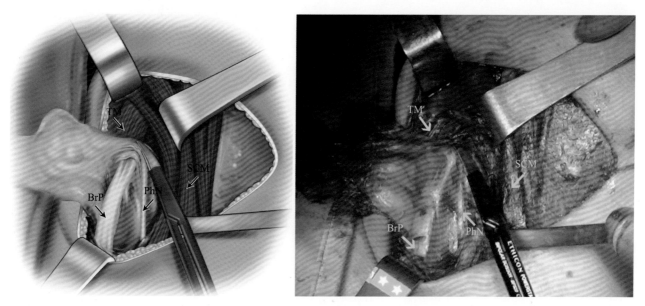

图 17.20　进行Ⅳ ~ Ⅴb 区清扫（锁骨上三角），从后方显露臂丛神经，沿着斜方肌前缘游离，并取下侧颈清扫标本。BrP—臂丛神经，PhN—膈神经，SCM—胸锁乳突肌，TM—斜方肌

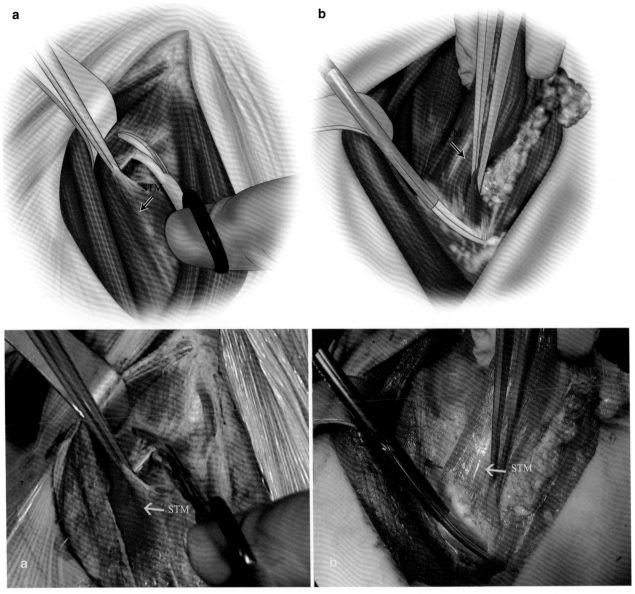

图 17.21　中央区清扫。胸骨舌骨肌从同侧的胸骨甲状肌和甲状舌骨肌中分离出来后，将右侧胸骨舌骨肌的近端（a）和远端（b）切开。STM—胸骨甲状肌

喉前解剖

　　在胸骨甲状肌下面，可以辨认出胸腺。应该探索并识别胸腺内甲状旁腺，这是常见的，或可作为识别下甲状旁腺嵌入胸腺的一个标志。胸腺和最终确认的下甲状旁腺，在没有明显的肿瘤或淋巴结侵犯的情况下应保留，因为它位于气管前淋巴结上的解剖平面，以保留下甲状旁腺的活力。此后，从无名干的前上侧面解剖中央区（上纵隔淋巴结）的最

下部分，露出右头臂静脉。从气管筋膜继续向上剥离，清扫嵌在颈深筋膜中层的纤维脂肪组织（图17.24）。

喉前淋巴结

　　然后在喉前区域继续剥离甲状腺和（或）切除胸骨甲状肌，注意避免损伤环甲肌、环甲膜和甲状软骨，在行甲状腺切除术时同步切除锥状叶。随后应继续向上清扫，以暴露舌骨。

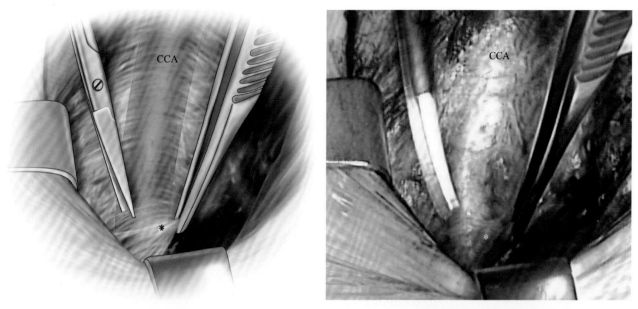

图 17.22 解剖中央区外侧缘（暴露颈总动脉），颈深筋膜的中层（＊）在与颈动脉鞘的结合处包绕胸骨甲状肌。CCA—颈总动脉

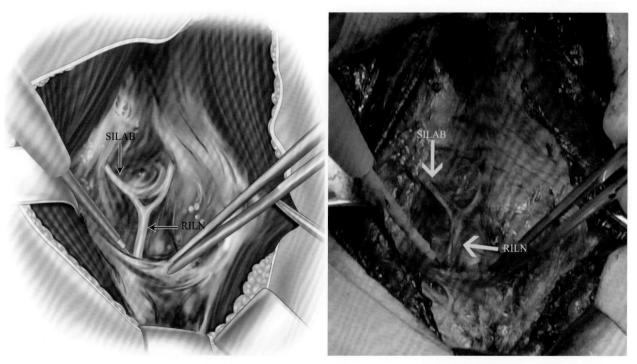

图 17.23 识别喉返神经后，切开矢状位的筋膜，沿喉返神经外侧从外到内解剖后外侧纤维脂肪组织，保留其与交感神经链的交通支。RILN—右喉返神经，SILAB—交感神经喉返神经交通支

切口缝合

在止血和确认淋巴无渗漏后，沿着中线重新缝合胸骨舌骨肌（图 17.25）。皮下缝合切口，此时可在创口里放置引流管。

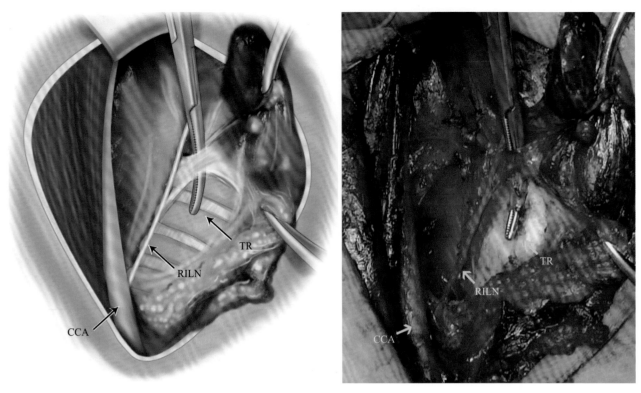

图 17.24　气管旁清扫和甲状腺切除术。沿右喉返神经的颈部走行路径将其从周围的纤维脂肪组织中游离，并完成右侧甲状腺叶切除术。CCA—颈总动脉，RILN—右喉返神经，TR—气管

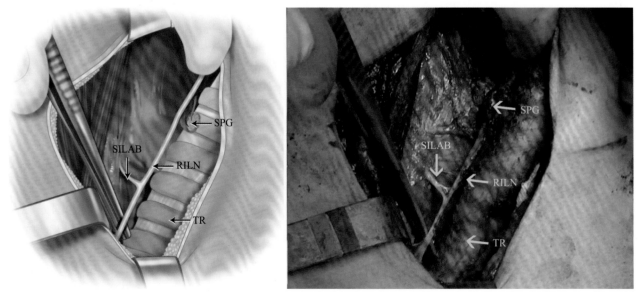

图 17.25　术野的最终图示。甲状腺切除术和中央区清扫术后检查止血情况。RILN—右喉返神经，SILAB—交感神经喉返神经交通支，SPG—上甲状旁腺，TR—气管

总结

　　颈部清扫术是人体最复杂的手术之一，因为在清扫术中一些神经、肌肉和血管结构处于危险之中。因此，在分化型甲状腺癌的患者中，只有出于治疗目的（即存在证实的淋巴结转移），才应进行全面的中央和外侧颈部清扫。应用解剖学和胚胎学的知识对于实现根治性切除的同时，最大限度地降

低并发症的风险是必不可少的。由于含有淋巴结的纤维脂肪组织被颈部深层筋膜包裹，为了充分和全面地清除目标淋巴结，顺着无血管的不同筋膜层平面是尤为有用的，允许将目标淋巴结连同包裹的筋膜层整体切除。

参考文献

[1] Patel KN, Yip L, Lubitz CC, et al. The American Association of Endocrine Surgeons guidelines for the definitive surgical management of thyroid disease in adults. Ann Surg. 2020; 271: E21-93.

[2] Asimakopoulos P, Shaha AR, Nixon IJ, et al. Management of the neck in well-differentiated thyroid cancer. Curr Oncol Rep. 2021; https: //doi.org/10.1007/s11912-020-00997-6.

[3] Tuttle RM, Haugen B, Perrier ND. The updated AJCC/ TNM Staging System for differentiated and anaplastic thyroid cancer, 8th edition: what changed and why? Thyroid. 2017; 27: 751-6.

[4] Haugen BR, Alexander EK, Bible KC, et al. 2015 American Thyroid Association management. Thyroid. 2016; 26: 1-133.

[5] Perros P, Boelaert K, Colley S, et al. Guidelines for the management of thyroid cancer. Clin Endocrinol. 2014; 81: 1-122.

[6] Dralle H, Musholt TJ, Schabram J, et al. German Association of Endocrine Surgeons practice guidelines for the surgical management of malignant thyroid tumors. Langenbeck's Arch Surg. 2013; 398: 347-75.

[7] Pacini F, Basolo F, Bellantone R, et al. Italian consensus on diagnosis and treatment of differentiated thyroid cancer: joint statements of six Italian societies. J Endocrinol Investig. 2018; 41: 849-76.

[8] Shaha AR, Shah JP, Loree TR. Patterns of nodal and distant metastasis based on histologic varieties in differentiated carcinoma of the thyroid. Am J Surg. 1996; 172: 692-4.

[9] Roh JL, Park JY, Park CI. Total thyroidectomy plus neck dissection in differentiated papillary thyroid carcinoma patients: pattern of nodal metastasis, morbidity, recurrence, and postoperative levels of serum parathyroid hormone. Ann Surg. 2007; 245: 604-10.

[10] Alfalah H, Cranshaw I, Jany T, Arnalsteen L, Leteurtre E, Cardot C, Pattou F, Carnaille B. Risk factors for lateral cervical lymph node involvement in follicular thyroid carcinoma. World J Surg. 2008; 32: 2623-6.

[11] Monteiro R, Han A, Etiwy M, Swearingen A, Krishnamurthy V, Jin J, Shin JJ, Berber E, Siperstein AE. Importance of surgeon-performed ultrasound in the preoperative nodal assessment of patients with potential thyroid malignancy. Surgery. 2018; 163: 112-7.

[12] Stack BC, Ferris RL, Goldenberg D, Haymart M, Shaha A, Sheth S, Sosa JA, Tufano RP. American thyroid association consensus review and statement regarding the anatomy, terminology, and rationale for lateral neck dissection in differentiated thyroid cancer. Thyroid. 2012; 22: 501-8.

[13] Robbins KT, Shaha AR, Medina JE, Califano JA, Wolf GT, Ferlito A, Som PM, Day TA. Consensus statement on the classification and terminology of neck dissection. Arch Otolaryngol - Head Neck Surg. 2008; 134: 536-8.

[14] Carty SE, Cooper DS, Doherty GM, et al. Consensus statement on the terminology and classification of central neck dissection for thyroid cancer. Thyroid. 2009; 19: 1153-8.

[15] Crile G. Excision of cancer of the head and neck: with special reference to the plan of dissection based on one hundred and thirty-two operations. J Am Med Assoc. 1906; XLVII: 1780-6.

[16] Bocca EPO. A conservation technique in radical neck dissection. Ann Otol Rhinol Laryngol. 1967; 76: 975-87.

[17] Ferlito A, Rinaldo A. Osvaldo suárez; often-forgotten father of functional neck dissection (in the non-spanish-speaking literature). Laryngoscope. 2004; 114: 1177-8.

[18] Gavilán J, Herranz J, Gavilán C. Functional neck dissection. Otolaryngol Head Neck Surg. 1995; 112: 73.

[19] Gavilán J, Herranz J, Martín L. Functional neck dissection: the Latin approach. Oper Tech Otolaryngol - Head Neck Surg. 2004; 15: 168-75.

[20] Gavilán J, Moñux A, Herranz J, Gavilán J. Functional neck dissection: surgical technique. Oper Tech Otolaryngol - Head Neck Surg. 1993; 4: 258-65.

[21] Ferlito A, Robbins KT, Silver CE, Hasegawa Y, Rinaldo A. Classification of neck dissections: an evolving system. Auris Nasus Larynx. 2009; 36: 127-34.

[22] Guidera AK, Dawes PJD, Fong A, Stringer MD. Head and neck fascia and compartments: no space for spaces. Head Neck. 2014; 36: 1058-68.

[23] Skandalakis LJ, Skandalakis JE, Skandalakis PN. Surgical anatomy and technique. Surg Anat Tech. 2009; https://doi.org/10.1007/978-0-387-09515-8.

[24] Ferlito A, Rinaldo A, Silver CE, et al. Neck dissection: then and now. Auris Nasus Larynx. 2006; 33: 365-74.

[25] Raffaelli M, Iacobone M, Henry JF. The "false" nonrecurrent inferior laryngeal nerve. Surgery. 2000; 128: 1082-7.

胸骨后甲状腺肿的手术切除

18

马尔科·S. 德马奇，弗雷德里克·特里波内兹（Marco S. Demarchi and Frédéric Triponez）

引言

胸骨后甲状腺肿的患病率约为 1/5000[1]，该病于 1749 年由哈勒（Haller）首次报道[2]。此后其曾有多种命名：胸内甲状腺肿、胸骨后甲状腺肿、锁骨下甲状腺肿、纵隔甲状腺肿等。胸骨后甲状腺肿通常可分为原发性和继发性，原发性胸骨后甲状腺肿为胚胎发育中甲状腺迁移异常，主要通过胸内血管供血；继发性胸骨后甲状腺肿为甲状腺组织下降至胸骨后，主要通过正常甲状腺血管供血[3]。

关于胸骨后甲状腺肿的定义有很多（表 18.1）[4]，但通常认为是部分或全部延伸到前 / 后纵隔、需要进行纵隔内切除的甲状腺肿。

从解剖学角度来看，胸骨后甲状腺肿可根据其与胸内血管、气管、食管的关系进行分型。位于前纵隔的病例中，85% 为 Ⅰ 型，肿块位于锁骨下血管和无名血管前方；15% 的病例为 Ⅱ 型，肿块位于前纵隔血管后方。至于后纵隔的胸骨后甲状腺肿，有研究者根据其与气管、食管的关系进一步分类（表 18.2）[5]。

胸骨后甲状腺肿与前纵隔血管的前后关系，在预测喉返神经（RLN）位置时至关重要。在 Ⅱ 型胸骨后甲状腺肿病例中，喉返神经可能位于甲状腺肿的前方，甚至可能被包裹在甲状腺组织内[6]。

表 18.1 胸骨后甲状腺肿的不同定义

研究者	年份	定义
Hsu	1995	胸骨柄以下的甲状腺（临床或影像学表现）
Kocher	不详	其部分始终位于胸骨后方的甲状腺
Torre	1995	颈部过伸时，其下份仍在胸骨切迹以下的甲状腺肿
Eschapase	1989	部分或全部位于纵隔内的甲状腺肿，在手术体位时，其下缘仍位于胸骨柄以下至少 3 cm
Lahey	1920	需要在上纵隔进行切除的甲状腺肿
Lindskog	1957	X 线检查显示达到第四胸椎平面的甲状腺
Crile	1939	达到主动脉弓的甲状腺
Katlic	1985	50% 以上位于胸骨后的甲状腺肿

表 18.2 胸骨后甲状腺肿的分类

分型		位置	解剖特点
Ⅰ		前纵隔	位于喉返神经、气管及大血管前方
Ⅱ		后纵隔	位于喉返神经、气管及大血管后方
ⅡA		局限于病变同侧	
ⅡB		延伸至病变对侧	
	B1	延伸至气管和食管后方	
	B2	延伸至气管与食管之间	
Ⅲ		孤立的纵隔甲状腺肿（或原发性胸骨后甲状腺肿）	可能为纵隔内血管供血

由于胸骨后甲状腺肿缺乏特定的定义，导致其在甲状腺切除术中的患病率差异很大（0.2%~45%）[7]。2011 年 Raffaelli 等人的一项大型研究纳入了 355 例患者，其结果显示胸骨后甲状腺肿的发生率约为 15.7%，其对甲状腺肿的定义是在颈部过伸位手术时，甲状腺结节或腺体的体积超过 50% 位于纵隔内[8]。

大多数患者存在明显的颈部肿块（77%~90%），但也有相当多的胸骨后甲状腺肿为影像学检查中偶然发现。胸骨后甲状腺肿的症状表现差异较大，可以表现为无症状，严重者也可以出现神经、血管、气管、食管等的受压表现。常见的症状是吞咽困难、呼吸困难、端坐呼吸、咳嗽和异物感。

绝大多数的胸骨后甲状腺肿可以通过颈部入路的甲状腺切除术进行治疗。少数患者需要联合胸骨（部分或全部）切开或其他胸部入路才能完成手术（占 1%~11%）[7]。胸骨切开术虽然增加了患者术后的住院时间，但是似乎没有升高患者的并发症发生率和死亡率[9]。

胸骨后甲状腺肿术后最常见的并发症也是甲状旁腺功能减退和喉返神经麻痹。一些研究显示胸骨后甲状腺肿手术的并发症发生率比单纯的颈部甲状腺肿手术更高，尤其是需要联合胸部入路完成手术时[10,11]。然而在手术量大的外科中心进行的手术，并发症发生率没有升高[8]。

手术步骤

患者为 53 岁女性，因"巨大胸骨后甲状腺肿伴亚临床甲状腺功能亢进症"至内分泌外科中心就诊。患者的主要症状为进行性加重的吞咽困难以及平卧时呼吸困难。CT（图 18.1~18.3）显示巨大的ⅡA 型胸骨后甲状腺肿，伴气管受压、管腔稍缩小。

体位

患者取仰卧位，在全身麻醉生效后，轻柔地将

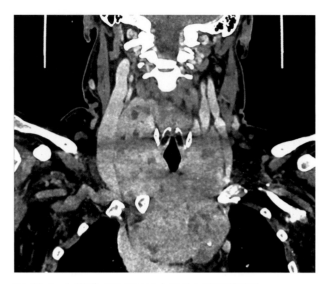

图 18.1　冠状位 CT 显示巨大的ⅡA 型甲状腺肿

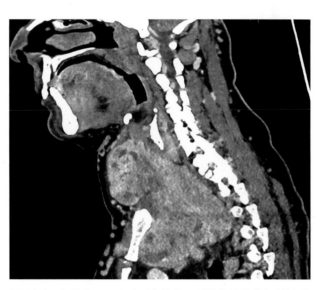

图 18.2　矢状位 CT 显示巨大的ⅡA 型甲状腺肿的解剖关系

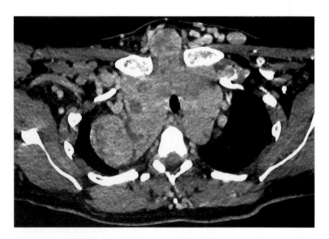

图 18.3　横断位 CT 显示巨大的甲状腺肿压迫气管，导致气管管腔轻微狭窄

患者的颈部后仰过伸，插入神经监护气管插管，我们中心通常在纤维喉镜引导下进行。使患者躯干屈曲 25°~30°，双臂放置在身体两侧。肩胛后方放上可充气的直管或折叠垫，让颈部处于适度的过伸位。即使患者不太可能进行胸骨切开术，所有的胸骨后甲状腺肿患者仍然应该进行胸部准备，以便遇到困难时可以从纵隔进入（如恶性肿瘤导致的意外粘连、胸骨后甲状腺肿的下段特别是血管病变导致的无法松解）（图 18.4）。

切口与暴露

于胸骨切迹上方 2 指处行 6~10 cm 长、居中的横向 Kocher 切口（图 18.5）。切开颈阔肌后翻起颈阔肌皮瓣，上至甲状软骨，下至胸骨切迹（图 18.6、18.7）。不对称的甲状腺肿可能导致颈前带状肌中线偏离。从上至甲状软骨下至胸骨切迹的中线分开颈前带状肌，暴露甲状腺（图 18.8）。在大的甲状腺肿手术中，可以将胸骨舌骨肌和胸骨甲状

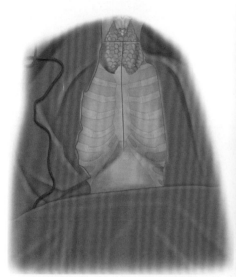
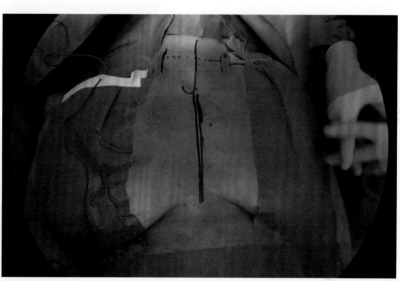

图 18.4　患者准备。体位为仰卧位，颈部适度过伸。绘制颈部切口线，以及胸骨中线标记以防需要行胸骨切开术

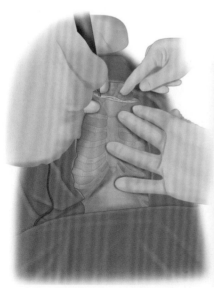
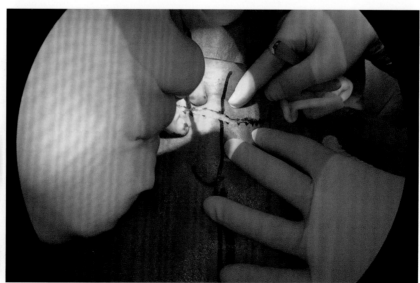

图 18.5　皮肤切口。于胸骨切迹上方 2 指处行居中的横向 Kocher 切口

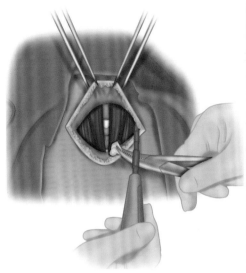
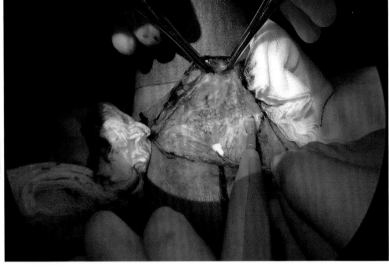

图 18.6　向上游离颈阔肌皮瓣至甲状软骨

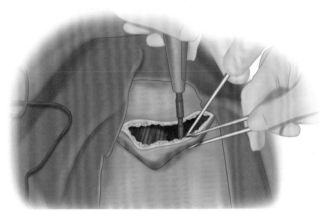
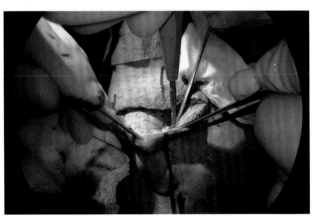

图 18.7　向下游离颈阔肌皮瓣至胸骨切迹

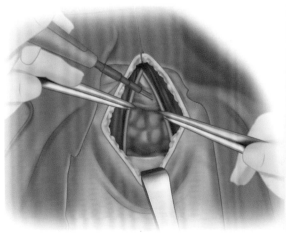
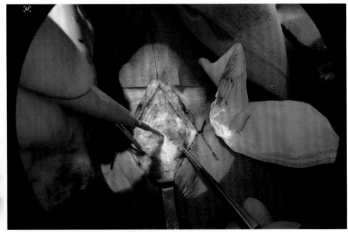

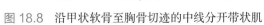

图 18.8　沿甲状软骨至胸骨切迹的中线分开带状肌

肌横断（图18.9），术后其功能不会受损。

在许多明显不对称生长的老年甲状腺肿患者中，可以仅切除病变侧甲状腺腺叶，较小的甲状腺腺叶原位保留。对于双侧胸骨后甲状腺肿的患者或者需要行甲状腺全/近全切除术的患者，我们建议先从腺体较大侧开始手术，如果较大侧切除后喉返神经肌电信号丢失，则可以选择中断手术[12]。然而，有时候从腺体较小侧开始手术有助于之后暴露对侧的较大腺体。因此，具体的选择应由术者根据情况来决定。

离断结扎甲状腺中静脉，完全游离甲状腺侧面，显露颈鞘。暴露迷走神经后，用神经检测仪探测。解剖分离迷走神经（图18.10），并在其上安置连续肌电信号神经监测电极（图18.11）。通过对肌电信号的连续监测，识别由于拉伸或牵拉引起的神经监测信号的振幅降低（或潜伏期增加），应避免由此导致的暂时性或永久性喉返神经损伤。在麻醉团队的配合下，可以调整气管插管的位置，使神经监测信号的振幅达到500 mV以上（图18.12）。

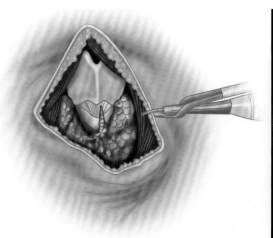

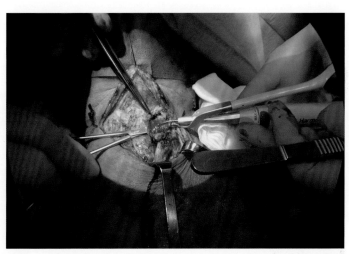

图 18.9　横断胸骨舌骨肌和胸骨甲状肌

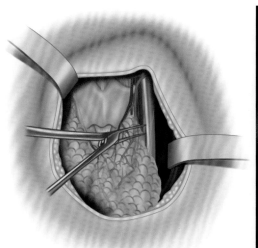

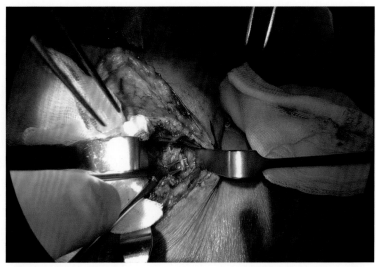

图 18.10　解剖游离迷走神经

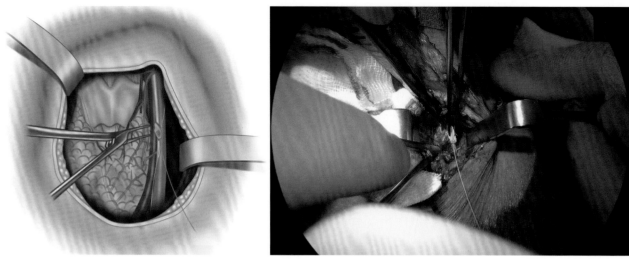

图 18.11　连续肌电信号神经监测电极被安置在迷走神经上

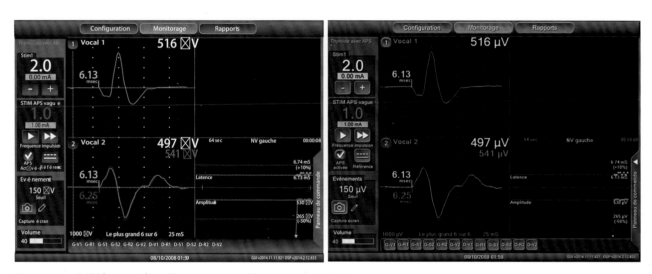

图 18.12　连续神经监测仪的截图显示了喉返神经的振幅和潜伏期

分离甲状腺峡部

　　暴露甲状腺峡部后，结扎甲状腺峡部上下方的树枝状静脉网，分离暴露峡部后方被推挤偏离中线的气管。如果可行，可以钳夹甲状腺峡部然后用电凝（Harmonic 超声刀）或血管闭合器（LigaSure 血管闭合器）切开峡部。峡部的分离可以极大地增加甲状腺肿的活动度，并显露清晰的解剖标志（到这个阶段，颈动脉和气管已经分离出来）（图 18.13）。

结扎甲状腺上极

　　识别和保护喉上神经外支，暴露甲状腺上极。使用 Babcock 钳轻轻地向侧面推开甲状腺上极，紧贴甲状腺上极离断并结扎甲状腺上极血管（图 18.14），此时注意保护喉上神经外支。上甲状旁腺通常位于甲状腺上极的背侧，应注意保护甲状旁腺的血供。

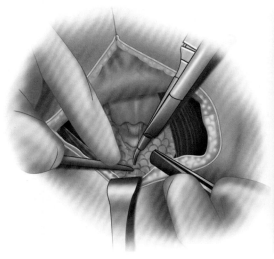
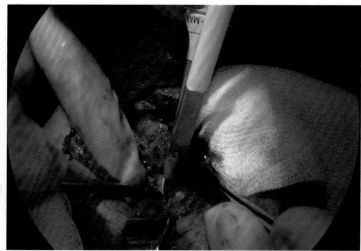

图 18.13　使用 Harmonic 超声刀切断峡部

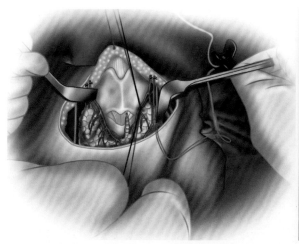
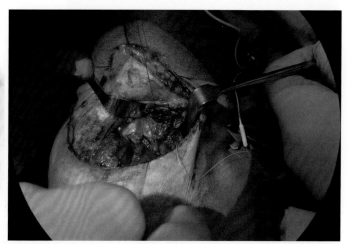

图 18.14　分离、切断和结扎甲状腺上极血管

使用"雪橇"技术解剖甲状腺内侧

在解剖甲状腺肿的前面和外侧面并离断甲状腺上极血管后，不再将甲状腺腺叶向内侧牵拉，而是将上极牵拉到外侧，解剖 Berry 韧带。经过前面的步骤，甲状腺腺体的活动度增加，喉与甲状腺之间的间隙增加，可以在邻近甲状软骨下角的喉返神经入喉处寻找喉返神经（图 18.15）。此处血管丰富，可使用间歇性神经监测辅助寻找喉返神经。找到喉

返神经后，在喉返神经前方与甲状腺后方的间隙继续分离，像"雪橇"一样沿间隙向足侧完全游离喉返神经（图 18.16）。

由于 Berry 韧带区域小血管丰富，刚开始分离可能会比较困难。但一旦分离开喉返神经，就可以沿神经很顺利地向下分离。此外，该方法还有利于识别上甲状旁腺（图 18.17）。应用新型荧光探针可以检测甲状旁腺的自体荧光，有利于定位甲状旁腺（图 18.18）[13,14]。

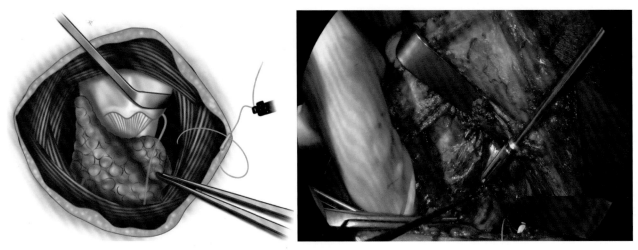

图 18.15　在神经监测探头辅助下于喉返神经入喉处寻找喉返神经

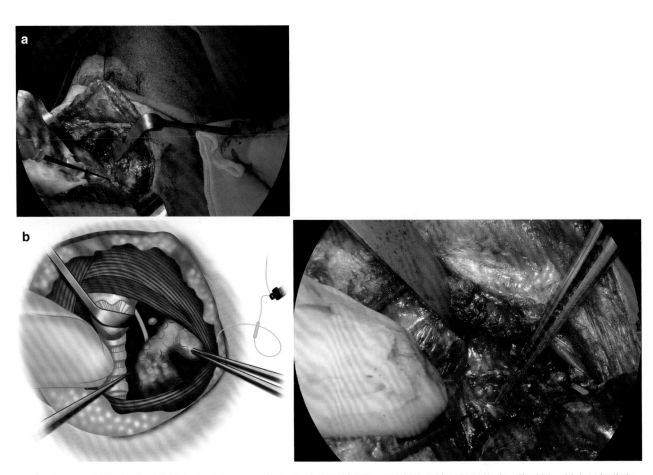

图 18.16　a. 向侧面牵拉甲状腺上叶，寻找喉返神经。b. 在喉返神经浅面逐渐分离神经与甲状腺，像雪橇一样向足侧分离

　　腺叶后方游离完成后，将手指或牵开器置于颈胸间隙，避免喉返神经被牵拉移位，并逐步分离周围的粘连。待甲状腺悬韧带和大部分甲状腺中叶的粘连分离后，甲状腺腺叶得到进一步的松动，可以慢慢地从切口被牵拉出来（图 18.19、18.20）。

　　如果此时仍不能将甲状腺肿取出，可以在胸骨

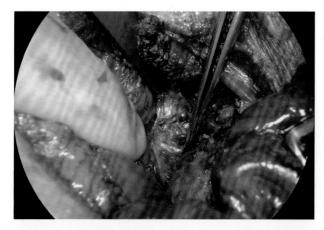

图 18.17 在分离喉返神经的过程中，注意识别上甲状旁腺

切迹的中线添加纵向切口（T 形切口）。切开皮下组织及颈阔肌，结扎颈前静脉的分支（图 18.21）。轻柔地牵拉甲状腺腺叶，逐渐松解周围的粘连，逐步取出胸骨后的甲状腺肿。在整个手术过程中，特别是这一步时，若连续神经监测信号的振幅降低，则需要减少牵拉，避免喉返神经损伤。

完整切除腺叶后，应立即在腺叶的外侧面查看有无误切的甲状旁腺（图 18.22）。如果不小心切除了甲状旁腺或离断了甲状旁腺的血供，应在手术结束时将甲状旁腺切碎并自体移植到胸锁乳突肌内。

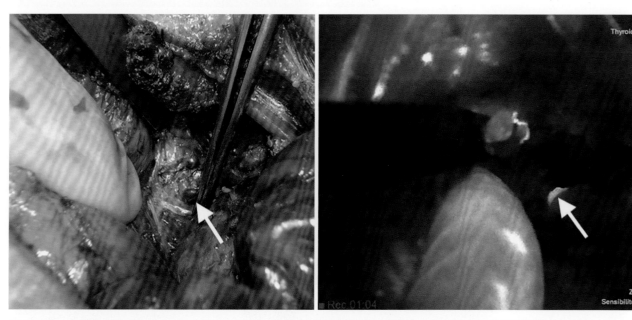

图 18.18 使用新型荧光探针有助于定位甲状旁腺，该探针能够检测甲状旁腺自体荧光并确认甲状旁腺位置（箭头）

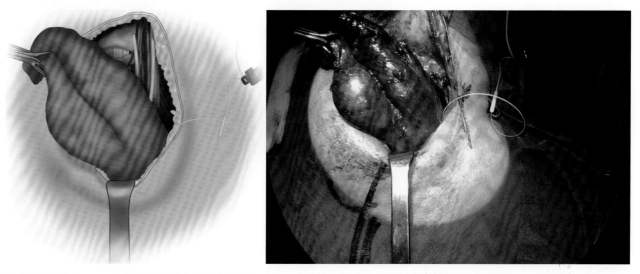

图 18.19 分离 Berry 韧带和甲状腺中叶的大部分粘连后，甲状腺腺体可在不牵拉神经的情况下逐步被游离并被从切口牵拉出来

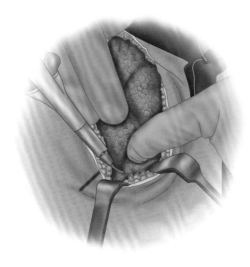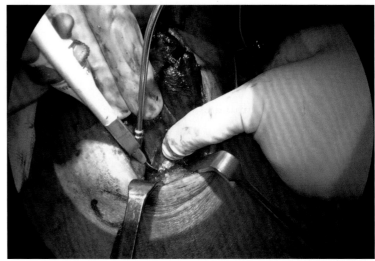

图 18.20　甲状腺腺叶外置后切断下方的粘连

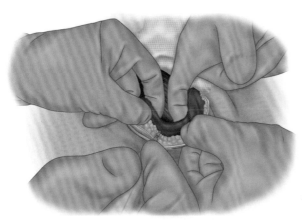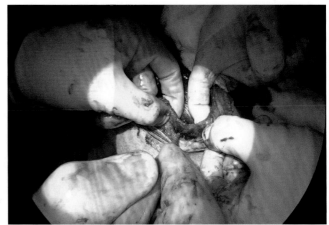

图 18.21　在中线增加纵向皮肤切口（T 形），可以更好地将甲状腺肿牵拉到切口外面

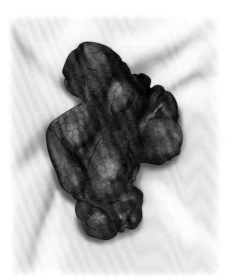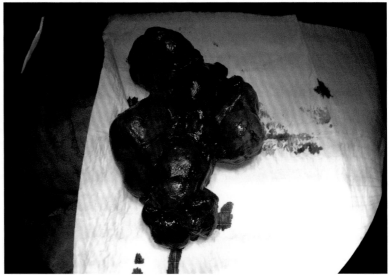

图 18.22　仔细地寻找甲状腺后外侧有无甲状旁腺，避免误切。使用能够检测甲状旁腺自身荧光的新型荧光探针有助于定位甲状旁腺

完整切除一侧腺叶后，若喉返神经监测信号未丢失，则可以同样的方式切除对侧腺叶，对侧腺叶切除时可以获得更大的暴露和活动空间。若刺激迷走神经时喉返神经监测信号丢失，则需考虑二期手术切除对侧腺叶，以免出现双侧喉返神经损伤。

胸骨切开术

手术常规经颈部入路开始，当胸骨后的腺体组织无法经颈部取出（因异常的新生血管化包膜与周围结构之间的粘连）或为了减少血管损伤导致的出血，术中需要行上份胸骨切开术或完全胸骨切开术。胸骨切开术通常使用电动摆动手术锯进行，沿皮肤"T"形切口的纵切口、将胸骨柄及胸骨上1/3切开。

胸部的纵切口为胸骨切迹与剑突之间的正中位置，用电刀烧灼分离皮下组织及其下的胸肌筋膜（图18.23）。沿正中切开锁骨间韧带（图18.24）。

到达骨膜层后，通过触诊两侧胸骨与肋软骨的连接处和肋间隙来确定中线。使用摆动锯进行胸骨切开术，此时可暂停双肺通气以避免损伤胸骨下份的结构（胸膜、心包等）（图18.25）。胸骨可以全部切开，也可以只切开胸骨柄和胸骨上1/3。可以通过烧灼骨膜和（或）使用骨蜡封闭骨髓腔来控制出血（图18.26）。在胸骨切缘垫上纱布来控制出血，放置Finochietto肋骨牵开器，逐步撑开胸骨以避免肋骨骨折（图18.27）。

至此可以进行纵隔部分甲状腺肿的分离切除。

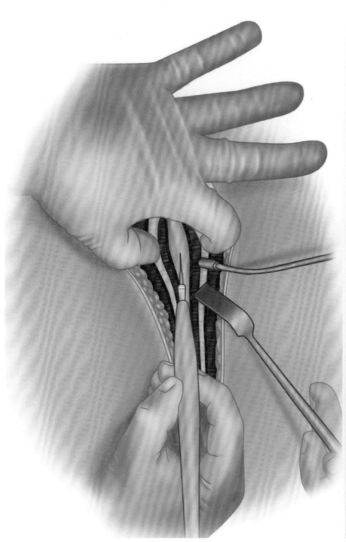 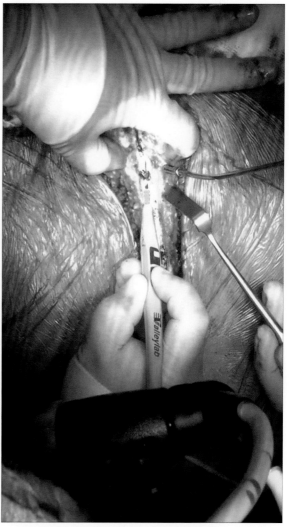

图18.23　进行胸骨切开术前的准备，在胸骨切迹与剑突之间做正中切口，切开皮下组织和其下的胸肌筋膜

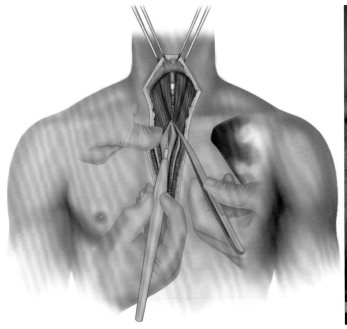
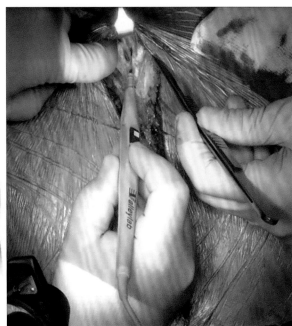

图 18.24   切开锁骨间韧带

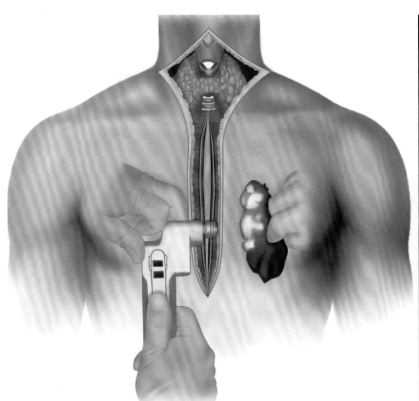
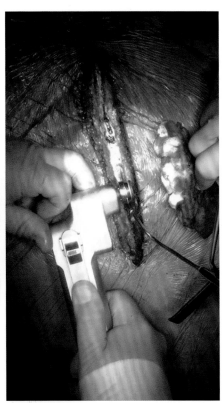

图 18.25   使用摆动锯进行胸骨切开术，要注意避免损伤深层的结构（胸膜、心包、无名静脉）

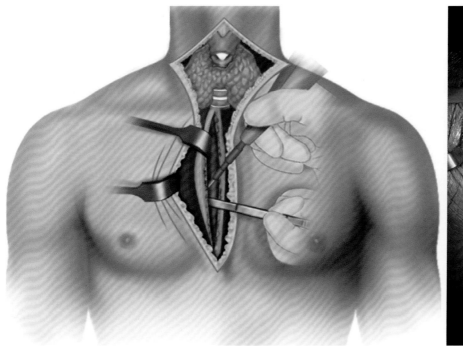
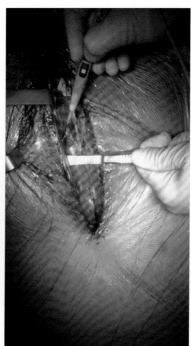

图 18.26　烧灼骨膜止血

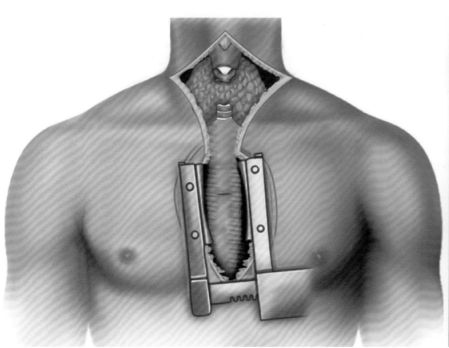
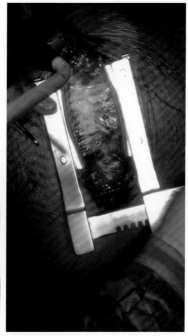

图 18.27　放置 Finochietto 肋骨牵开器并逐步撑开胸骨

胸骨切开术后就有足够的空间来控制可能的出血，可以进行纵隔粘连的分离。

在手术结束时，首先关闭胸骨，用带三角针的1号聚乳酸可吸收缝线或不锈钢丝垂直穿透胸骨，进行4~8个间断缝合。切开的胸骨相互靠近后要立即收紧缝线或钢丝，注意胸骨缝合过紧会导致骨灌注不良，进而导致伤口感染或骨不愈合。逐层缝合肌肉、皮下组织及皮肤，关闭切口。

我们强烈建议内分泌外科医生需要进行胸骨切开术时，寻求专业胸外科医生的帮助，这是避免切胸骨时灾难性的并发症（主要是大出血）和术后长期并发症（主要是骨不愈合和感染）的关键。

关闭术腔

建议在手术结束时插入一根7F负压引流管，穿过两侧的甲状腺床，并将管向外侧延伸至皮肤切口边缘，以避免液体或血液积聚在遗留的巨大纵隔腔内。用3-0可吸收缝线纵向缝合复位胸骨舌骨肌和胸骨甲状肌。然后用3-0可吸收缝线间断缝合颈前带状肌。用3-0可吸收缝线间断缝合颈阔肌。在表皮下用4-0缝线连续缝合皮肤，然后用外科免缝胶带松散地包扎切口。

参考文献

[1] Reeve TS, Rubinstein C, Rundle FF. Intrathoracic goitre: its prevalence in Sydney metropolitan mass radiography surveys. Med J Aust. 1957; 44(5): 149-56.

[2] Haller A. Disputatones anatomic selectae. Gottingen: Vendenhoceck; 1749. p. 96.

[3] Mack E. Management of patients with substernal goiters. Surg Clin N Am. 1995; 75(3): 377-94. https: //doi. org/10.1016/S0039-6109(16)46628-4.

[4] Ríos A, Rodríguez JM, Balsalobre MD, Tebar FJ, Parrilla P. The value of various definitions of intrathoracic goiter for predicting intra-operative and postoperative complications. Surgery. 2010; 147(2): 233-8. https: //doi. org/10.1016/j.surg.2009.06.018.

[5] Randolph GW. Surgery of the thyroid and parathyroid glands. 3rd ed. Philadelphia: Elsevier, Inc; 2020.

[6] Shin JJ, et al. The surgical management of goiter: part I. Preoperative evaluation: the surgical management of goiter: part I. Laryngoscope. 2011; 121(1): 60-7. https: //doi.org/10.1002/lary.21084.

[7] Doulaptsi M, et al. Substernal goiter: treatment and challenges. Twenty-two years of experience in diagnosis and management of substernal goiters. Auris Nasus Larynx. 2019; 46(2): 246-51. https: //doi.org/10.1016/j.anl.2018.07.006.

[8] Raffaelli M, De Crea C, Ronti S, Bellantone R, Lombardi CP. Substernal goiters: incidence, surgical approach, and complications in a tertiary care referral center. Head Neck. 2011; 33(10): 1420-5. https: //doi.org/10.1002/hed.21617.

[9] Di Crescenzo V, et al. Surgical management of cervico-mediastinal goiters: our experience and review of the literature. Int J Surg. 2016; 28: S47-53. https: //doi.org/10.1016/j.ijsu.2015.12.048.

[10] Pieracci FM, Fahey TJ. Substernal thyroidectomy is associated with increased morbidity and mortality as compared with conventional cervical thyroidectomy. J Am Coll Surg. 2007; 205(1): 1-7. https: //doi.org/10.1016/j.jamcollsurg.2007.03.010.

[11] Testini M, et al. Does mediastinal extension of the goiter increase morbidity of total thyroidectomy? A multicenter study of 19,662 patients. Ann Surg Oncol. 2011; 18(8): 2251-9. https: //doi. org/10.1245/s10434-011-1596-4.

[12] Sadowski SM, Soardo P, Leuchter I, Robert JH, Triponez F. Systematic use of recurrent laryngeal nerve neuromonitoring changes the operative strategy in planned bilateral thyroidectomy. Thyroid. 2013; 23(3): 329-33. https://doi.org/10.1089/thy.2012.0368.

[13] Demarchi MS, Karenovics W, Bédat B, Triponez F. Intraoperative autofluorescence and indocyanine green angiography for the detection and preservation of parathyroid glands. J Clin Med. 2020; 9(3): 830. https://doi.org/10.3390/jcm9030830.

[14] Falco J, Dip F, Quadri P, de la Fuente M, Rosenthal R. Cutting edge in thyroid surgery: autofluorescence of parathyroid glands. J Am Coll Surg. 2016; 223(2): 374-80. https://doi.org/10.1016/j.jamcollsurg.2016.04.049.

致　谢

　　本书的内容涵盖了甲状腺手术的全过程，因此需要整个团队的努力。正是大家的支持和热情使我最终完成本书的编写，作者团队成员有：桑扎纳·A.罗曼，朱莉·安·索萨，塔拉维斯·麦肯齐，贾尼斯·L.帕西卡，莎莉·E.卡蒂，班宗·M.达侬，梅勒妮·L.莱登，米格尔·F.埃雷拉，理查德·A.霍迪，马克·西瓦克，安德里亚斯·梅琴，亨宁·德莱尔，马尔科·拉法埃利，卡梅拉·德·克雷，罗科·贝兰托尼，李俊孝，李思勋，柴英俊，古斯塔沃·奥古斯托-郎飞，谢尔托·克鲁伊夫，马尔科·S.德马奇，弗雷德里克·特里波内兹，以及徐玄世。感谢我的同事，没有他们就没有这本书的出版。感谢我的手术团队成员：塔拉·科里根，乔治·库纳克，佩德罗·加西亚。

　　非常感谢我的老师，他们为外科学做出了许多贡献。我的指引者及鼓励我编写这本图谱的人包括：威廉·伊纳伯内特博士，约翰·夏博特博士，阿里·拜罗夫博士，史蒂文·雷帕博士和杰罗姆·维尔尼克博士。

　　特别感谢在施普林格（Springer）公司为本书工作的艺术家。感谢执行主编理查德·赫鲁斯卡（Richard Hrusk）对我的信任，感谢施普林格的高级编辑李克莱因（Lee Klein）的辛勤工作和无私奉献。

　　最后，我要感谢施普林格的全体员工，感谢他们对本书出版工作的全程支持。